誰でも治せる歯内療法

歯内療法専門医が1から明かすテクニック

著者 澤田 則宏
　　 吉川 剛正

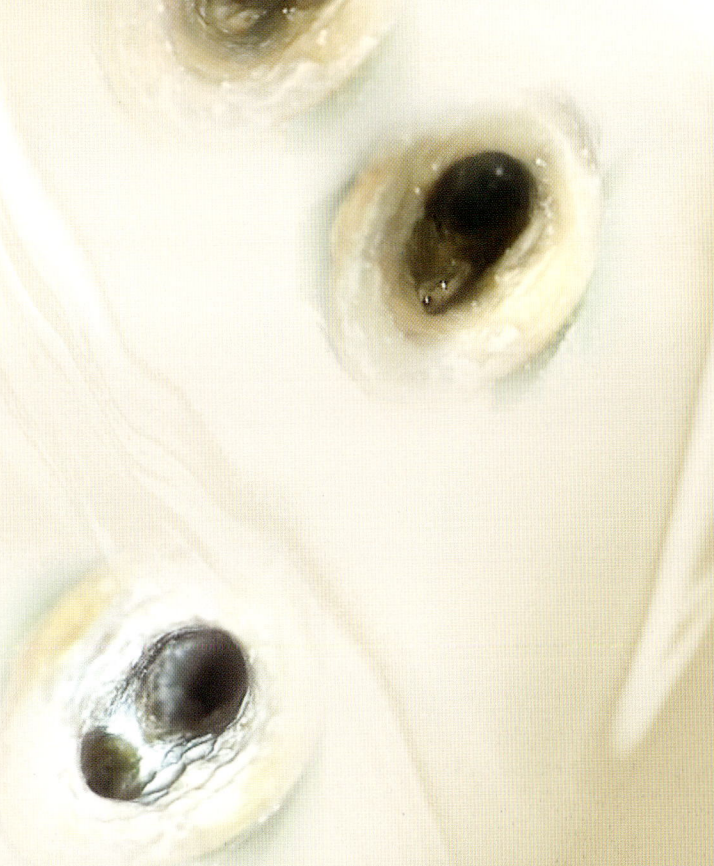

クインテッセンス出版株式会社　2007

Tokyo, Berlin, Chicago, London, Paris, Barcelona, Istanbul, Milano, São Paulo, Moscow, Prague, Warsaw, New Delhi, Beijing, and Bukarest

刊行にあたって

　大学卒業後，すぐに歯内療法学教室に入局し，エンド畑を歩むこと19年，大学を退職し歯内療法専門医として開業し5年が経過しました．この間，北は北海道から南は沖縄まで全国で講演させていただく機会をいただきましたが，どこに行っても先生方のお話には，「エンドは難しい」という言葉がついてきました．そんなにエンドは難しいのでしょうか，歯内療法専門医は特別なことをやっているのでしょうか．決してそんなことはないと感じています．一般歯科医師でも，若い歯科医師でも，同じような結果を得ることが十分可能です．そのためには，基本となる考えなどを頭のなかで整理していただく必要があるでしょう．本書がその一助となれば幸いです．

　本書は，2名の歯内療法専門医により，症例を呈示し，そのバックグラウンドをコラムで解説する形式をとっています．困っている症例から紐解いていただくもよし，興味あるコラムから読んでいただくのもよいでしょう．すぐ手にとれるチェアーサイドに置いていただき，忙しい臨床の合間で「あれ，こういう症例では歯内療法専門医はどうしていたかな」と，本書を手にとっていただければありがたいと考えています．皆さまの歯内療法のレベルアップに少しでも貢献できればわれわれとしても嬉しい限りです．

　まだまだ足りない点が多々あると思われます．お気づきの点があれば，是非ご教授ください．メールでも郵便でも結構です．「こんなことをもっと詳しく」，「こういう症例はどうしているの？」といった先生方からの生の声をお待ちしております．

　最後に本書を出版するにあたり，筆の遅い著者たちに根気よくおつきあいいただいた編集部玉手一成氏に心より感謝申し上げます．

2007年10月

澤田則宏
e-mail　　hiro@sawada-dental.com

本書の使い方		8

Section 1 診査・診断

症例 1	歯根側方に透過像が現れたとき／エックス線写真が教えてくれるもの	12
解説コラム 1	エックス線読影について	16
解説コラム 2	デンタルエックス線撮影法	17
解説コラム 3	歯髄診の種類と意味，その限界	19
コーヒーブレイク	診断は50%ずつ	20
解説コラム 4	歯根破折を疑う診査所見	21
症例 2	根管充填するたびに痛みと腫脹を繰り返す	23
コーヒーブレイク	器づくり	26
症例 3	歯根吸収様透過像が認められるとき	27
解説コラム 5	内部吸収および外部吸収について	31
コーヒーブレイク	よくある質問	32
解説コラム 6	根管充填	33

Section 2 根管数，根管形態に関する問題

症例 4	治療した歯が数年たってから再発してきた／2根管性の下顎第一小臼歯	36
症例 5	根管治療しても根尖相当部の圧痛がとれない／見落とされていた近心頬側根管	39
症例 6	根尖にアピカルシートができない	42
解説コラム7	根管形成 Step by Step	46

コーヒーブレイク	根管治療のゴール	47
解説コラム8	根管口の探索	48
解説コラム9	根管口の拡大（コロナルフレアー形成）の目的と方法	50
解説コラム10	根管拡大・形成	52
解説コラム11	ファイルの規格	53
症例7	あかない根管／石灰変性	54
症例8	あかなかったと判断された根管	56
症例9	あかないと判断された根管／根管ではないところを探っていた	60
解説コラム12	あかない根管の理由／石灰変性？　器具や術者の限界？	62
解説コラム13	根管洗浄	64
解説コラム14	根管貼薬（消毒）	66
解説コラム15	根管の開放療法	67
解説コラム16	智歯の根管治療	68

Section 3　痛みの症例

症例10	夜も眠れない自発痛を訴えて来院	70
症例11	抜髄後，違和感のある症例	74
解説コラム17	急性痛と慢性痛	78
コーヒーブレイク	根管治療後のリハビリ	78
解説コラム18	根管内は生体の内／根管治療の原則は，根管内の感染源除去と再感染防止	79

解説コラム19	ラバーダムの防湿の目的	80
解説コラム20	ラバーダム防湿の方法	82
解説コラム21	フレアーアップ／その確率，起こる理由，対処方法	87
症例12	根管治療で痛みが消失しない	88

Section 4 穿孔部封鎖

症例13	大きな穿孔部を発見した／穿孔部封鎖	92
症例14	穿孔部から溢出した根管充填材	96
解説コラム22	穿孔（パーフォレーション）の原因とその予防法	101
解説コラム23	穿孔部封鎖の原則および Internal Matrix Technique	104

Section 5 根管内異物除去

症例15	根管内に破折器具	108
解説コラム24	破折器具の除去方法	111
症例16	急性症状のあった根管内に破折器具／穿孔を伴った症例	113
コーヒーブレイク	ガッタパーチャはとれない	116
症例17	痛みが続く湾曲根管内に破折器具／根尖部の異物が除去不可能であった症例	117
解説コラム25	根管内破折器具が悪さをするのではない	120
解説コラム26	ポスト除去	121

Section 6 外科的歯内療法

症例18	3度目の根尖切除術を行うか	128
症例19	再根管治療か，外科的歯内療法か	133
症例20	上顎洞底に接する歯根の根尖病変／上顎洞への穿孔を伴う外科的歯内療法	140
症例21	上顎第二大臼歯の口蓋側腫脹が消えない／根管治療でよくならず，意図的再植へ	143
解説コラム27	外科的歯内療法になる歯の感染パターン	148
解説コラム28	マイクロサージェリーの切開線	149
解説コラム29	逆根管充填材料	151
使用器材一覧		153
索引		154

本書の使い方

　本書は日常臨床で困りそうなことを6つのsectionに分類し，21の症例と29の解説コラムから構成して解決法を示した．臨床で困った症例があれば，その症例に似た症例を目次からひろっていただき，歯内療法専門医がどのようにその症例を「診て」いるのか調べていただきたい．関連する症例を探すための道しるべを作成した(図1)．自分の症例について調べる際，近い症例を探すときに参考にお使いください．

　まず，症例がエンド病変によるものか診査および診断を確認する．歯周病や腫瘍などの可能性はないのか，もう一度見直していただきたい．エンド病変であれば，痛みで困っているのか，腫脹や排膿などの炎症所見で困っているのか検討する．痛みで困っているのであれば，それが急性痛であるのか，慢性痛であるのか判断する．慢性痛であれば，症例12を参照していただきたい．急性痛もしくは炎症所見であれば，次に補綴物などを除去して歯冠側からの根管治療が可能かどうか判断する．根管治療が可能であれば，見落としている根管などがないか調べていただきたい(症例5など)．もし，根管があかないのであれば症例7〜9，根管内異物がある場合は症例15〜17，穿孔がある場合は症例13，14などを参考にしていただきたい．歯冠側からのアプローチが不可能な場合や再根管治療をしても治らない場合は，外科的歯内療法の適応となる(症例18〜21)．困っている症例を解決する糸口がどこかに発見できるはずである．

　症例の後には，関連する解説コラムを掲載しているので，わかりにくい点などはコラムを読み，症例のバックグラウンドとなる考え方の整理に役立たせていただきたい．

　まだ，症例をそれほど診ていない若い歯科医師は，コラムを読みながら，歯内療法への理解を深めていただきたい．解説コラムはできるだけ簡潔にし，それぞれのコラムで完結するように心がけたので，最初から通しで読む必要はなく，興味のあるところから読んでいただけるようになっている．

　コーヒーブレイクでは，歯内療法専門医の考え方や説明のしかたなどを解説している．こちらも時間のあるときに拾い読みしていただくと，臨床で何かの役に立つかもしれない．

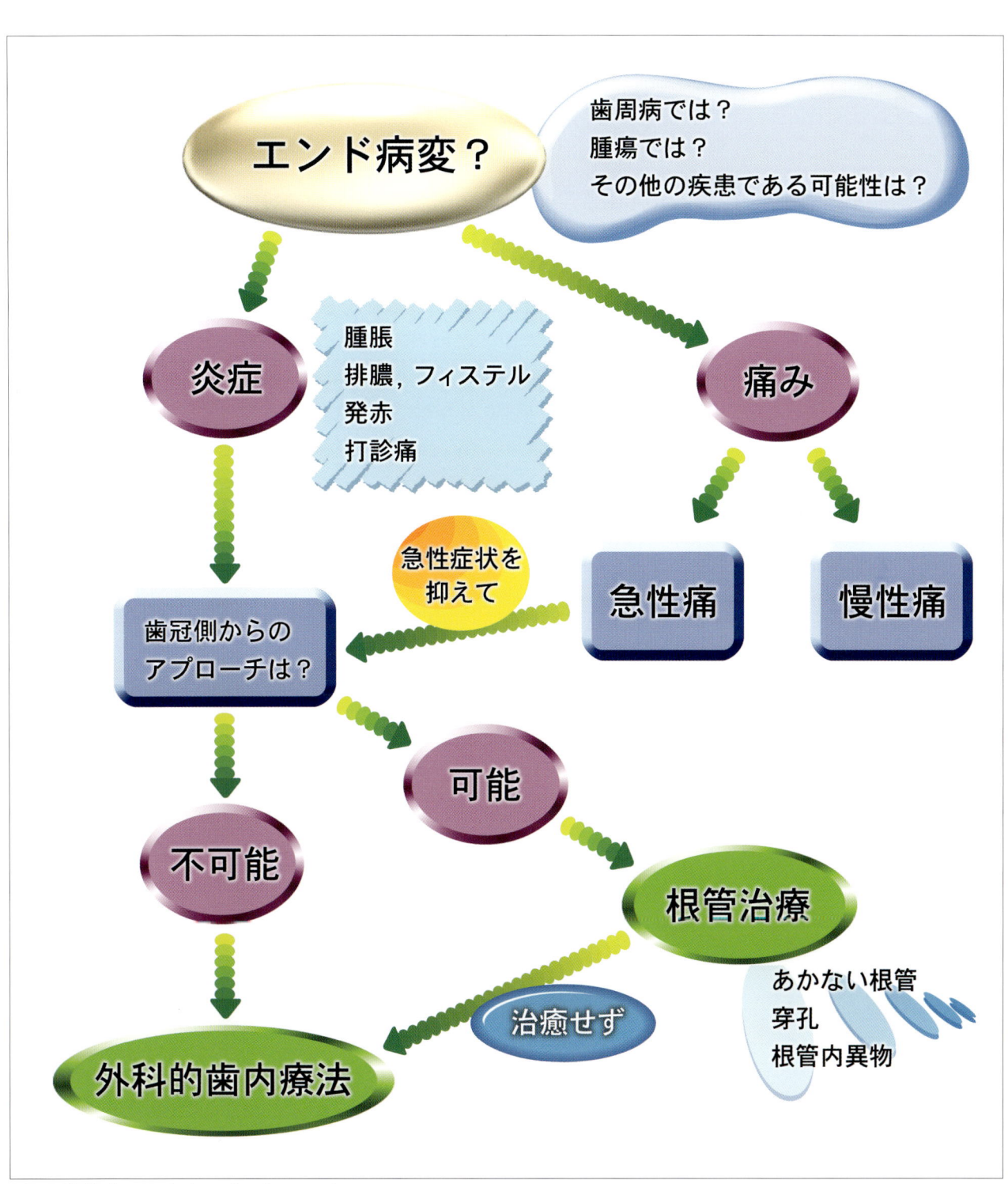

図1　治療プランのためのデシジョンツリー．

Section 1

診査・診断

症例1	歯根側方に透過像が現れたとき エックス線写真が教えてくれるもの	12
解説コラム1	エックス線読影について	16
解説コラム2	デンタルエックス線撮影法	17
解説コラム3	歯髄診の種類と意味，その限界	19
コーヒーブレイク	診断は50％ずつ	20
解説コラム4	歯根破折を疑う診査所見	21
症例2	根管充填するたびに痛みと腫脹を繰り返す	23
コーヒーブレイク	器づくり	26
症例3	根吸収様透過像が認められるとき	27
解説コラム5	内部吸収および外部吸収について	31
コーヒーブレイク	よくある質問	32
解説コラム6	根管充填	33

Section 1 診査・診断

症例1

歯根側方に透過像が現れたとき
エックス線写真が教えてくれるもの

[来院までの治療経過＆問診]

患者：62歳，女性
来院経過：「|5 が10日前に腫れた」という訴えで，他院からの紹介で来院した．
　紹介元の歯科医院で処方された抗菌剤を服用していたためか，問診時には強い痛みを訴えてはいなかった．患歯の補綴時期については，正確な記憶がないということであった．

[診査・診断]

　口腔内を診査すると，|5 頬側の歯肉に腫脹が認められた．補綴物には，二次う蝕などの所見はなく，とくに問題となる所見は認められなかった．
　正放線投影のエックス線写真を診ると，遠心歯根側に透過像が存在し，根管口から1/3程度のところまでしか根管充填材が認められなかった．透過像が歯根側方に限局していることから，側枝の存在，歯根破折，穿孔および歯周病などを疑ったが，歯周ポケットは正常であり，歯根破折を疑うような限局性の深いポケットは存在しなかった．

正放線投影　　　　　偏近心投影

①遠心歯根側に広がる透過像．
②根管充填材は頬側に偏位している．

偏近心投影のエックス線写真を診ると，根管充填材は歯根の中央ではなく，頬側よりに偏位し充填されていることがわかった．この2枚のエックス線写真から，根管充填材は根管に沿って充填されているのではなく，逸脱した根管形成により頬側に穿孔し，これが腫脹および歯根側方の透過像の原因であると診断した．

[処置内容]

冠をそのまま隔壁代わりに使用することを考え，冠の上から髄腔開拡を行い，ポストと穿孔部に充填されている根管充填材を除去した．補綴物の切削には，カーバイドのサージカルバー(123頁参照)を使用した．

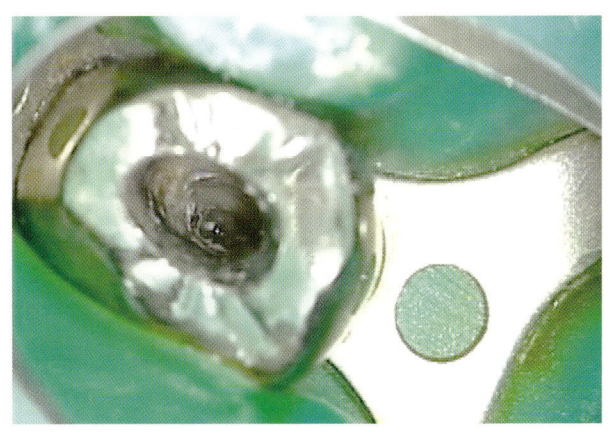

術前のエックス線写真よりポストおよび根管充填材の入っていた部分は本来の根管ではなく，頬側への穿孔であると判断していたので，マイクロスコープ下で口蓋側を精査したところ，本来の根管が見つかった(矢印)．

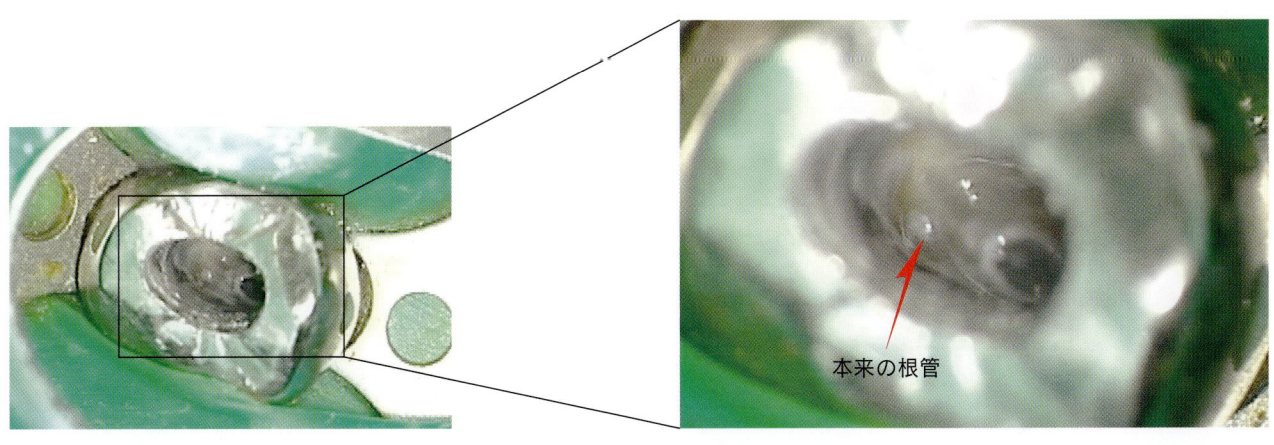

Section 1 診査・診断

本来の根管に♯10Kファイルを挿入．根管口を明示(矢印)．ここからは通法にしたがいコロナルフレアーの形成，穿通，ニッケル‐チタンファイルによる根管形成を行った．

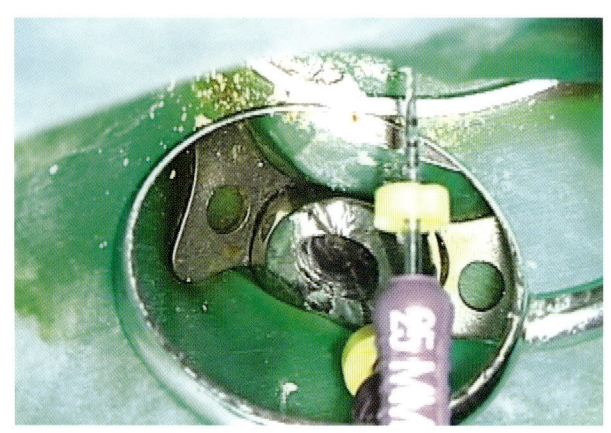
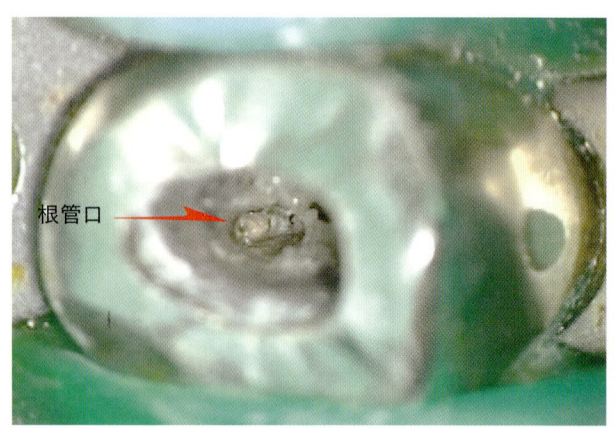

根管充填前の髄腔内．2根管のように見えるが，頬側(矢印)は穿孔部である．穿孔部は歯根中央に位置していたため，Internal Matrix Technique などの穿孔部封鎖処置を行わず，ガッタパーチャとシーラーで短い根管とみなして根管充填を行った．

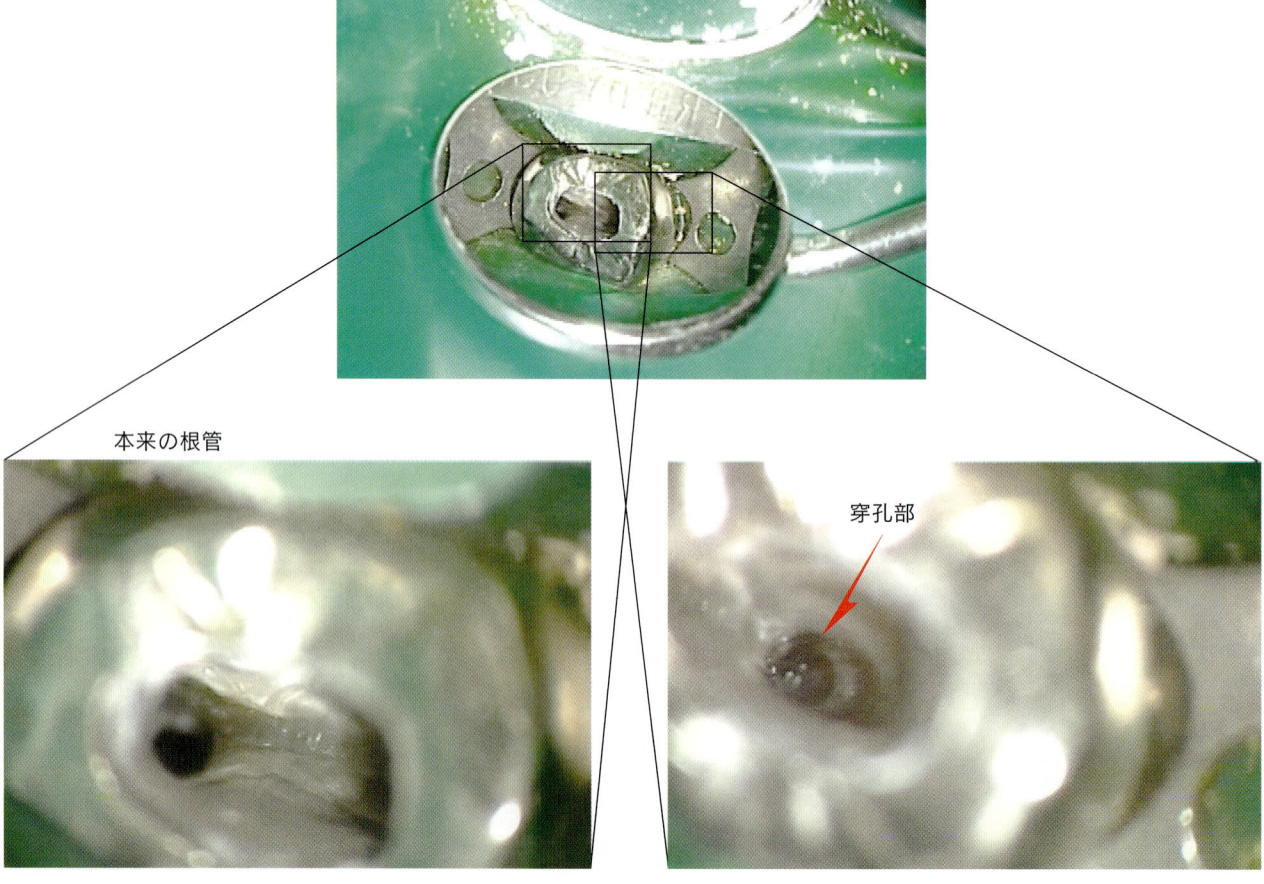

根管充填後の髄腔内およびエックス線写真．

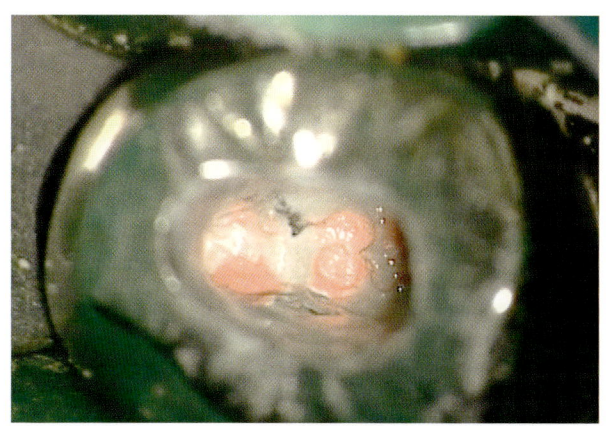

正放線投影 　　　　　　　偏近心投影

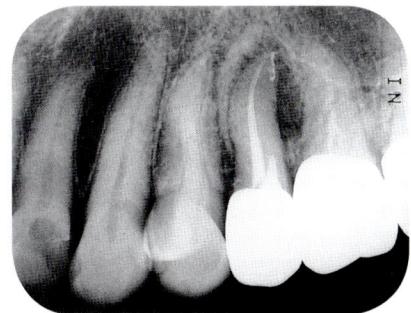 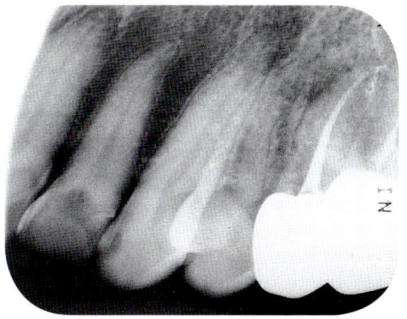

［歯内療法専門医の目］

　本症例では，術前の診査・診断の段階で頰側への穿孔を疑っていたため，冠を除去せず髄腔開拡を行っても，本来の根管を的確に見つけることが可能であった．術前に偏心投影も含めた多方向からのエックス線写真撮影が有効であることを，この症例は教えてくれている．

　最近は低線量で三次元の映像を撮影することができる CT（小線源歯科用 CT）も開発されており，より的確な診断が可能となってきているが，価格の問題や設置場所の問題から，すべての歯科医院で準備することは難しいと思われる．根管の状態を把握するためにも，術前および根管充填後のエックス線写真は多方向から撮るべきであろう．

　本症例では，補綴物に二次う蝕などが認められなかったため，冠を除去せず隔壁代わりに使用したが，根管治療後に再補綴が必要なことを考慮すると，冠を除去した状態で歯根を精査した方が，経験の浅い若手歯科医師にはミスが少なくなるかもしれない．

解説コラム

1

エックス線読影について

　歯の内部にある根管系や歯槽骨中の歯根の形態や湾曲の程度は，デンタルエックス線写真を用いて観察するのが通常である．しかし，エックス線写真は平面，つまり二次元での観察しかできない．したがって，立体的(三次元的)なイメージを頭のなかに構築するためには1枚のエックス線写真だけでなく，異なる方向から撮影した複数のエックス線写真を用いることが必要である．

　上顎小臼歯や上下顎大臼歯などの複根歯では，正放線投影エックス線写真上で頬側根と舌側根(もしくは口蓋根)とが重複してしまうため，根管治療を行う場合には偏心投影も必要となる．

　1根管性の歯根では，根管は歯根の中央に存在することが多いため，偏心投影しても歯根の中央付近に根管が確認される．**正放線投影で歯根の中央に根管が観察できるのに，偏心投影の写真で歯根中央に観察できない場合は2根管性(症例4，36頁参照)あるいは穿孔を疑う**．穿孔であれば，通常は根尖部ではなく歯根側方部に開口するため，2根管性と穿孔の区別は容易である．

　症例1では，偏心投影写真上で根管充填材が歯根中央よりも頬側に偏位していることが観察でき，それが根尖ではなく歯根側方部に向いているため，術前に穿孔という診断を下したのである．

　通常，偏心投影を行う場合，フィルムの挿入程度や位置づけなどから，小臼歯部では偏近心投影を行うのが一般的である．しかし，歯が捻転している場合などもあり，近遠心どちらから投影するかは歯根の重複などを避けるように，個々の症例により選択することになる．症例1の術後エックス線写真(15頁参照)では，頬側の穿孔部に充填した根管充填材が第一大臼歯の補綴物の陰影と重複してしまっているが，偏遠心投影を行えば第一大臼歯との重複が避けられたかもしれない．

　経験的な意見ではあるが，根管上部で穿孔している症例では，根尖付近まで根管充填がなされていることはほとんどない．これは穿孔があるとファイル挿入時に出血や疼痛を生じたりするため，本来の根管に根管充填するのが困難であるからであると推察できる．つまり，根管上部のみに根管充填材が認められる場合は，根管の閉塞のみならず穿孔も疑って治療を開始するのがよいだろう．

デンタルエックス線撮影法

正放線投影と偏心投影

隣接面の接線方向と平行にエックス線を入射するのが正放線投影であり，正放線方向から水平的に角度をつけて近心あるいは遠心からエックス線を入射するのが偏心（偏近心あるいは偏遠心）投影である（図2-1）．偏心投影を行うと，頬側にある物体がエックス線管球（装置）から遠ざかるように写る．つまり，頬側の物体は偏近心投影では遠心方向へ，偏遠心投影では近心方向へと大きく移動する．

上顎小臼歯や上下顎大臼歯などの根管治療を行う前には，正放線および偏心投影のエックス線写真を撮影するのが歯根の形態を把握するうえで望ましい．また，通常の正放線投影のエックス線写真では判定が困難な，頬舌方向の根管の湾曲もある程度把握できるため，単根歯の根管治療においても有用である．さらに2根管性の確認や，ポストによる頬舌方向の根管壁穿孔なども把握できる．

根管内に試適ファイルや根管充填材があるとコントラストがつくために，見落とされた根管なども観察しやすい．とくに上顎小臼歯や下顎前歯，下顎大臼歯など歯根が扁平な場合は2根管性であることが多いため，偏心投影により根管を確認するとよいだろう．根管が歯根の中央に位置していない場合は，2根管性を疑う．

偏心投影を行うことにより，根尖病変が頬舌側のどちらに広がっているかもある程度把握できるため，根尖切除術を行う場合においても利用できる．重要なことは，正放線投影と偏心投影で撮影した2枚以上のエックス線写真で判断することである．

二等分法と平行法

次にエックス線の垂直的入射角度，つまり，咬合平面に対するエックス線の入射角度の違いによる撮影法を説明する．

偏心投影法は，エックス線の入射方向を水平方向に変化させた方法であるが，垂直的角度の違いによる分類として二等分法と平行法の2つがある．二等分法と平行法は，エックス線の垂直的入射角度だけでなくエックス線フィルムの位置づけも異なる．

二等分法とは，フィルムを位置づけした後，歯軸とフィルムとの二等分線に対して垂直（直角）にエックス線を照射する方法である．その際，エックス線

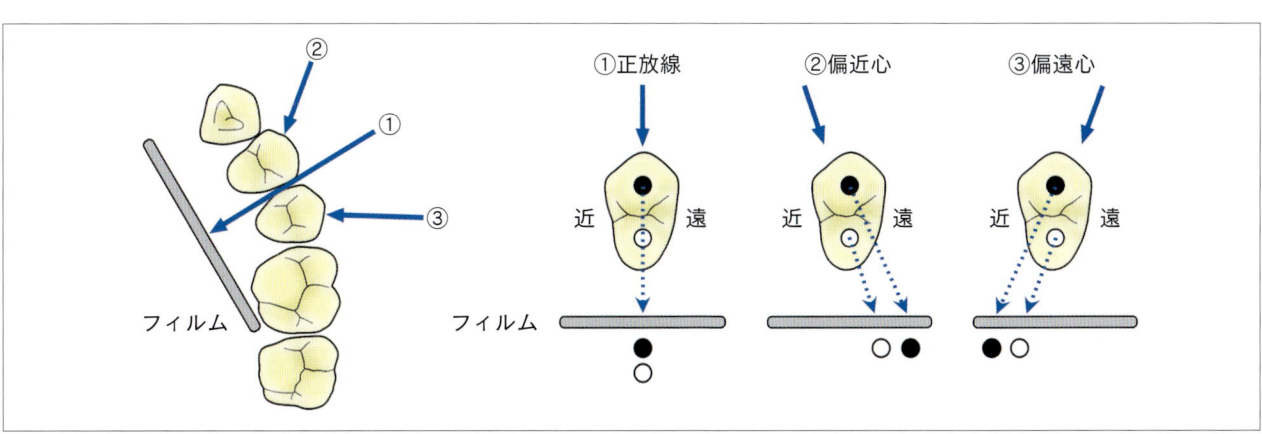

図2-1　正放線投影と偏心投影で撮影することで，立体的な形態などを把握しやすくなる．

解説コラム

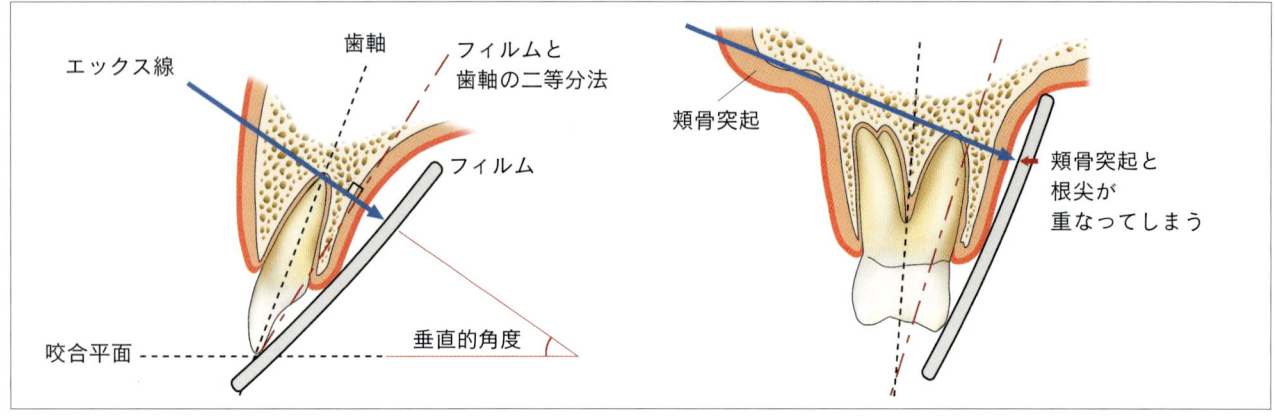

図2-2　二等分法は歯根が実長に撮影できる利点があるが，複根歯では歪みが大きくなり，頬側突起と根尖部が重なってしまう．

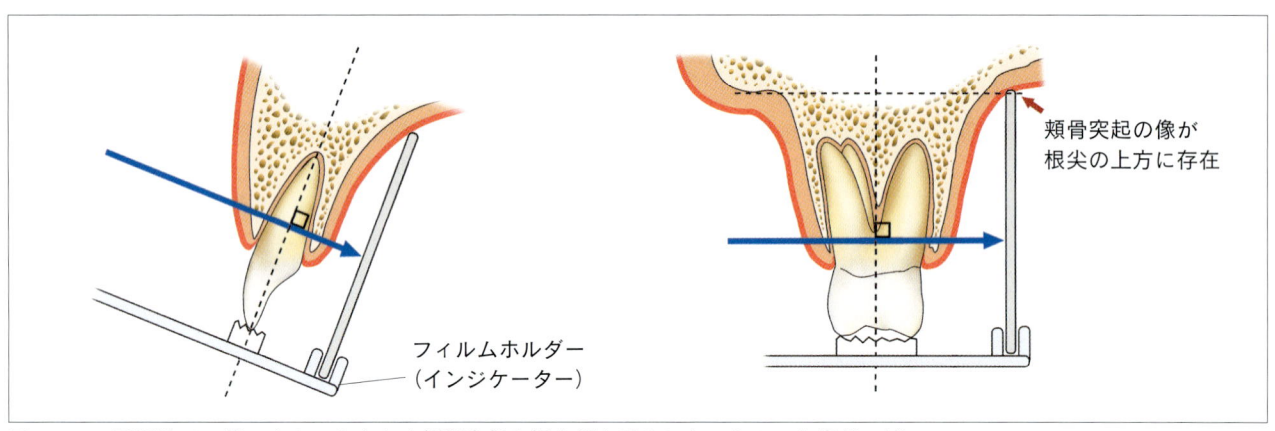

図2-3　平行法は，像のゆがみも少なく頬側突起と根尖部が重ならないため，臼歯部に適している．

の中心線が根尖部を通過するように照準を合わせて撮影する．

　二等分法は，実際の歯根とフィルム上の歯根とが二等分三角形となるようにエックス線を入射するため，歯根が実長に撮影できる利点がある．しかし，上顎臼歯部では頬側根と口蓋根とがあり，通常は歯冠軸とフィルムで二等分三角形を作図するように照射するため，頬側根は短めに，口蓋根は長めになってしまう．どちらか一方の歯根が等長になるように照射しても，もう一方の歯根の像は必ず歪んでしまう．つまり，上顎臼歯部ではすべての歯根は実長に写らず，上下方向に形態が歪むこととなる．また上顎大臼歯部では，根尖部が頬骨突起と重なり観察が困難な場合が多い（図2-2）．

　平行法とは，歯軸とフィルムを平行に位置づけた後，歯軸と直角にエックス線を照射する方法である．その際，エックス線の中心線が歯頸部を通過するように照射する．

　像の歪みが少ないため歯根の形態を把握しやすく，上顎臼歯部の頬舌側歯根の比較も容易であるが，像が拡大されて写ってしまう．そのため，エックス線管球を遠ざけるようにロングコーンを使用して拡大率を小さくすることが推奨されており，それにより鮮鋭度も向上するという利点もある．また，垂直的角度が小さいため，上顎大臼歯部の根尖部と頬骨突起との重なりを避けることができる（図2-3）．

　下顎大臼歯部では，フィルムを歯軸と平行に位置づけるのは容易であるが，上顎大臼歯部ではフィルムホルダーなどの撮影補助具が必要になる．また口蓋や口腔底が浅い患者では，根尖相当部までフィルムを挿入することができないため，根尖がカットされる可能性が高い．そのため，二等分法によりエックス線撮影を行うのが簡便であるが，上記のメリットがあるため平行法撮影法を覚えておくとよい．

歯髄診の種類と意味，その限界

歯髄の生死を診査するものとして，電気診や温度診が知られている．

電気診

電気診とは，専用の歯髄診断器を用いて，電気刺激を与えるものである．その細かい使用法は用いる診断器によって異なるが，まず生体と診断器との間に電気的回路を形成する必要がある．診断器の対極を口角導子につなぐもの，診断器の一端を患者に把持してもらうものなどさまざまであり，使用する器具の説明書を参考にしていただきたい．

次に電気刺激が歯肉に漏洩しないように歯面を乾燥させ，歯冠側1/3～1/2の部分にペーストを塗布して同部にプローブをあてる．この際，プローブは修復物にあててはならず，エナメル質表面に接触させる．プローブを歯面にあて患歯に電気刺激を加えるが，術者がダイヤルを回し電気刺激を大きくしていくもの（図3-1），プローブを接触させるとともに自動的に電気刺激が大きくなるものなどがあり，後者のタイプが簡便である．なお，患者にはあらかじめ「何か感じたら手を挙げてください」などと伝えておくとよい．

患歯に全部鋳造冠などが装着されている場合は，電気刺激がうまく歯髄に加わらないため使用できない．また心臓ペースメーカー使用者には，誤作動の危険があるため使用を避ける．さらに，診査前に診査の目的や方法などの説明を行うことは重要であるが，「電気刺激を加える」などと説明すると，余計な不安感を与える場合があるので注意する．

温度診

温度診は，歯髄の生死の判定のみならず，患者が冷温刺激による痛みを訴えている場合には，患歯を特定する上でも重要な診査となる．

温度診には，冷刺激あるいは温刺激を使用する．冷刺激には，冷水や気銃による冷風などを使用することが多いが，隣在歯を同時に刺激する可能性があり，効果も不確実である．再現性ある確実な刺激を加えるためには，パルパー®（ジーシー／図3-2）や小さな氷片などを使用するとよい．温刺激には，加熱ストッピング法が用いられる．これは，煙がでる手前まで熱したストッピングを歯面にあてる方法である．

温度診も電気診と同様に対照となる健全歯でも診査を行い，その反応と比較することが重要となる．

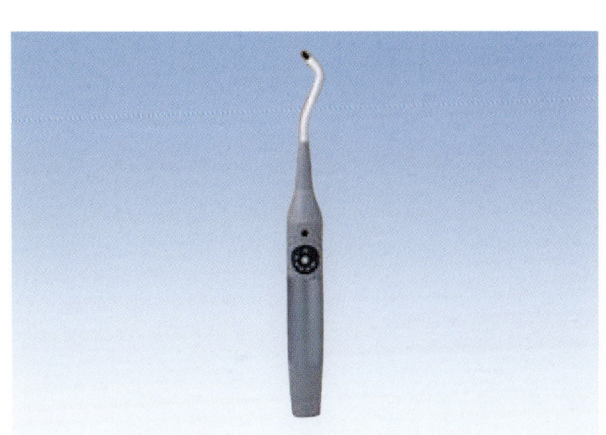

図3-1　電気診断器のデントテスタ（モリタ）．

解説コラム

切削診

電気診や温度診を使用しても歯髄の生死が判定困難な場合や，歯質の崩壊が大きく診査が困難な場合には，最終手段として歯質の切削による検査（切削診）がある．

これは局所麻酔をせずに歯を切削し，痛みを訴えたら生活歯と判定する診査法である．う窩が大きく歯髄が失活していると判断し，あるいはエックス線写真上で根尖部透過像があるため失活歯と判断し，感染根管治療を行うため無麻酔で髄腔開拡を行いはじめた段階で患者が痛みを訴えた経験はないだろうか．これは意図せずして切削診を行ったことになる．このような場合には，再診査を行うべきである．

基本的なことであるが，正しい処置を行うためには正しい診査・診断が重要である．歯髄の生死を判定することは，歯内治療を行う上で最も重要な事項であるので，歯髄の生死の判定法を覚えておく必要がある．

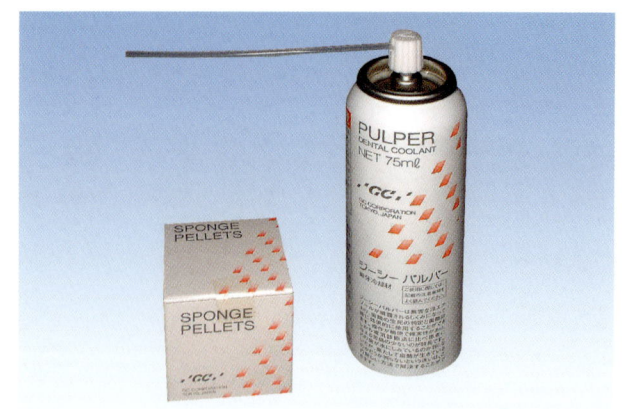

図3-2 付属のスポンジにパルパーを吹き付けると，一瞬にしてスポンジが冷却される．

コーヒーブレイク

診断は50％ずつ

まだ駆け出しの歯科医師であった頃，ある尊敬する歯科医師が，「患者の話を良く聞いて，診断を下しなさい．そして，患者の話の50％と自分の診断の50％をあわせて，もう一度よく吟味しなさい．そうすれば誤診をする可能性はほとんどなくなるでしょう」と教えてくれた．

先日，根治中の患者が痛みを訴えて来院した．電話を受けた時点では「治療中の上顎第二大臼歯がフレアーアップを起こしたか．排膿処置もしくは投薬で急性症状を抑えよう」と考えていた．来院した患者は同側上顎犬歯の根尖付近の圧痛を訴えており，冷温水痛もあるという．カルテをみると，3年前に上顎犬歯は直接覆髄をしている．「こちらの歯髄炎か」と考え，患者も「最初は奥歯だと思ったが，やはり前歯の方が痛いようだ」という．「よし，上顎犬歯の歯髄炎という診断で，処置は抜髄だ」と考えた．

「だが，まてよ……．フレアーアップが起きて，同側の以前治療した歯が痛く感じているということはないだろうか．患者も最初は奥歯が痛かったといっている」時間もないので，急いで抜髄処置したいところだが，ここはあわてず，上顎犬歯根尖に少しだけ麻酔をし，麻酔診を行うのが賢明だろう．もし麻酔診で痛みがとれれば上顎犬歯の歯髄炎だが，痛みが取れなければ上顎第二大臼歯など他の歯を疑わねばならない．

「50％と50％をあわせてよく吟味する」というのは，落ち着いて客観的に診査および診断を下すように心がけることである．思いこみで処置を開始してしまったとき，急患が入りとても忙しいとき，そんなときにかぎって事故は起きる．気をつけよう．

4

歯根破折を疑う診査所見

　破折の診断は，破折線を確認することである．歯冠破折であれば肉眼，あるいは透照診（イルミネーター，NSK OPTICA OP2®／ナカニシ）を行うことにより直接破折線を確認できる．しかし歯根破折では，破折線を直接確認するためには，外科的診断として歯肉を剝離し歯根表面から観察することが必要である．その他の確認方法としては，根管内から観察する方法と，エックス線写真で観察する方法とがある（表4-1）．

　根管口付近に破折線が存在する場合には，肉眼でも観察できることがある．しかし歯根破折は，歯冠方向から生じるものだけでなく，根尖より生じるもの，あるいはポスト先端付近より生じるものがあり，根管口付近までは破折が及んでいないこともあるため，暗い根管内で微小な破折線を肉眼で観察するのが困難であることが多い．そのため，根管内からの確認には明視下・高倍率で観察できるマイクロスコープが有効である．

　エックス線写真での観察では，とくに外傷で生じる水平性歯根破折は，歯根を横断する線状あるいは凸レンズ状に破折線が確認されることが比較的多い（図4-1）．しかし垂直性歯根破折では，破折線が開いている状態でなければエックス線写真での破折線の確認は困難であり，亀裂を観察することはなおさら困難となる．さらに，エックス線の入射方向と破折線が一致しなければ，破折線がエックス線写真に写ることはない（図4-2）．したがって，正放線撮影だけでなく偏心投影を行うことにより，エックス線入射方向が破折線と一致し，破折線が認められることもある．しかし，近遠心方向に破折線が及んでいる場合には，通常のデンタルエックス線写真では観察できない．

　近年では小線源歯科用CTの登場により，立体的な観察が可能となったが，その機種の解像度よりも小さな破折では破折線の観察はできない．

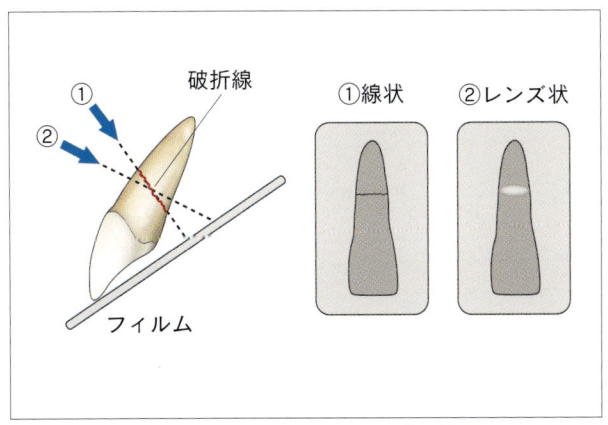

図4-1　外傷で生じる歯根の水平性歯根破折は，エックス線写真で観察できることが多い．

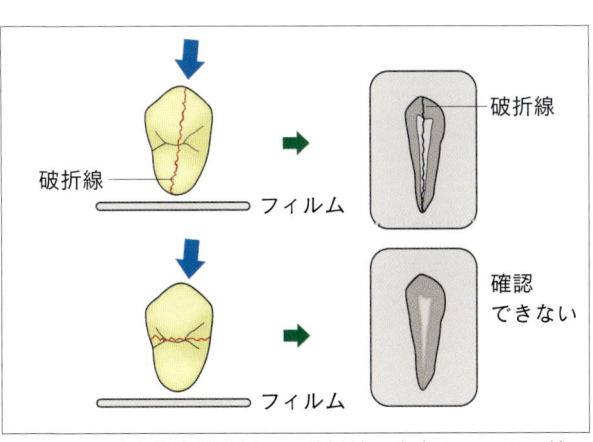

図4-2　垂直性歯根破折は，破折線の方向とエックス線の入射方向とが一致しないと破折線は観察できない．つまり，近遠心的な破折線はエックス線写真では観察できない．エックス線写真で垂直性の破折線が観察できるのは，破折症例の約1/4であるとの報告[1]がある．

解説コラム

垂直破折を疑う臨床所見

それでは，破折線の観察が困難な垂直性歯根破折を診断するためには，どのようなことに気をつければよいのであろうか．まずは垂直破折を疑う臨床所見を覚えておき，スクリーニングができるようにしておくことが重要である．

垂直性歯根破折は，有髄歯でも稀に見られる．有髄歯で生じる垂直性破折のほとんどは，歯冠破折が歯根にまで及んだものである．一般的に垂直性破折は，無髄歯（とくに根管治療を行った歯）として長期経過した歯に生じやすい．その多くは，ブリッジの支台歯のように圧負担が大きい歯や，不適切な形態のポストコアが装着された歯，扁平な歯根を有した上顎小臼歯や下顎大臼歯近心根などにみられやすい．

歯根の垂直破折の自覚症状（表4-2）は，鈍的な咬合痛や違和感などを訴えることが多いとの報告もあるが，無症状であることも多い．また陳旧性の垂直性歯根破折歯では，破折線に沿って口腔内細菌，あるいは根管内の細菌が歯周組織に侵入するため，破折線に沿って限局性の深い歯周ポケットが生じることが多い．さらに歯周組織に膿瘍を形成して，歯肉の腫脹や排膿路としての瘻孔が見られることもある．

エックス線写真上で破折線を直接確認するのが困難なことは先に述べた．しかし垂直性歯根破折を生じている場合は，特徴的なエックス線写真を示すことが知られている．破折線に沿って歯周組織が破壊されることにより，エックス線写真上で歯根を取り巻くような暈状の透過像が出現する．また，根尖から生じた歯根破折の場合は，根尖部を含む涙滴状もしくは辺縁不整のエックス線透過像として観察できる．ただし新鮮例では，エックス線写真上に歯根周囲の明らかな変化がない．

垂直性歯根破折を生じている場合の自覚症状や口腔内所見は，根尖性歯周炎あるいは慢性歯周炎と類似している．そのため垂直性歯根破折の知識や経験が浅いと破折の診断ができず，歯内治療あるいは歯周治療を行ってしまうこともある．しかし垂直破折を起こしている場合は，根管治療などを行ったとし

---
1. Cohen S, et al. : A Demographic Analysis of Vertical Root Fractures, J Endod, 32：1160-1163, 2006.

表4-1　垂直性歯根破折の確認法．

- エックス線写真上で観察
  垂直性歯根破折は，破折線の方向とエックス線の入射方向とが一致しないと破折線は観察できない．つまり近遠心的な破折線は，エックス線写真で観察できない．エックス線で破折線が確認できたのは27.63％であった[1]．
- 根管内から観察
  歯冠近くに破折線があれば肉眼でも観察できることがあるが，根中央から根尖付近の破折線はマイクロスコープを使用しないと観察が困難
- 歯根の表面から観察
  歯肉を押し下げて確認できればよいが，歯肉を剥離しなければならないことが多く，さらに骨削除が必要なこともある

表4-2　垂直性歯根破折（VRF）を疑う所見．

- 歯根を取り囲む**暈状のエックス線透過像**や，垂直性骨吸収
- **限局性の深い歯周ポケット**
- 違和感・打診痛・咬合痛など
- 歯肉の腫脹や瘻孔の存在

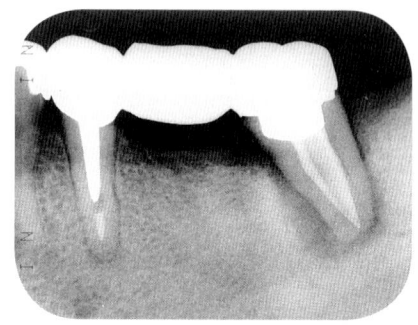

図4-3　垂直性歯根破折の典型像．「7の歯根を取り囲む暈状のエックス線透過像．

ても一時的に症状が改善するが，完全には治癒しない．したがって，いわゆる難治性の根尖性歯周炎あるいは難治性の歯周炎の症例に対しては，垂直破折を疑って再度エックス線診査などに立ち返ったり，専門医へ紹介したりすることが，無用な治療を長期化させないためにも重要である．

Section 1 診査・診断

症例2

根管充填するたびに痛みと腫脹を繰り返す

［来院までの治療経過＆問診］

患者：40歳，男性
来院経過：1̲の根管治療を受けていたが，根管充填するたびに痛みと腫脹を繰り返したため，再根管治療を続けていた．ビタペックスにて経過観察していたが，再び大きく腫脹してしまったので，専門医での診査を依頼され来院した．

［診査・診断］

エックス線写真では，1̲の根尖にびまん性の透過像が認められ，透過像は遠心の歯根遠心側方にも広がっている．

正放線投影

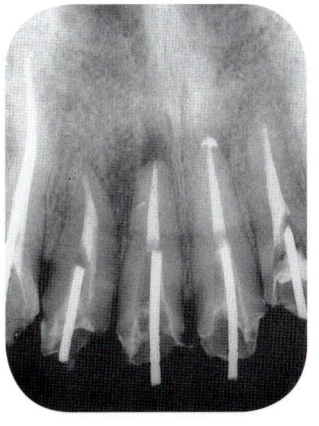

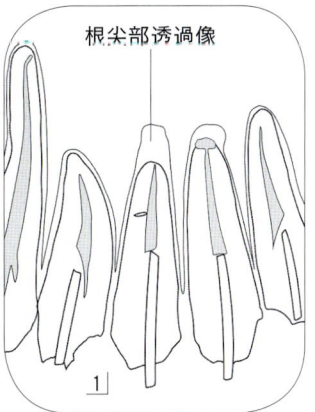

偏遠心投影

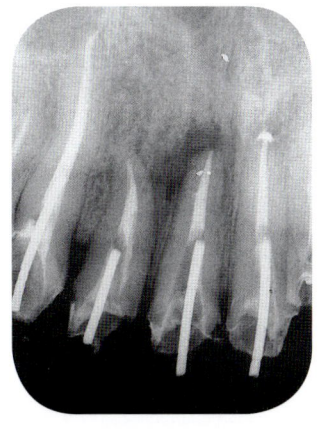

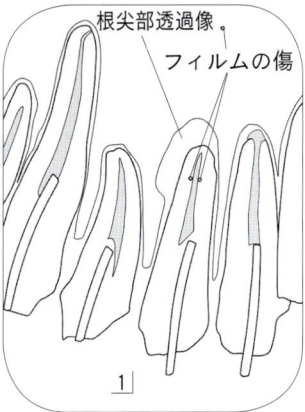

[処置内容]

　根管内には，ガッタパーチャが残っている状態であり，マイクロスコープ下で精査すると，ガッタパーチャ周囲の感染が疑われた(矢印)．

　ガッタパーチャを除去後，根管内を次亜塩素酸ナトリウムでよく洗浄しながら根管形成をし，水酸化カルシウムを貼薬し，1回目の治療を終えた．

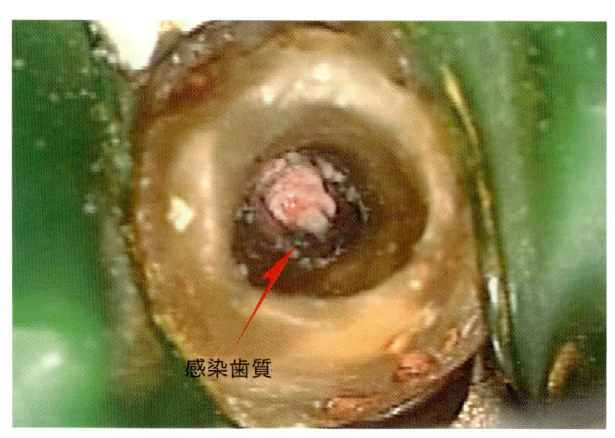
感染歯質

　2回目の治療の際には，貼薬した水酸化カルシウム(矢印)がそのまま残っており，根管内に排膿などの炎症所見は全く認められなかったため，根管充填を行った．

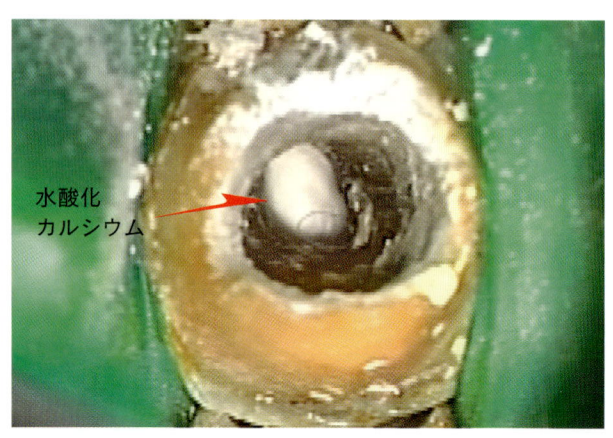
水酸化カルシウム

根管充填前および根管充填後の根管内.

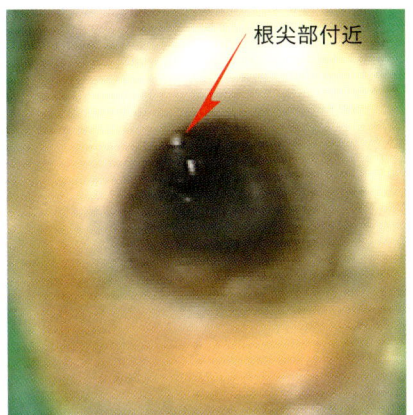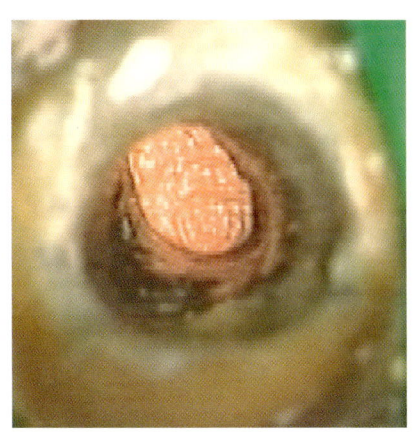

根管充填後のエックス線写真. 根管充填材が側枝に入っているのが確認できる.

正放線投影　　　　　　　　　　偏遠心投影

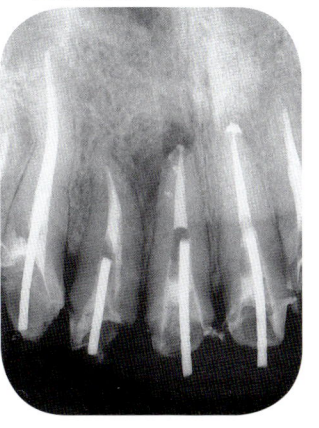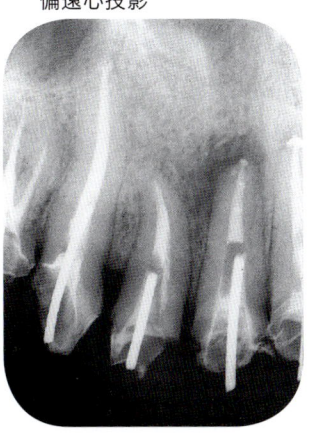

根管充填2年4か月後に|1の腫脹を訴えた際のエックス線写真.
|1の根尖には新たに透過像が認められるが, 根管治療した1|の根尖に存在した透過像は消失し, 口腔内にも炎症の再発所見は全く認められず, 経過は良好である.

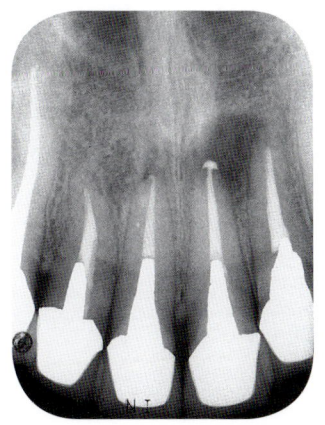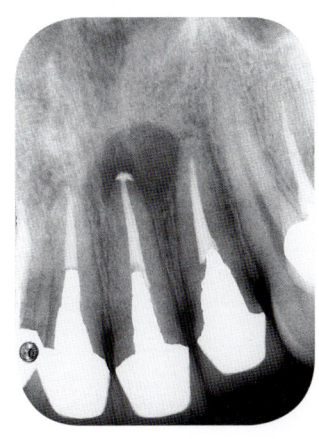

Section 1 診査・診断

[歯内療法専門医の目]

本症例では根管充填するたびに痛みや腫脹を繰り返していた．原因が細菌感染の残存であることはいうまでもない．根管充填前には消失していた腫脹症状が根管充填後に再発してくるのは，除去できなかった細菌感染がどこかに存在することを意味している．根管治療期間中は根管内に貼薬剤が入っており，細菌感染が若干残っていたとしても症状は明らかにならないことがある．根管充填材には貼薬剤のような薬効は期待できないので，除去できなかった細菌が根管充填後に増殖し，腫脹を繰り返してしまうと考えられる．専門医だからといって特別な処置を行ったわけではない．根管内を精査し，徹底的に感染源を除去したところ，2回目の治療の際には根管充填することが可能であった．

根管充填の際に，側枝などに充填材が認められたが，これは意図して充填したものではない．側枝に根管充填材が認められたことにより，根管治療中に次亜塩素酸ナトリウムが側枝まで浸透していたことが確認できるが，2年4か月後のエックス線写真では，側枝に入っていた根管充填材は認められない．期間から考えると，側枝にはシーラーが入っていたものと推測される．

2年4か月後のエックス線写真で，反対側の1に透過像が認められ，唇側には排膿が認められた．すでに補綴物が装着されていることから，こちらは根尖切除術の適応となった．

コーヒーブレイク

器づくり

う蝕の処置をする際に，軟化象牙質を残して充填処置を行う歯科医師はいないであろう．根管治療も同じで，原則は感染源の除去である．感染源を除去するために，作業長を決め，根管内を機械的に化学的に拡大清掃する．感染が強ければ大きく拡大し，結果的に根尖が広くあいてしまうこともあるかもしれない．

根管形成は"cleaning and shaping"といわれている．根管治療の成否の鍵を握るのは，根管内の十分な清掃の"cleaning"であり，"shaping"は清掃した根管を緊密に充填するために行う「器づくり」である．

う蝕を処置する際に，レジン修復かインレー修復かで窩洞外形が変わるように，根管治療の「器づくり」も根管充填のためのものであるので，根管充填法によって「器づくり」の形も若干変化する．さて，皆さんが行っている根管充填法の理想的な「器づくり」はどのような形ですか？

Section 1 診査・診断

症例3

歯根吸収様透過像が認められるとき

[来院までの治療経過＆問診]

患者：15歳，女性

来院経過：3年前に自転車から落ちて，前歯を強打した．1|1 が脱臼・転位したため，整復処置を受け，経過観察を行っていた．その後，内部吸収の所見が認められたため，根管治療を開始し，専門医での治療を希望され来院した．

[診査・診断]

患歯は治療途中であり，口腔内に腫脹や発赤などの炎症所見は認められなかった．

正放線投影のエックス線写真を診ると，1|，|1 の歯根中央部に歯根吸収様の透

正放線投影 |1 に偏遠心投影

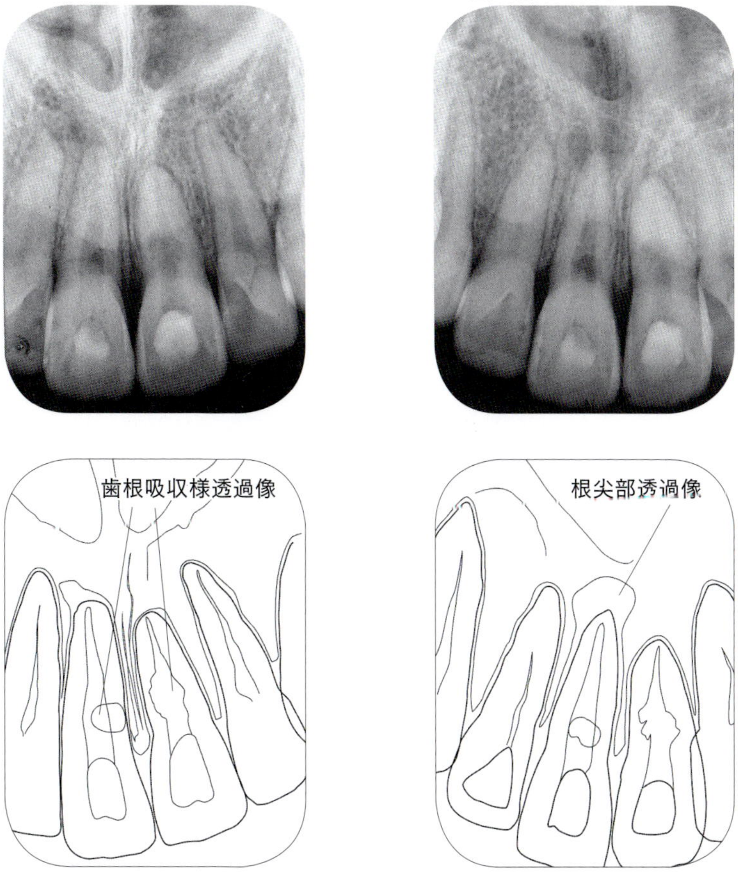

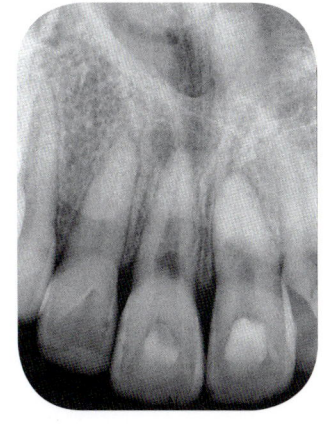

歯根吸収様透過像   根尖部透過像

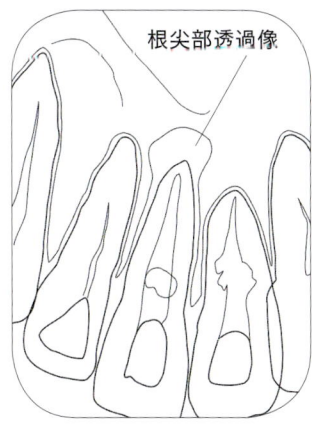

Section 1 診査・診断

過像，1|根尖には径5mm大のエックス線透過像が認められた．偏心投影のエックス線写真を見比べると，|1の歯根吸収像は根管と重なったままであるが，1|の歯根吸収像は根管から逸脱しており，また1|は吸収像内に根管壁が認められる．

外傷により，歯根吸収が生じたものと考えられるが，1|は外部吸収であり，|1は内部吸収であると診断した．治療方針として，両歯とも治療途中の根管治療を続け，吸収の状態を注意深く観察することとした．

[処置内容]

根管治療開始時の根管内．1|に比べて，|1の根管壁は粗造である(矢印)．

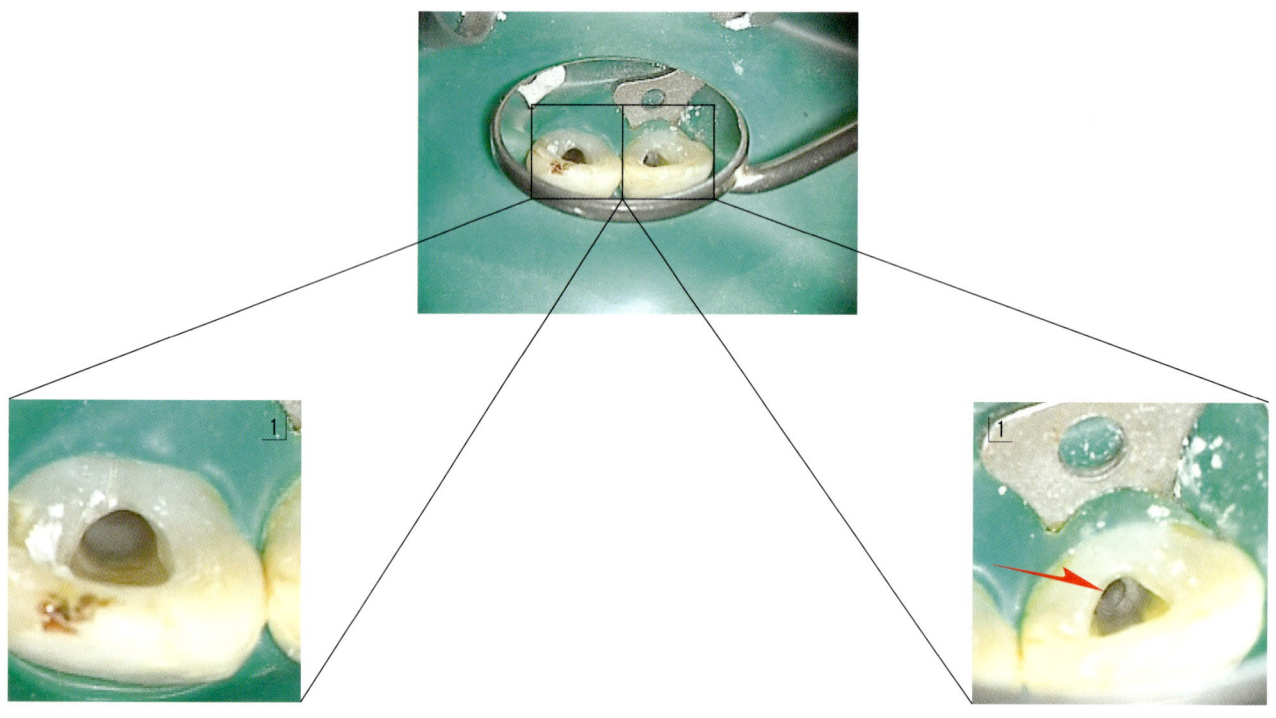

根管内を十分に清掃後，歯根吸収の進行を診るために，水酸化カルシウム貼薬にて経過観察を行った．4か月後にファイル試適にてエックス線写真を撮影したところ，吸収像の変化は認められなかった．

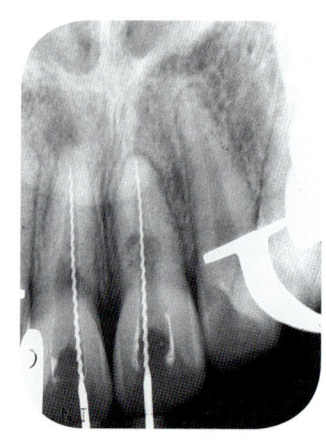

歯根吸収様透過像が認められるとき

　根管治療開始から5か月後，根管充填直前の根管内．根管内に吸収の進行による穿孔などの所見は認められず，歯根周囲をプロービングしても|1の外部吸収の進行を示すような所見は認められなかった．

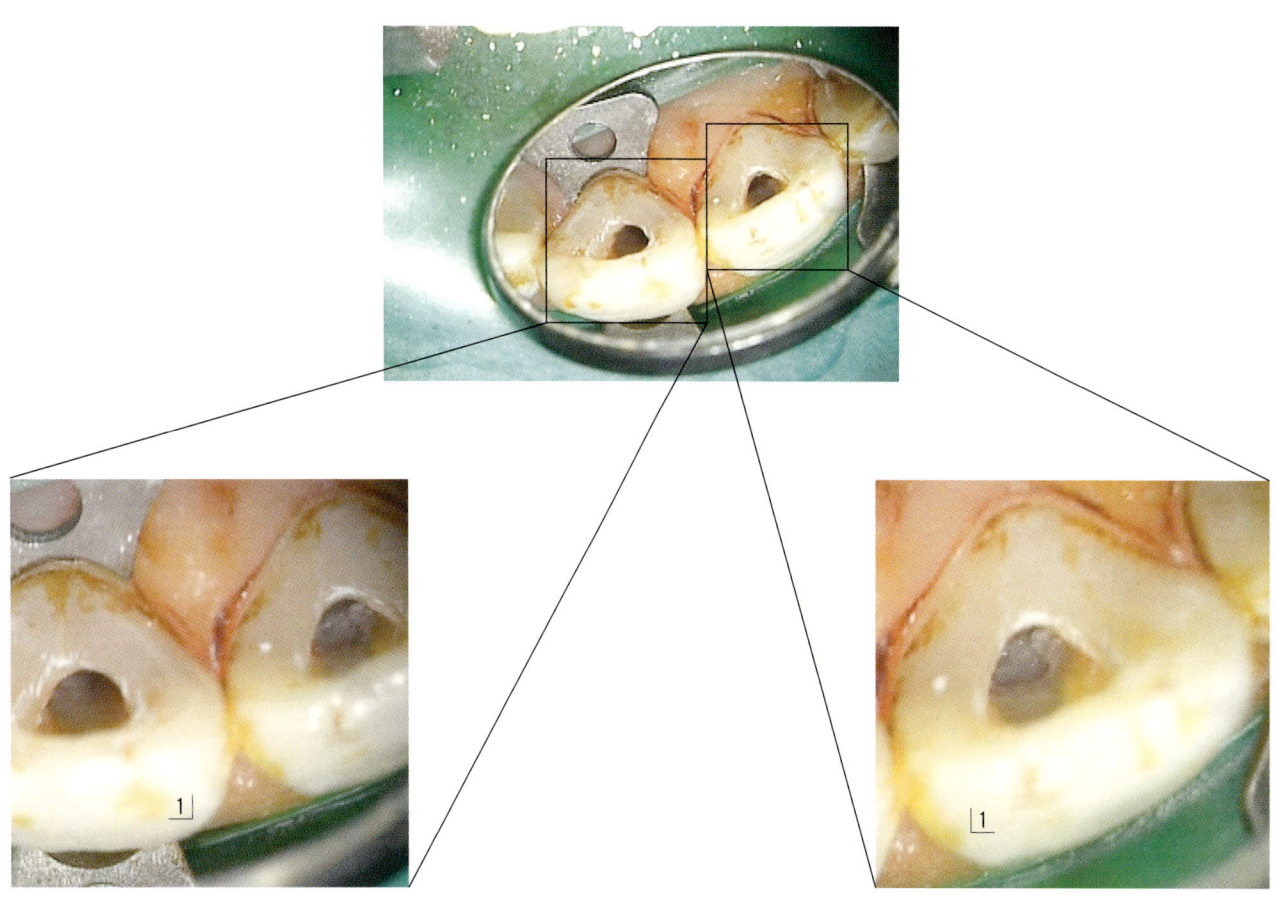

　根管充填後のエックス線写真（左側2枚）．
　|1は内部吸収のため，根管充填材が内部吸収内に広がっているが，1|にはそのような所見は認められない．

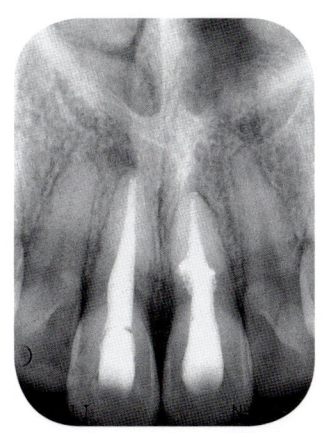
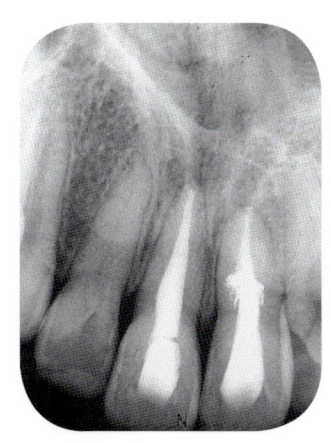
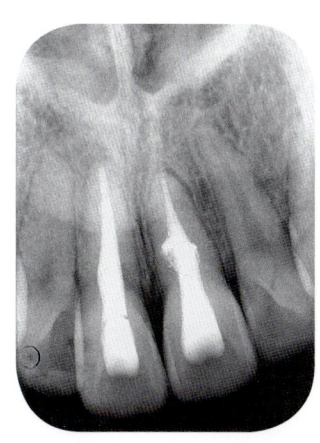

根管充填4か月後のエックス線写真．

Section 1 診査・診断

　根管充填3年4か月後のエックス線写真および口腔内写真．
　根尖のエックス線透過像も消失し，心配していた 1| の外部吸収進行の所見も認められない．

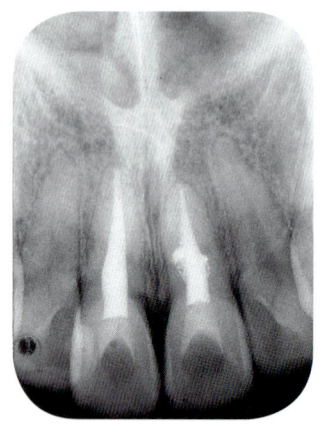
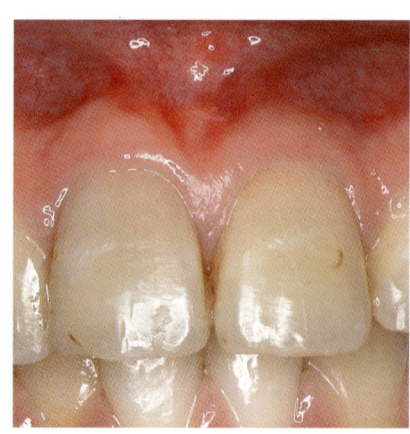
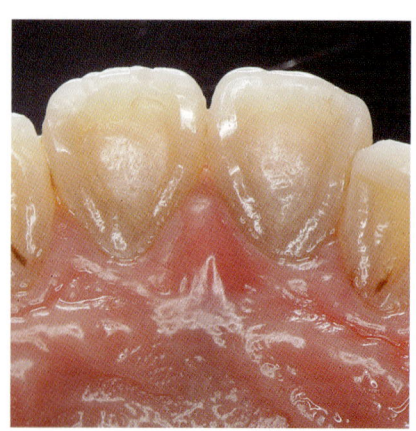

[歯内療法専門医の目]

　内部吸収は慢性歯髄炎から生じると考えられ，エックス線写真などで偶然発見されることが多い．症状がないため治療をためらい，経過観察すると内部吸収は進行し，やがて歯周組織と交通してしまう．そこまで吸収が進行すると，歯の保存が困難となる可能性があるため，内部吸収を発見した場合には速やかに抜髄処置を行うべきである．
　一方，外部吸収は歯周組織の炎症によるものであり，抜髄処置では進行が止まらない．根管内に水酸化カルシウムを貼薬しておくことにより，進行が止められるといわれているが，確実ではない．もし，外部吸収の進行が止まらない場合，外科的に歯根周囲の炎症部位を掻爬することもある．外部吸収は外部からの過剰な力によって引き起こされることもあるので，矯正などを行っている場合には矯正力のコントロールが必要となる場合もある．
　本症例は，隣在する歯に内部吸収と外部吸収が認められた珍しい症例である．外傷により生じたものと考えられるが，すでに抜髄処置が行われているので，内部吸収はこれ以上進行することはない．問題は外部吸収であるが，幸い吸収が増大していく所見は全く認められず，3年を経過した．このまま経過してくれることを祈り，定期チェックしていく予定である．

内部吸収および外部吸収について

5

歯根吸収には，内部吸収と外部吸収（図5-1）とがある．

内部吸収

内部吸収は，何らかの原因により歯髄側から象牙質が吸収することをいう．その原因は明らかではないが，外傷などによる慢性歯髄炎が原因であるといわれており，上顎前歯部に好発する．組織学的にみると，吸収部には肉芽組織が存在し，破歯細胞により象牙質が吸収されている．

内部吸収は，自覚症状がない場合がほとんどであり，う蝕処置や歯周治療を行う際のエックス線写真で偶然発見されることが多い．多くは根管壁と連続する類円形の透過像として観察される．また歯冠部に内部吸収が生じた場合，内部の肉芽組織がピンク〜赤色（ピンクスポット）に透けて観察できるため，歯の変色を主訴として来院することもある．

内部吸収をそのまま放置すると，吸収が進行し最終的に根管壁に穿孔を生じる．そのため，**内部吸収**を発見した場合には，患者によく説明した後，速やかに**抜髄法**を適応し，吸収部に存在する肉芽組織を溶解・除去する必要がある．吸収部は歯冠側からはアンダーカットとなっており，吸収部の肉芽組織をファイルにより機械的に除去することは困難である．したがって，有機質溶解作用のある次亜塩素酸ナトリウムによる根管洗浄がことさら重要となる．また，根管充填法は加熱軟化法が望ましい．

根管壁に穿孔を生じている場合は，医原性の穿孔に準じて穿孔部を封鎖する（104頁参照）．ただし，穿孔が広範囲に生じている場合は保存困難となる．そのため，内部吸収を発現した場合には，歯の保存のため早期に処置することが重要である．なおエックス線写真では，近遠心側の根管壁の穿孔は判断しやすいが，唇・頰舌側への穿孔は判定困難である．根管治療を行う場合は，電気的根管長測定器などを用いて穿孔の有無を判定し，適切に処置を行うことが重要である．

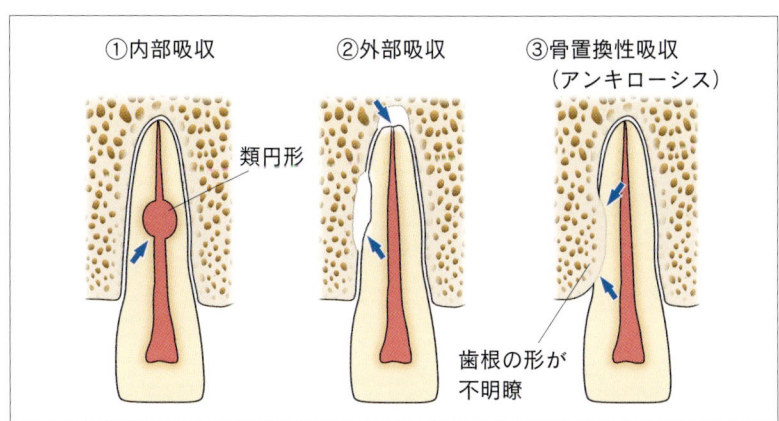

図5-1　内部吸収は上顎前歯に好発し，自覚症状はない．根尖部の外部吸収は，根尖性歯周炎や矯正治療などによって生じる．アンキローシスは外傷などの後に生じやすい．

解説コラム

外部吸収

外部吸収とは，歯根表面のセメント質から生じる吸収である．その原因は，外傷や過度の矯正力などによる歯根膜細胞の障害，歯根周囲の慢性炎症，埋伏歯・腫瘍などによる圧迫などが挙げられる．外部吸収の一つである置換性吸収は，歯根が骨性癒着(アンキローシス)を起こし，歯根が骨に置換していくものであり，広範囲な歯根膜細胞の傷害や，歯周外科処置としての骨移植後などに生じやすい．

埋伏智歯の圧迫により，生活歯の第二大臼歯が外部吸収を生じて歯髄炎様症状を示すこともあるが，一般的に外部吸収では内部吸収と同様に自覚症状を認めないことが多い．外部吸収は，外傷後の経過観察時などにエックス線写真により偶然発見されることがほとんどである．エックス線写真では，歯根表面にわずかな陥凹を認め，粗造な面として観察されたり，根尖が平坦になるなどの像が見られる(図5-1)．

多くの場合，外部吸収の原因が除去されると，吸収部にセメント質が添加され修復される．したがって外部吸収に対する処置法としては，過度な矯正力や埋伏歯など明らかな原因があれば，まず原因の除去を行う．歯根周囲の炎症などにより，肉芽組織が存在し進行性の外部吸収が生じている場合は，外科的に歯肉を剥離して，肉芽組織を掻爬することもある．

外部吸収の一つである置換性吸収(アンキローシス)を生じている場合は，打診により金属音(通常の打診音よりも高い音)が生じる．歯根が骨に順次置換し，最終的に脱落することもあるが，適切な処置がないため，患者に十分な説明を行い経過観察していくことが多い．

コーヒーブレイク

よくある質問

Q 温度痛がある歯を抜髄したが，次回来院時にまだ温度痛があるという．側枝の残髄が考えられるか？
A 抜髄後の温度痛は，根管の見落としなどによる残髄が疑われる．しかし，抜髄した歯の痛みがなくなると，いままでマスキングされていた別の歯の痛みが気になるようになることも多い．根管の見落としがないかを確認することが大切だが，患歯の隣在歯や対合歯にう蝕や象牙質知覚過敏症などがあるかを診査することも重要である．

Q 根管治療のためFCK除去後，ガッタパーチャを除去したら，次回来院時に術前には訴えていなかった冷水痛が生じてしまった．根尖付近で残髄しているのか？
A 隣在歯に隣接面う蝕が存在すると，FCK除去により冷水などの刺激がう蝕に直接伝わりやすいため，痛みを訴えることがある．そのため，まずは隣在歯をチェックする．

術前に診査を行って患歯を特定してから治療を開始することはもちろんのこと，治療中に痛みを訴えた場合は，患歯以外に原因がないかどうかを再度診査することが重要である．

Q 感染根管治療を行っても歯肉の腫脹や瘻孔が消失しないが，外科処置が必要か？
A 腫脹などの原因が明らかに治療中の根尖性歯周炎であれば，外科処置を行う必要がある．しかし原因が根尖性歯周炎ではない，あるいは患歯を誤っていた可能性も否定できない．とくに瘻孔は患歯の根尖部から離れた部位に開口することもある．そのため，まずはガッタパーチャポイントを挿入してエックス線写真を撮影し，原因がどこにあるのかを突き止める必要がある．また，歯周ポケット診査なども重要である．

6

根管充填

　現在の根管充填のほとんどがガッタパーチャとシーラーを使用したものであり，両者を併用した根管充填法では，どの術式を使用しても臨床的に差はない．最良の根管充填法は，術者自身がマスターした根管充填法であるともいわれている．まずは日常使用している根管充填法をマスターする．

　ガッタパーチャとシーラーを使用した根管充填法には，大きく分けて側方加圧法と加熱軟化法（垂直加圧法）とがある．

側方加圧法

　側方加圧法とは，初心者にも容易に緊密な根管充填ができ，過剰根管充填が少ないとの理由により，卒前教育で教えることが多い根管充填法である．

　まずマスターポイントを試適し，作業長まで入るポイントのうち一番太いサイズのポイントを選択する．ガッタパーチャポイントは，ファイルと異なり先端部の誤差が非常に大きく，根管形成後の根管形態などにより，MAFと同サイズのポイントが最適と

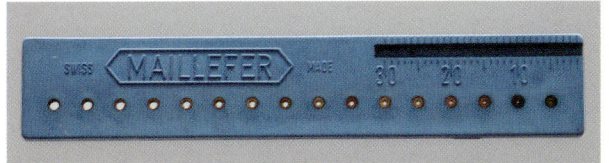
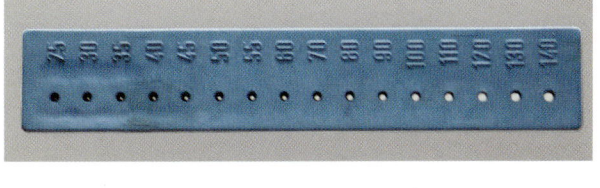
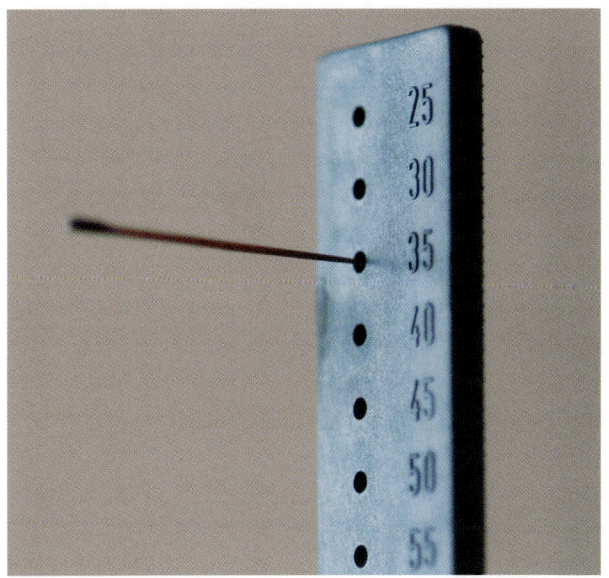
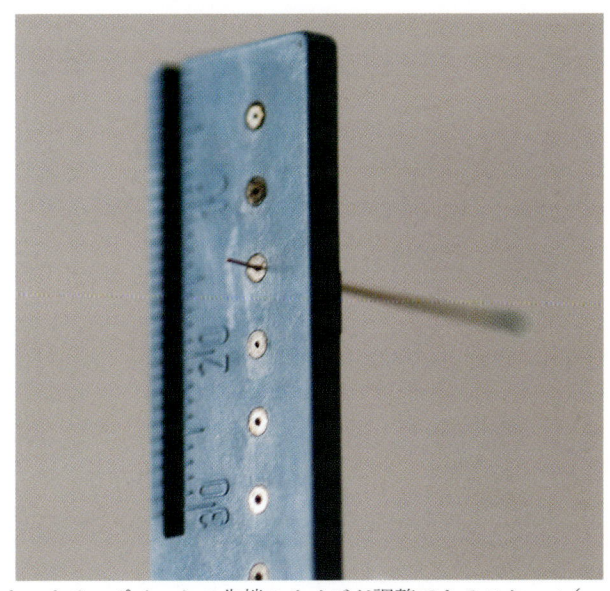

図6-1～4　ガッタパーチャポイントは許容されている誤差が大きいため，ポイントの先端のサイズが調整できるスケール（エンドゲージ）を使うとよい．エンドゲージは裏面に号数が書かれた穴があいており，同部にガッタパーチャポイントを挿入して，表面に沿ってポイント先端をカットすると意図した径が得られる．

解説コラム

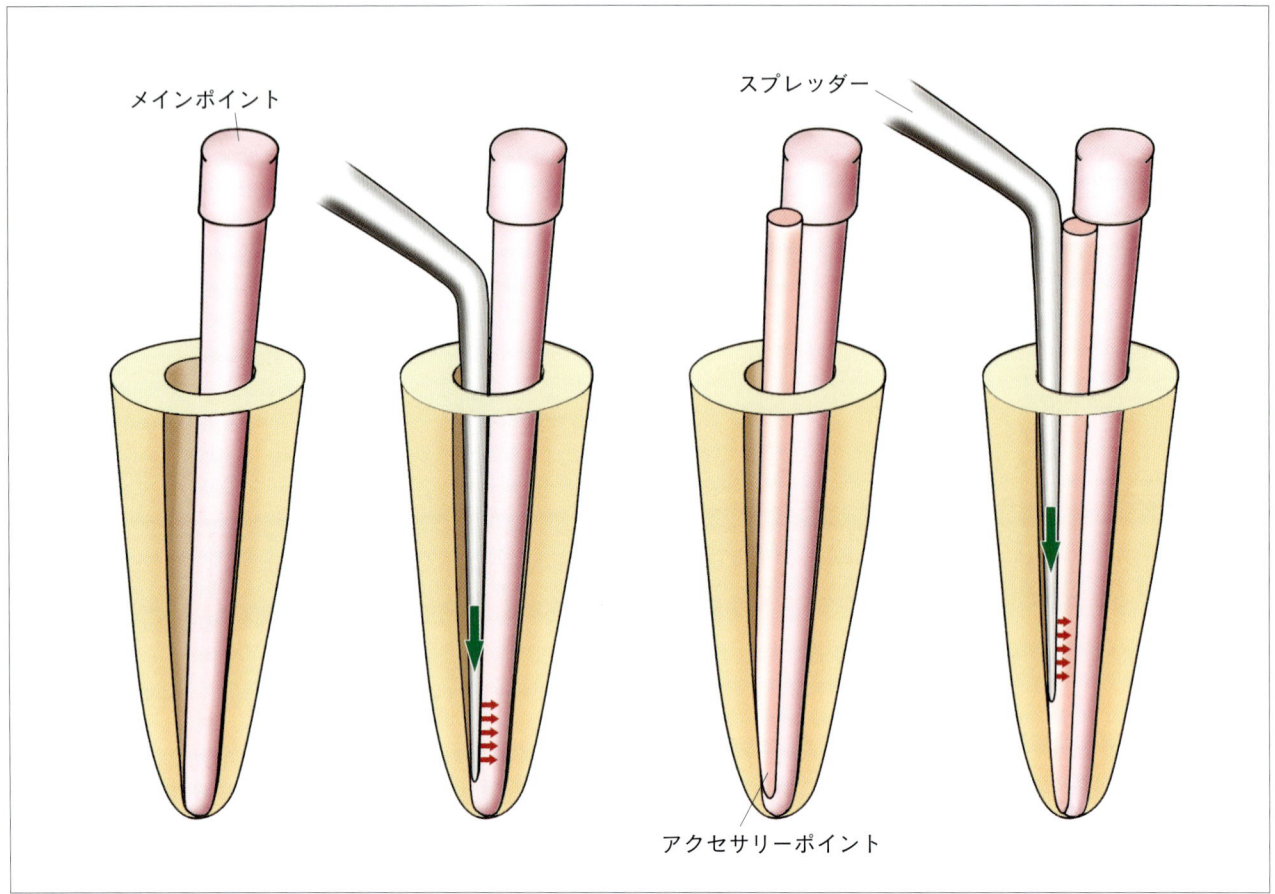

図6-5　側方加圧根管充填法をマスターすれば，ほとんどの根管で困ることはない．根管充填前に理想的な形に根管拡大・形成できていることが重要である．また緊密に充填するには，スプレッダーの適切な加圧が重要である．

いうわけではないので注意を要する(図6-1～4)．

次にレンツロなどで根管内にシーラーを填入し，マスターポイントを上下運動させながら根管に挿入する．その後，根管壁とマスターポイントの間にスプレッダーを挿入し，ポイントを側方に加圧する．このとき，「側方加圧」という名称に惑わされ，スプレッダーを側方に押しつける動作を行っている方も多いが，あくまでもスプレッダーは根尖方向に加圧する．スプレッダーにはテーパーが付与されているため，スプレッダーを根尖方向に加圧すると，ポイントを側方に加圧するような向きにベクトルが作用する．つまり「側方加圧」充填法は，**スプレッダーを垂直に挿入することにより，ガッタパーチャポイントが側方に加圧される根管充填法である**(図6-5)．

スプレッダーでマスターポイントを加圧後，スプレッダーを抜いた隙間にアクセサリーポイントを挿入し，スプレッダーで再度ポイントを加圧することを数回繰り返す．根管が緊密に充填できたら，熱した雑用エキスカなどを用いて根管口部でポイントを加熱切断し，断端をプラガーで圧接，成形して処置を終了とする．

側方加圧法では，「.07テーパー」の根管形成であれば，緊密に根管充填できるとの報告[1]がある．また根尖孔は30号以上まで形成すると，メインポイントの挿入が容易である．スプレッダーは湾曲根管にも追従できるニッケル-チタン製のものがよい．

側方加圧法の欠点としては，内部吸収などのアンダーカット部や，樋状根管のイスムスなどを緊密に充填することが困難な点が挙げられる．そのような歯では，加熱軟化(垂直加圧)法が有利であるが，加熱軟化法には多数の術式があり，選択する根管充填法にあわせた根管形成を行うのがよい．

---

1. 勝海一郎他：ラテラル・コンデンセーションによる根管の充塞性に関する研究(その5)，ISO規格 No.70サイズ相当根管テーパー変化模型群．日本歯科保存学雑誌(日歯保誌)．37(6)：1885-1892, 1994．

Section 2

根管数，根管形態に関する問題

症例 4	治療した歯が数年たってから再発してきた 2根管性の下顎第一小臼歯		36
症例 5	根管治療しても根尖相当部の圧痛がとれない 見落とされていた近心頬側根管		39
症例 6	根尖にアピカルシートができない		42
解説コラム7	根管形成 Step by Step		46
コーヒーブレイク	根管治療のゴール		47
解説コラム8	根管口の探索		48
解説コラム9	根管口の拡大（コロナルフレアー形成）の目的と方法		50
解説コラム10	根管拡大・形成		52
解説コラム11	ファイルの規格		53
症例 7	あかない根管 石灰変性		54
症例 8	あかなかったと判断された根管		56
症例 9	あかないと判断された根管 根管ではないところを探っていた		60
解説コラム12	あかない根管の理由 石灰変性？　器具や術者の限界？		62
解説コラム13	根管洗浄		64
解説コラム14	根管貼薬（消毒）		66
解説コラム15	根管の開放療法		67
解説コラム16	智歯の根管治療		68

Section 2 根管数，根管形態に関する問題

症例 4

治療した歯が数年たってから再発してきた
2根管性の下顎第一小臼歯

[来院までの治療経過＆問診]

患者：70歳，女性
来院経過：|4の根尖相当部に違和感を訴え来院した．6か月ぐらい前から疲れるとときどき腫れる感じがしたという．

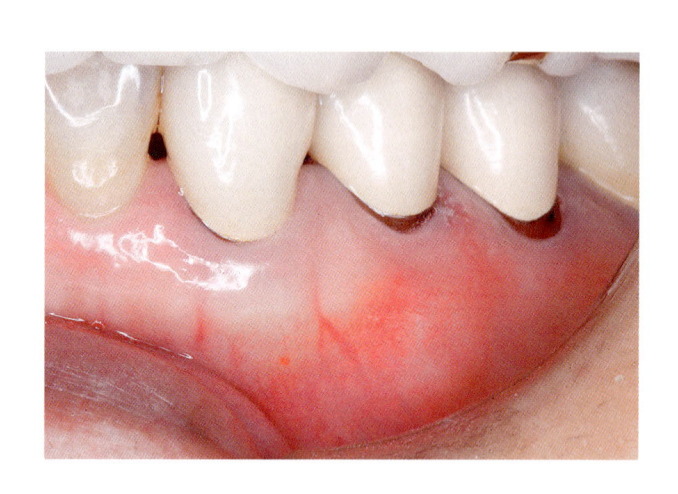

[診査・診断]

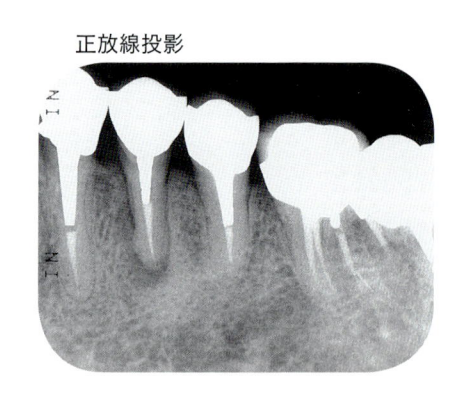

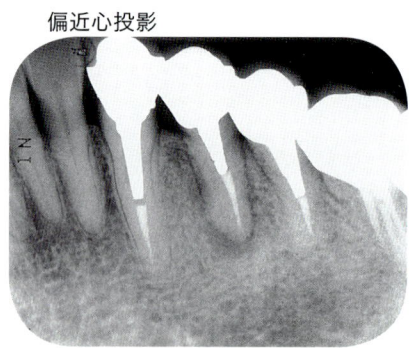

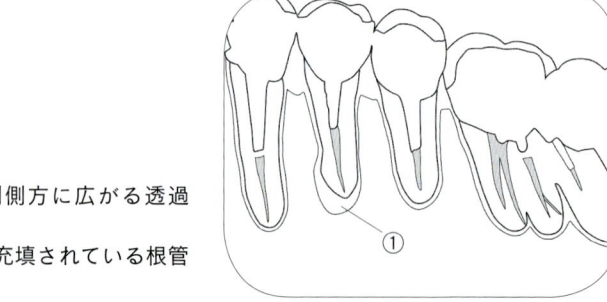

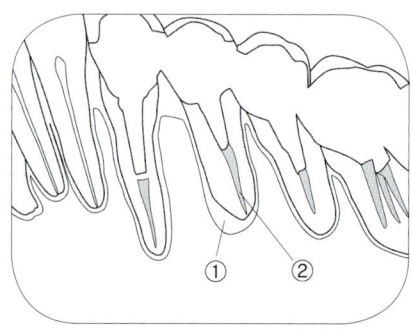

正放線投影　　　　偏近心投影

①根尖から近心舌側側方に広がる透過像．
②歯根頬側に偏位し充填されている根管充填材．

36

治療した歯が数年たってから再発してきた／2 根管性の下顎第一小臼歯

　初診時の診査では，歯周ポケットは正常で，歯根破折を疑う深いポケット(21頁参照)は認められなかった．腫脹や発赤はみられず，根尖相当部には圧痛が認められた．

　エックス線写真を診ると，根尖には透過像が認められ，歯根の近心側にも歯根膜腔の拡大が認められた．偏近心投影のエックス線写真を診ると，根管充填材は頬側に寄っており，舌側根管の存在なども疑われた(16頁参照)．

[処置内容]

　補綴物と軟化象牙質を除去し，通法どおりに根管形成を行った後，マイクロスコープ下で精査すると，舌側に感染歯質が一部認められた(矢印)．

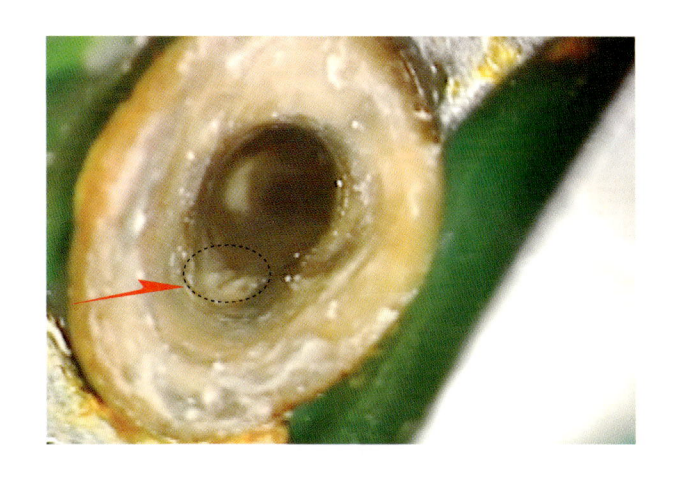

　超音波チップなどを用いて，ていねいに感染歯質を除去していくと，＃10のファイルが挿入でき未処置の舌側根管を発見した(矢印)．

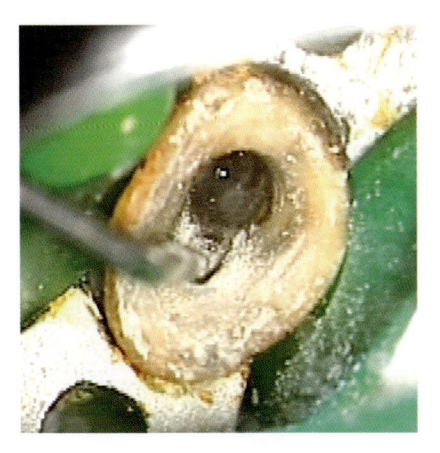

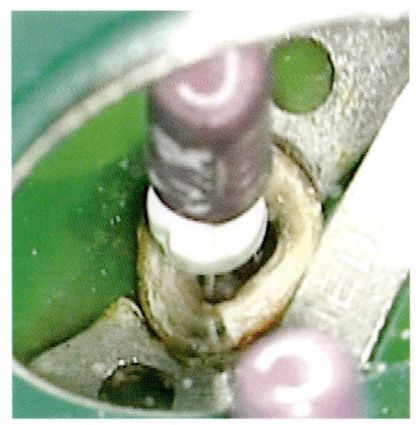

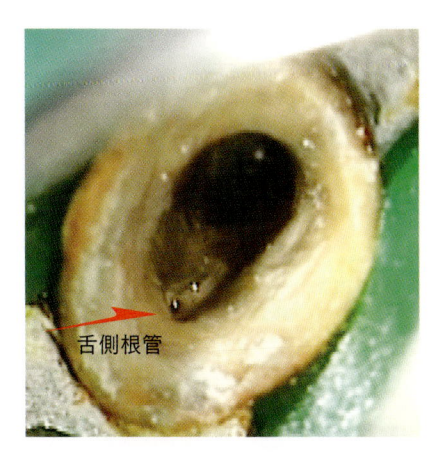

舌側根管

Section 2 根管数，根管形態に関する問題

根管充填前後の根管内および根管充填後のエックス線写真．

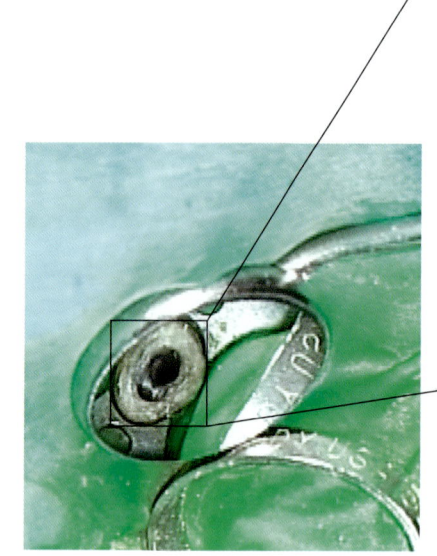

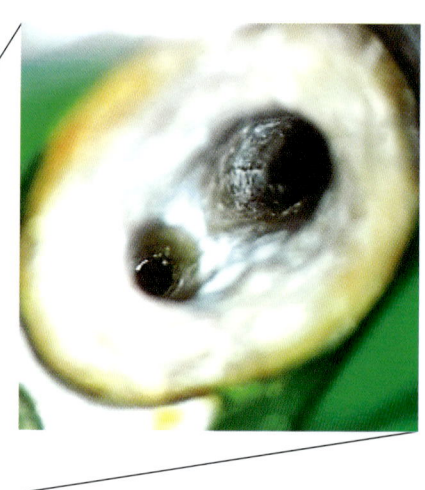

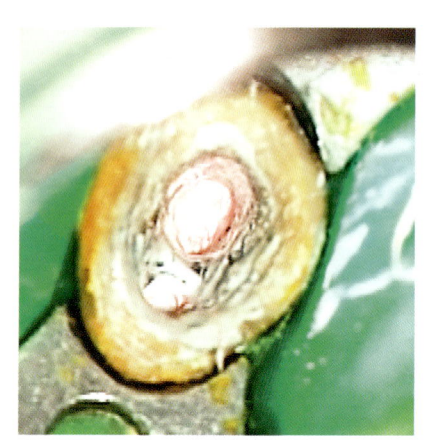

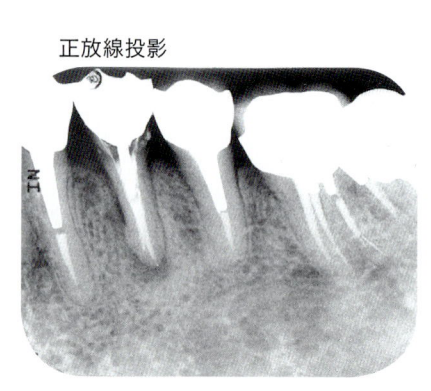

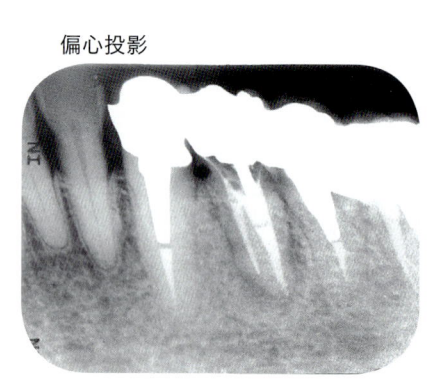

正放線投影　　　　　　偏心投影

[歯内療法専門医の目]

　　　術前のエックス線写真で，舌側にもう1根管あるのではないかと推測された．マイクロスコープで精査すると，舌側寄りに感染歯質が認められ，その部分をていねいに追っていくと感染した根管を見つけられた．術前の診査で正放線しか撮影せず，またマイクロスコープを使わずに根管治療を行っていたら，この根管を見つけることはできなかった．その場合には感染源を完全に除去することができていないので，再発する可能性が高く，その後に根尖切除術を行ったとしても，未処置の根管内に感染源を残した状態では良好な治癒は認められないだろうと推測される．

Section 2 根管数，根管形態に関する問題

症例 5

根管治療しても根尖相当部の圧痛がとれない
見落とされていた近心頬側根管

[来院までの治療経過＆問診]

患者：44歳，男性
来院経過：7|根管治療を受けていたが，痛みがとれないということで紹介にて来院した．

[診査・診断]

初診時の診査では，自発痛はなく，根尖相当部の圧痛が認められたが，腫脹や発赤などは見られなかった．エックス線写真を診ると，近心根管は治療中のため，根管充填材が確認されず，根尖には透過像が認められた．

今後の治療内容，根管治療の成功率，意図的再植などの可能性を説明の上，根管治療の続きを行うことで同意を得た．

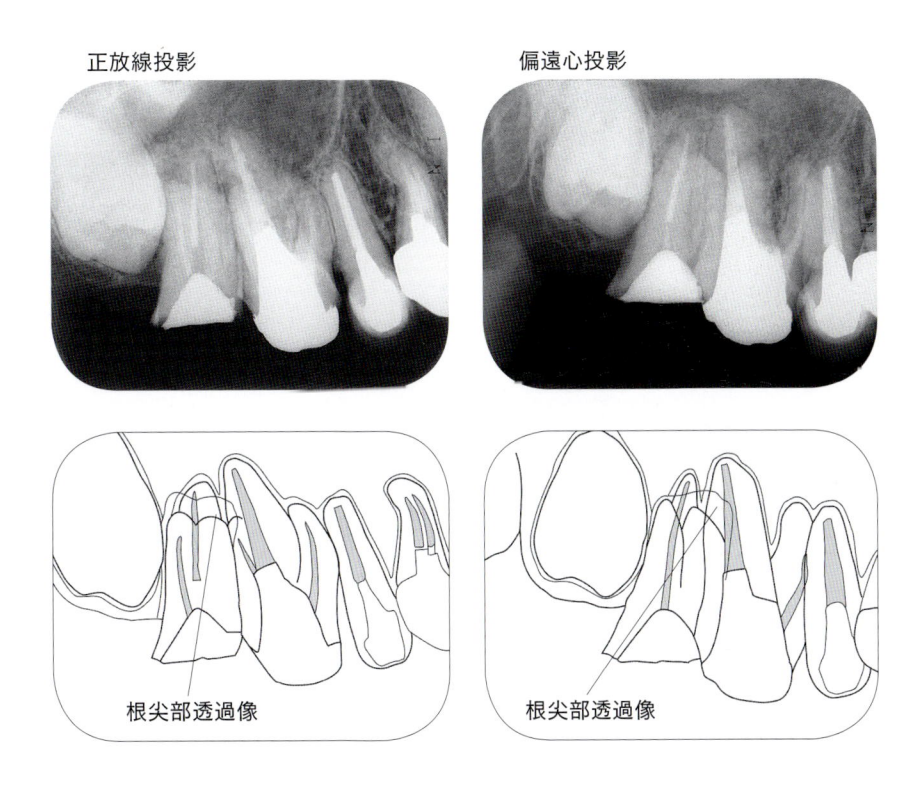

正放線投影　　　　　　　　　偏遠心投影

根尖部透過像　　　　　　　　根尖部透過像

Section 2 根管数，根管形態に関する問題

[処置内容]

　髄床底をマイクロスコープ下で精査したところ，近心頬側第一根管から口蓋側にむかって溝が認められ(矢印)，近心頬側第二根管の存在が疑われた．超音波チップなどを用いて，ていねいに髄床底を探ったところ，未処置の近心頬側第二根管を発見した．

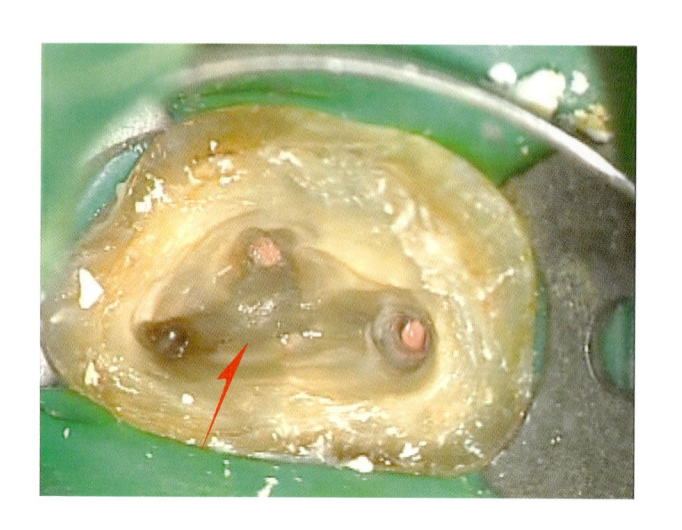

　その後，通法どおりの根管治療を行った．根管充填前後の状態である．4根管の根管形成を終了し，排膿などの炎症所見も認められない．

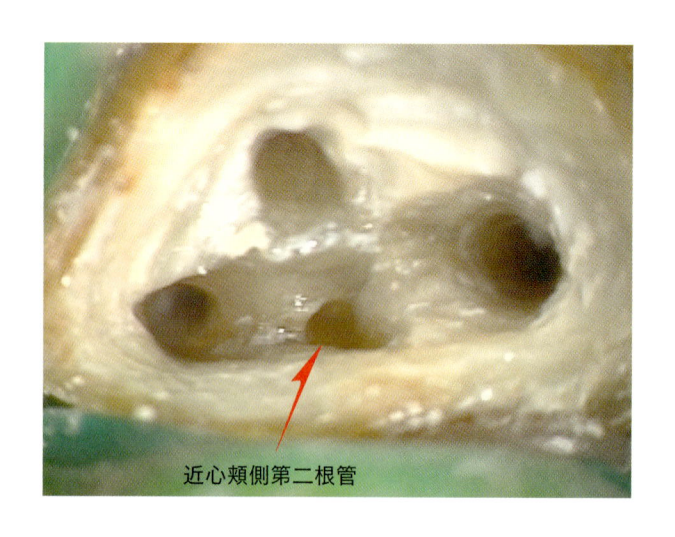

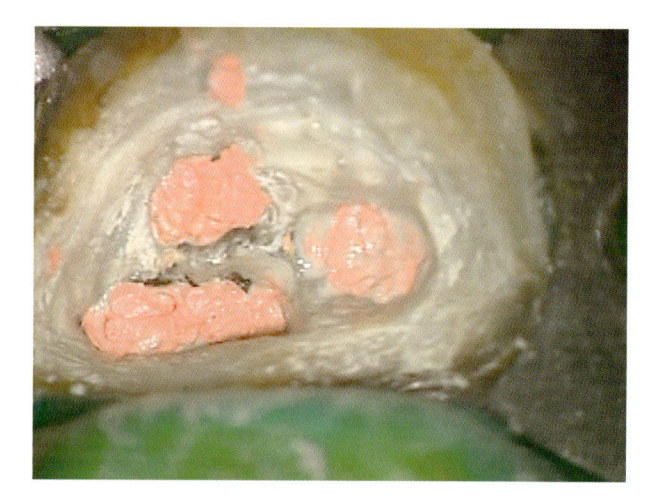

近心頬側第二根管

根管充填後のエックス線写真．
近心頬側根管は根尖1/3付近で1つになっていることがわかる．

正放線投影　　　　　　　偏遠心投影

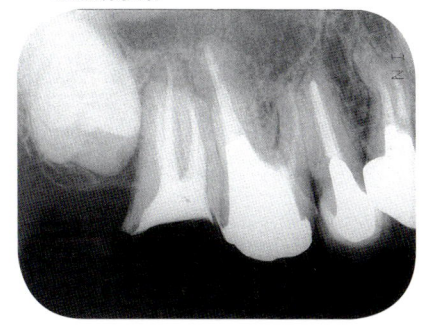

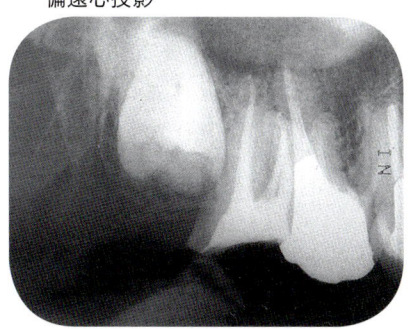

［歯内療法専門医の目］

　本症例では，マイクロスコープで髄床底を精査した時点で，近心頬側第一根管から口蓋側に向かう溝を確認し，近心頬側第二根管を発見することができた．歯根の形態などを考え，見落とされている根管がないかどうか，常に細心の注意を払うべきであるが，マイクロスコープを使用することにより，確実に確認することが可能となる．近心頬側が1根管性の場合も，マイクロスコープで確認することにより，1根管性であることに自信を持って根管治療を行うことができる．

Section 2 根管数，根管形態に関する問題

症例 6

根尖にアピカルシートができない

[来院までの治療経過＆問診]

患者：43歳，女性

来院経過：14年前に|2 を差し歯にしたが，最近はずれた感じがすると患者は思っていた．その後，紹介元の歯科医院で二次う蝕を確認し，根管治療を開始した．しかし根尖が広くあいており，的確な清掃が困難であること，アピカルシートの形成が難しいことから専門医への紹介となった．

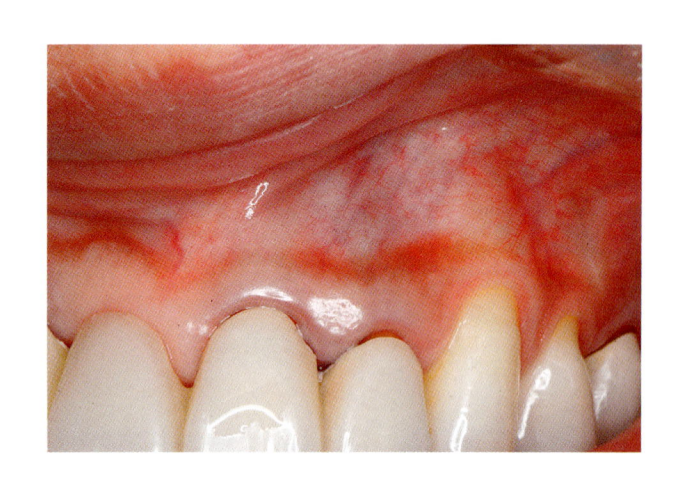

[診査・診断]

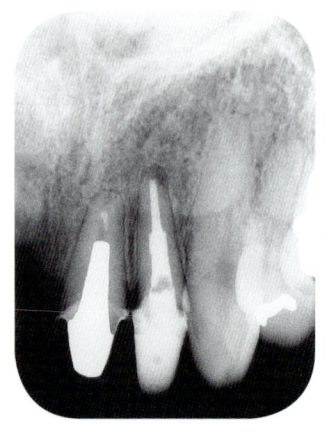

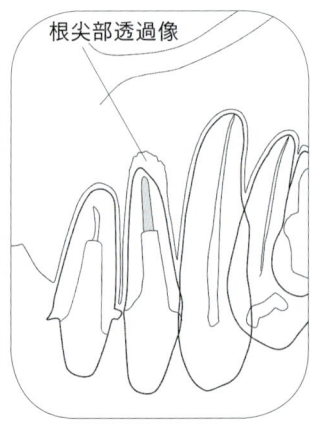

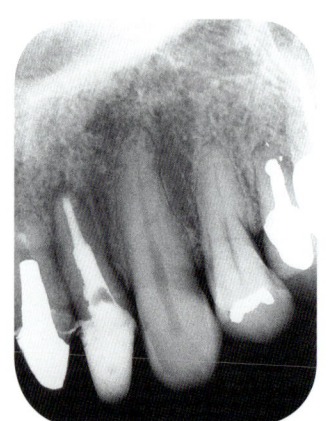

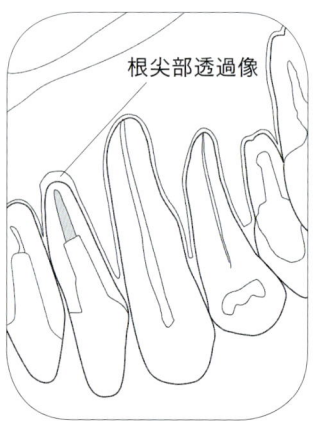

初診時の口腔内診査では，|2の根尖相当部に圧痛があったが，腫脹は認められなかった．

エックス線写真では，根管形成の大きな逸脱はなく，根管治療中であることも考慮し，通常の根管治療を第一選択とした．

[処置内容]

患歯は残根状態であったため，隣在歯の|3にクランプをかけラバーダムを装着（スプリットダム法, 86頁）した後，根管内に貼薬されていたビタペックスを除去し，マイクロスコープ下で精査すると，根尖は広くあいた状態であった（矢印）．超音波チップおよび手用ステンレススチールファイルにて根管内を十分に清掃した．根管形成中は根管内に次亜塩素酸ナトリウムを満たして，複雑な根管系の無菌化を行った．

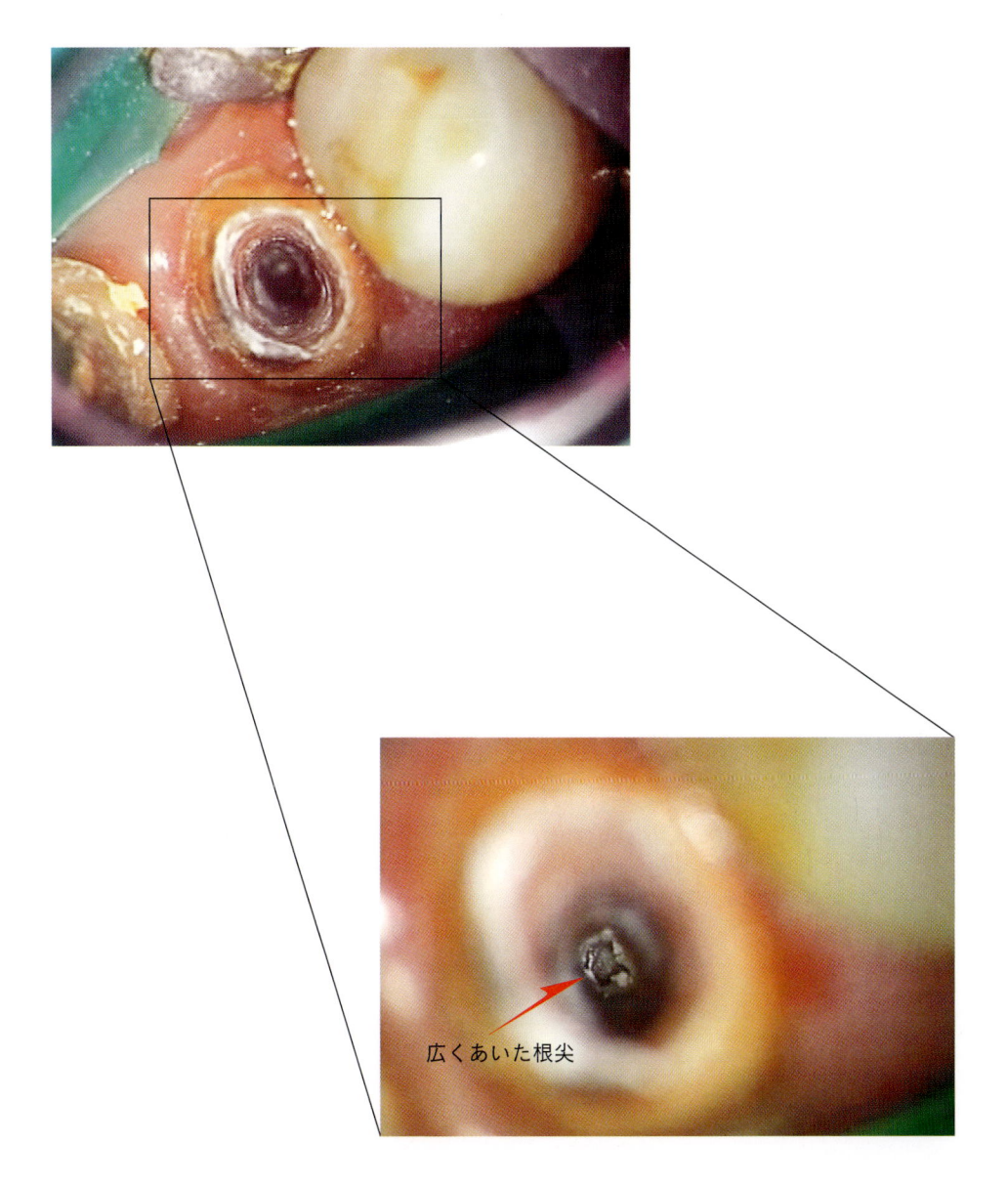

広くあいた根尖

Section 2 根管数，根管形態に関する問題

　2回目の治療時に，根管内には貼薬した水酸化カルシウム（矢印）が残っており，排膿などの炎症所見がないことを確認し，根管充填を行った．

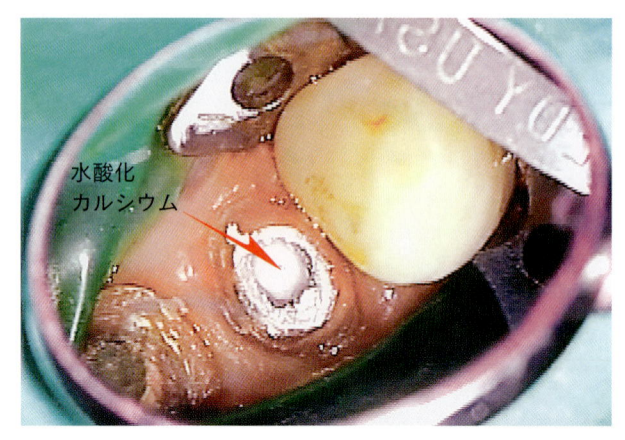

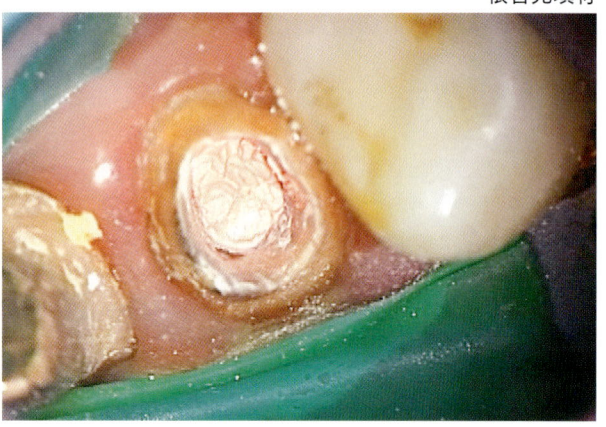

　根管充填後のエックス線写真．根尖が広く開いていたため，根尖から根管充填材が若干溢出している．
　根管充填2週間後，根尖相当部に違和感を感じ来院した．明らかな再発所見は認められなかったため，経過観察とした．

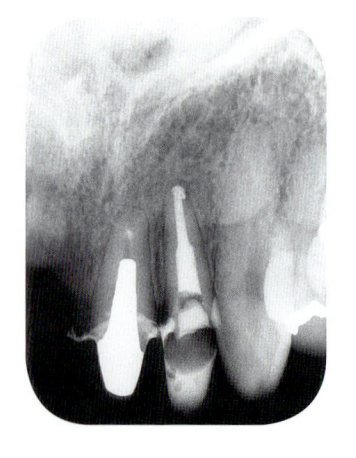

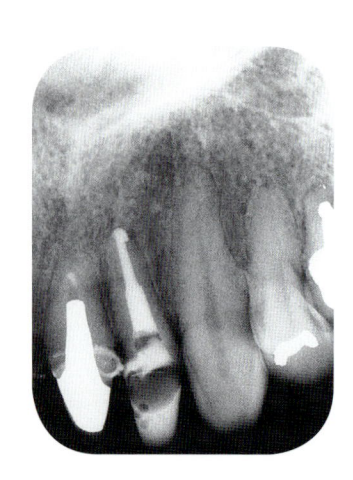

根管充填1年後の口腔内写真およびエックス線写真．臨床上とくに問題は認められず，経過は良好である．

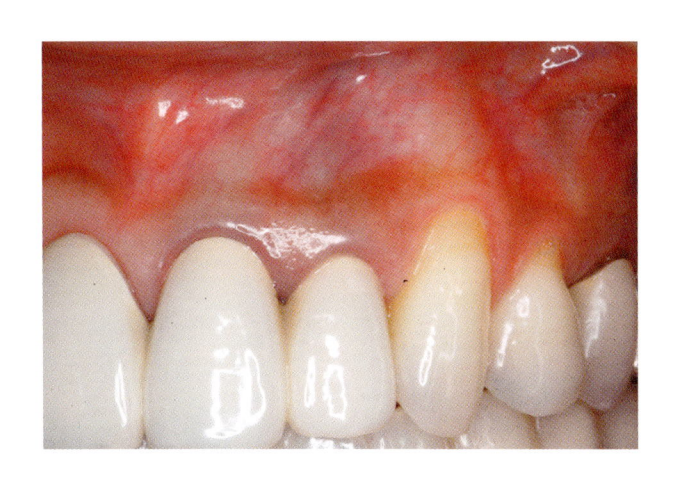

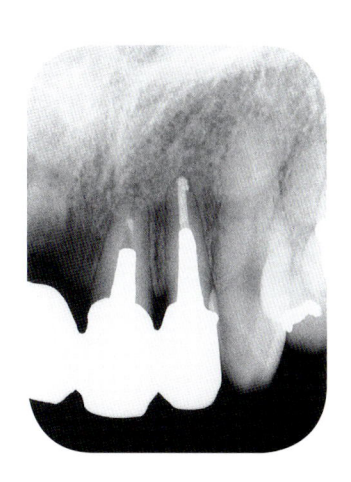

［歯内療法専門医の目］

　本症例の|2は，根尖が広くあいており，いわゆるアピカルシートを形成するのは困難な状態であった．しかし，感染源をしっかり除去することができれば，生体はしっかり対応する．本症例でも根管充填材は根尖歯周組織に若干溢出しているが，術後の経過に大きな問題はなかった．患者は根管充填2週間後に違和感を訴え来院したが，腫脹や発赤などの所見は認められなかったため，経過観察とした．もし，明らかな炎症所見（腫脹，透過像の増大など）が認められた場合には，次の選択肢は根尖切除術（Microsurgery）であると考えている．根管充填1年後の所見でもとくに問題は認められなかった．

　アピカルシートは，根管充填を行うための便宜的な形態であり，アピカルシートを形成することが無理な症例では，その根管にあった根管充填法を選択すべきであると考えている．根管充填はアンダーとオーバーでどちらがよいかといわれれば，アンダーの場合は根尖に骨性治癒が起こり，オーバーであれば瘢痕治癒が起こることなどからも，アンダーの方が予後がよいという結果がでている．しかし，大前提である感染源の除去ができていれば，オーバーでも問題なく経過する症例は少なくない．根管治療が成功するか否かは，感染源が除去できたかどうかにかかっているのである．

解説コラム 7

根管治療 Step by Step

根管治療の手順は，大きく3つの Step に分けられる（図7-1）．われわれ歯内療法専門医は，常にその Step をふみながら根管治療を行っている．

Step 1　髄腔開拡・根管口の確認

根管治療を始めるにあたり，最初に行う Step である．まず，う蝕象牙質を徹底的に除去する．う蝕象牙質が残存していると，根管内に感染源を押し込んでしまう危険性がある．さらに仮封材周囲の漏洩も生じやすいため，う蝕象牙質はこの時点で完全に除去する．

次に，歯髄腔にバーを穿孔させて天蓋を除去し，根管口を確認する．歯髄腔が狭窄している場合には髄床底や髄質壁の穿孔に留意し，エックス線写真などで方向や深さを確かめながら行う．必要に応じて追加のエックス線撮影を行う．

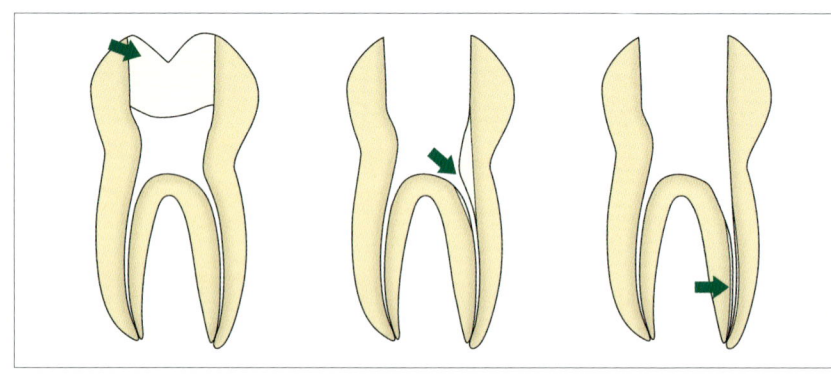

図7-1　根管治療の手順．
Step 1　髄腔開拡・根管口の確認．
　髄床底や髄室壁の過剰切削に注意する．
Step 2　根管上部の拡大（コロナルフレアー）．
　髄室壁から根管が滑らかに移行するように根管口を拡大することでファイルの挿入が容易となるなどの利点がある．
Step 3　根管形成・拡大．
　根尖孔の穿通を確認したあと，ファイルを用いて根管形成・拡大を行う．

髄床底には根管口の探索に有効なロードマップがあるため，髄床底は削除しないように注意する必要がある．また，髄床底や髄室壁の過剰切削は穿孔の危険性があり，さらに，根管口への器具の挿入が困難になってしまう（図7-2）．

ただし，髄室壁や髄床底にう蝕象牙質がある場合には，切削することはやむを得ない．根管内への感染の危険性だけでなく，歯の保存の可否や補綴処置の方針などを判断する必要があるため，う蝕を除去して穿孔を生じてしまったとしても仕方のないことである．

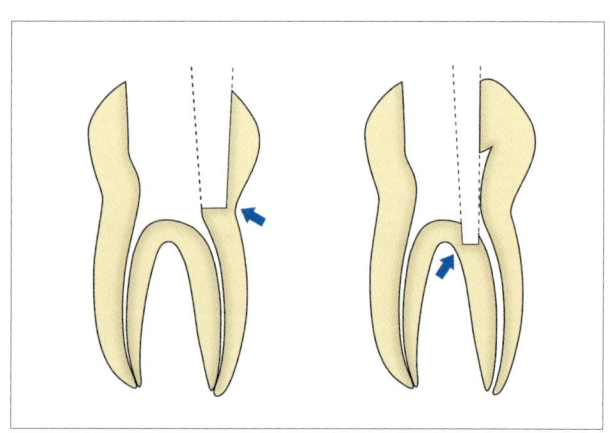

図7-2　髄室壁を過剰切削すると，歯頸部付近で穿孔（矢印）の危険がある．髄床底を過剰切削すると髄床底穿孔（矢印）の危険がある．どちらの場合も過剰切削した部分にファイル先端が誘導されやすいため，根管にファイルを挿入することが困難である．

Step 2　根管上部の拡大（コロナルフレアー）

　Step 1 に引き続いて，根管口部を拡大する．根管を確認できたらすぐにファイルを挿入して，根尖まで到達させたい気持ちもわかるが，この Step 2 が根管治療を成功させる上で非常に重要となる．

　詳しくは後ほど説明するが，ゲイツグリデンドリルや超音波チップ，あるいはコロナルフレアー形成用のニッケル-チタンファイルなどを使用して根管上部を拡大する．

　髄室壁に沿ってファイルを挿入したときにそのまま根管内に入るように，髄室壁から根管壁が滑らかに移行するように形成するとよい．拡大中に根管を削片で閉塞させたり，根管の逸脱が生じていないかを確認するために，ファイルを用いて根管を触診するが，この時点でファイルが根尖まで到達していなくてもよい．

Step 3　根管形成・拡大

　Step 2 が終了したら，いよいよファイルを用いて根管形成・拡大を行う．まず，細い手用ファイルを用いて根尖孔の穿通を試みる．Step 2 でコロナルフレアーが付与されていると，根管が狭窄していたり湾曲していても根管形成が容易となる．また，拡大・形成中の作業長の変化が少なくなるというメリットもある．

　根尖孔の穿通が得られ，作業長を測定したら，ステンレススチールファイル，あるいはニッケル-チタンファイルを用いて通法どおり根管形成・拡大を行っていく．

コーヒーブレイク

根管治療のゴール

　「根管治療した歯の違和感が消えないので，診てほしい」という依頼がある．初診時に問診をすると，「ときどき，むずむずするような感じがある」と訴えているので，口腔内を診査し，エックス線写真を撮るが，とくに問題となるような炎症所見は認められない．話を聞いていると，「どうも隣の歯とは違う感じがする」というのである．隣の歯は健全な生活歯である．さて，歯科医師はなんと説明しているのであろうか．

　私は初診時に根管治療のゴールについてお話する．「抜髄する前の状態には残念ながら戻りません．根管治療した歯のゴールとして考えているのは，日常生活に影響のない状態です．おいしいものを食べることができ，痛みで仕事が手につかないようなことがない，体調によって若干違和感を訴えることはあっても，腫れたりすることはないような状態が根管治療のゴールです」とお話しする．

　このことを説明すると，「今の状態は限りなくそのゴールに近いですね．では，もう少し様子をみてみましょう」といいだす患者がいる．私は，「そうですね．紹介元の先生がしっかり治療してくださっているので，このままでも十分機能しています．何もしないで（専門医の治療を受けなくても）10年以上このままおいしくものが食べられるかもしれませんよ」とお話しして終了する．

　皆さん，最終的なゴール設定を間違えてお話していないだろうか？　削った歯は元に戻らず，抜髄した歯は生活歯と同じにはならない．歯髄は再生しないのだから．

解説コラム

8

根管口の探索

　根管口が不明な場合，その多くは第二あるいは第三象牙質の添加により根管口が狭窄していることが原因である．根管口を探索するには，二次的に添加・石灰化した象牙質を除去する必要があるが，原生象牙質とは色調が異なるためマイクロスコープ下で観察すると違いがわかりやすい．

　とくに大臼歯では，髄室壁への象牙質添加によって根管口が内側に偏位しながら狭窄していることが多い（図8-1）．したがって，なるべく外側に向かって広げるように切削するとよい．根管口と思われる部位を垂直に切削していくと，髄床底穿孔を生じさせやすいので注意する．

大臼歯髄床底のロードマップ

　大臼歯髄床底には，「ロードマップ」と呼ばれる各根管をつなぐ溝が存在することが多く，この溝を追求していくと根管が探索しやすい．ヨードチンキや

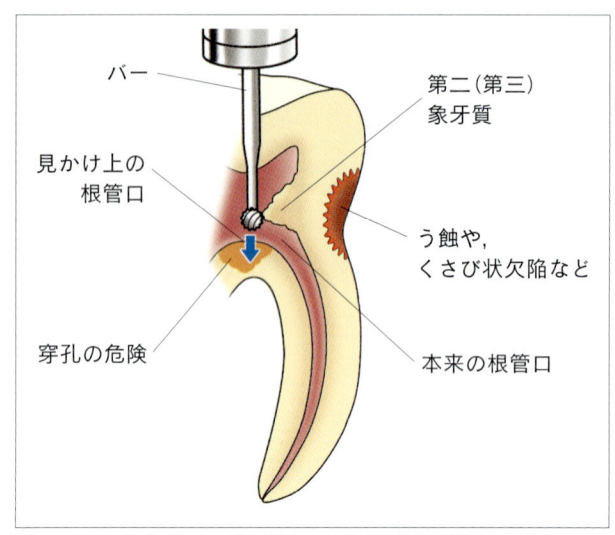

図8-1　大臼歯では髄室壁から象牙質が根管口に向けて添加されるため，根管口が内側に偏位しながら狭窄していることが多い．そのため，根管口部の拡大時に歯軸に垂直方向に切削していくと髄床底穿孔を生じさせやすいので注意する．

[ロードマップ]

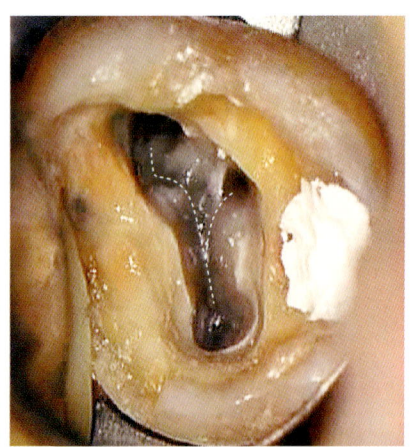

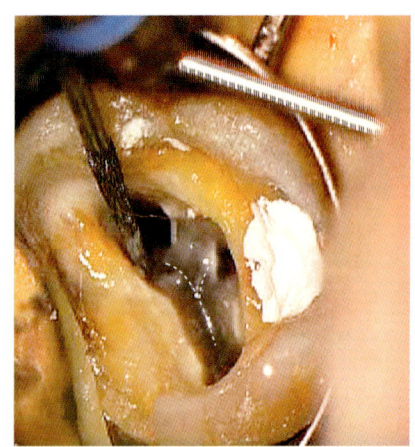

図8-2　ロードマップを参考にし，未発見の根管を超音波チップを用いて探索した．

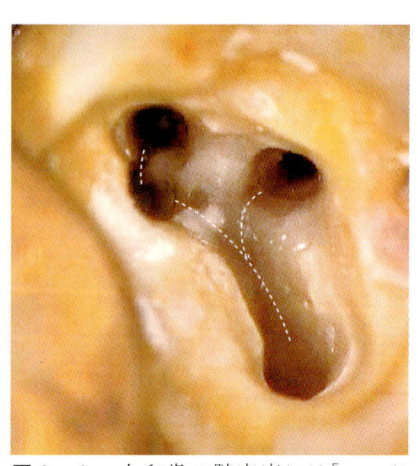

図8-3　大臼歯の髄床底には「ロードマップ」と呼ばれる各根管をつなぐ溝が存在することが多い．

[バブルテスト]

次亜塩素酸ナトリウムを入れる

著しい発泡

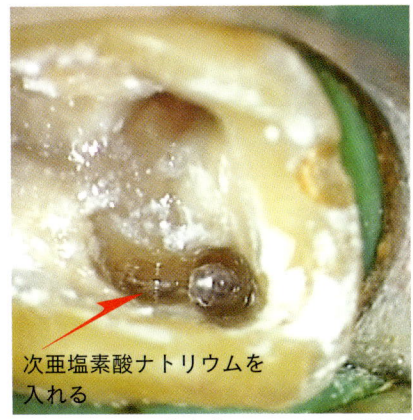

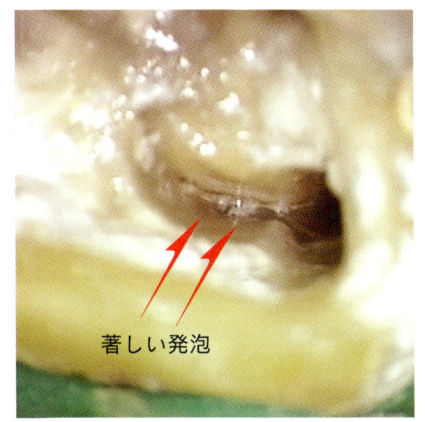

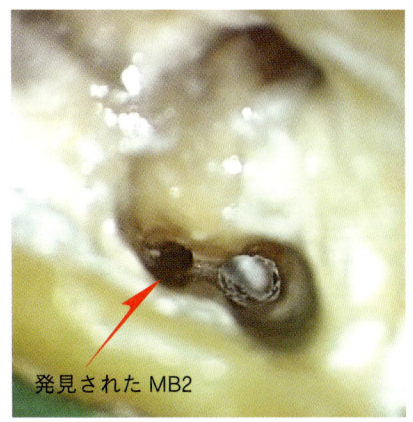

発見されたMB2

図8-4 次亜塩素酸ナトリウムを髄腔内に入れると，未発見の根管内有機質と反応して著しい発泡がみられる．

メチレンブルーなどによる染色や，バブルテストなども有効である．バブルテストとは，有機質存在下で次亜塩素酸ナトリウムが発泡することを利用したものである．未発見の根管がある場合に，次亜塩素酸ナトリウムを髄腔内に入れると，未発見の根管内有機質と反応し著しい発泡が見られることにより，根管を発見する方法である．実体顕微鏡で観察すると，どこから発砲しているのかがよくわかる（図8-4）．

ロードマップ上に根管口が存在する場合，探針などでの触診によりスティッキー感を感じる．ファイルで探索する場合，10号の短いファイル（21mm）を使用することが多い．6号や8号などの細いファイルを使用することもあるが，ファイル自体の「こし」が弱く，ファイルが変形しやすいため，ある程度の「こし」がある10号のファイルを用いることが多い．

また，短いファイルを使用するとたわみも少なく，また探索時に対合歯と干渉しにくい．ファイルの「こし」はメーカーによって若干異なり，太いファイルではある程度の弾力性がある方が湾曲根管に追従しやすいと考えられる．

解説コラム

9

根管口の拡大（コロナルフレアー形成）の目的と方法

根管口の拡大の目的

根管口を確認できたら，まず根管口を漏斗状に拡大する．根管口を拡大する目的は，洗浄効果を高め，根管へのファイル挿入を容易にすることなどが挙げられる（表9-1）．湾曲根管では根管を可及的に直線化できるため，根管形成中の作業長の短小化を少なくしたり，器具操作が容易となったり，ファイル破折の危険性を低下させることができる．

表9-1　根管口拡大（コロナルフレア）の目的．

- 湾曲根管を可及的に直線化できる
    - 根管形成が容易となる
    - ファイル破折の危険が減少する
    - 根管形成中の作業長の変化を少なくできる
- 感染歯質や細菌の大半を取り除ける
- 洗浄液が根管深部にまで到達しやすい
- 根管へファイルを挿入しやすくなる
- ファイル先端の微細な感覚を受け取りやすい

図9-1　湾曲根管を可及的に直線化するため，根管口部の外側を切削してコロナルフレアーを付与する．根管口の内側に穿孔を起こさないように注意する．

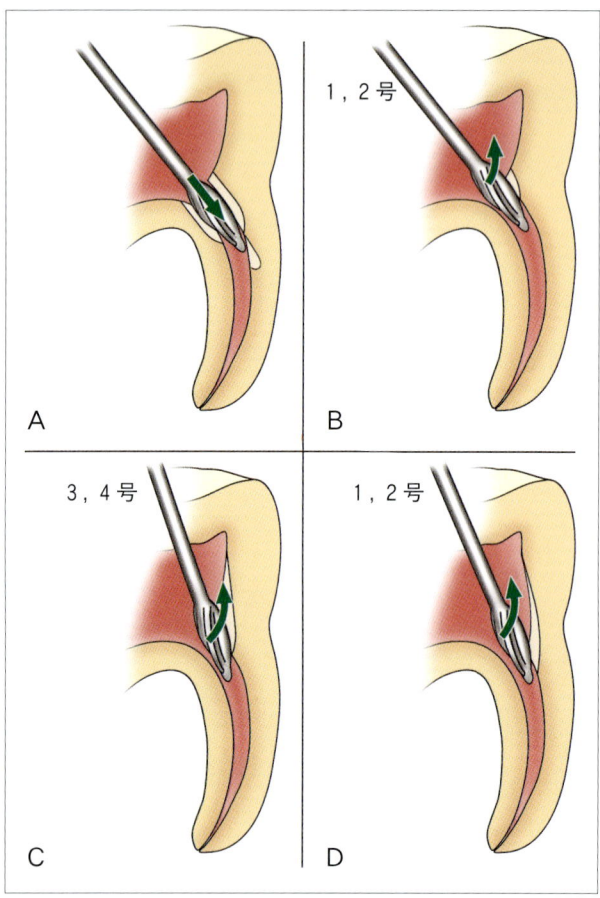

図9-2　コロナルフレアーを付与すると，ファイルの挿入角度が変化する．またファイルの湾曲程度も変わり，器具操作が容易となる．ゲイツグリデンドリルでコロナルフレアーを付与する場合，バーを押し込みながら先端部で切削すると，髄床底や根管内湾側も切削してしまい，穿孔の危険がある（A）．また，ゲイツグリデンドリルの先端のガイド部には刃が付いていないが，無理に使用すると根管から逸脱する危険性もある．ゲイツグリデンドリルは，外側を選択的に切削するように，バーの腹で掻き上げるように根管壁を切削する（B）．はじめは1号（#50相当），2号（#70相当）で切削し，順次3号（#90相当），4号（#110相当）を使用する（C）．上部がフレアー形成できると，細い号数のバーはやや根尖側まで挿入が可能となる．この際，挿入方向が最初と異なっていることに注意（D）．

根管口の拡大（コロナルフレアー形成）の目的と方法

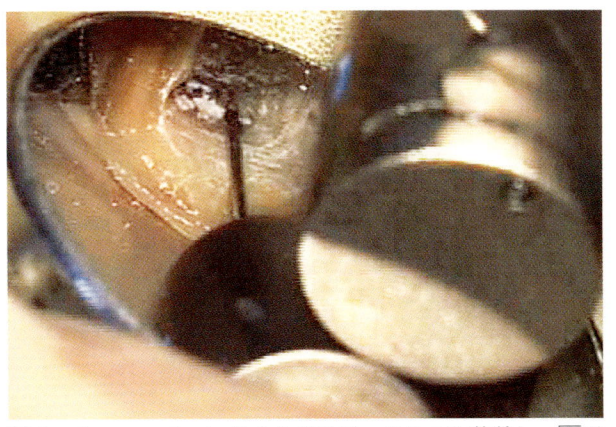

図9-3　エンジンにゲイツグリデンドリルを装着し，6̅近心舌側根管のコロナルフレアー形成を試みているが，コントラヘッドがミラーと接触するため挿入方向が制限されてしまう．

図9-4　ミラーの位置を頬側にずらすことで，ゲイツグリデンドリルを根管に挿入できるが，ミラーの角度が変わってしまい挿入方向がわかりにくくなってしまう．また，開口量が少ない患者や最後方臼歯ではコントラヘッドが対合歯に接触してしまうこともある．

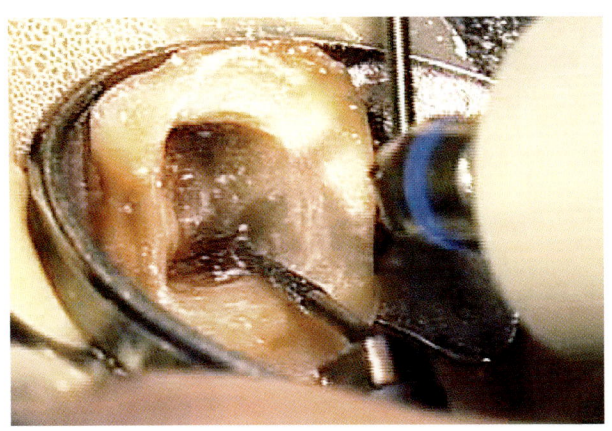

図9-5　超音波チップを使用すると，図9-3，4と比較して視界が良好であり，操作も容易となる．

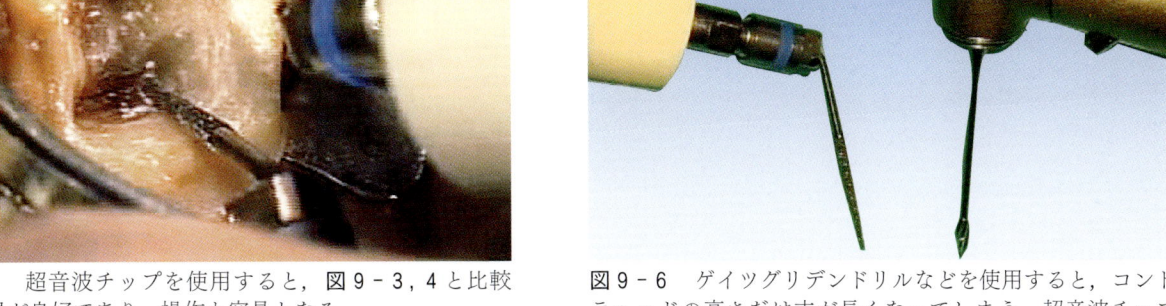

図9-6　ゲイツグリデンドリルなどを使用すると，コントラヘッドの高さだけ丈が長くなってしまう．超音波チップは対合歯とのクリアランス量が少なくても根管への挿入が容易である．

また，ファイルが根管上部で拘束されにくいため，ファイル先端の微妙な感覚を得ることができ，狭窄根管の穿通を図る場合などに効果的である．

根管口の拡大法

根管口の拡大には，ゲイツグリデンドリルや超音波チップなどを用いる．歯根の形態を考慮して拡大することが大切で，上顎小臼歯のような扁平な歯根では，頬舌側方向に広げるようにするとよい．大臼歯では，内湾側の象牙質が薄く穿孔を生じやすいので外湾側を削除する．

ゲイツグリデンドリルを使用する場合，根尖方向に押し込むのではなく，外側方向にかき上げるように拡大するとよい（図9-1，2）．外側方向とは，近心頬側根であれば近心頬側方向，遠心頬側根であれば遠心頬側方向，つまり拡大する根管の名称の方向を切削すると穿孔の危険は少なくなり，根管も可及的に直線化できる．根管口拡大用のニッケル-チタンファイルもあり，ゲイツグリデンドリルの代わりに使用することもできる．

大臼歯でゲイツグリデンドリルなどを使用する場合，マイクロモーター（エンジン）のヘッド部がミラーや対合歯にぶつかってしまうことがある．そのような場合に短いバーや直径の小さなミラーを使用することである程度は回避できるが，超音波チップを使用するとヘッド部が邪魔にならず，最後方臼歯でも操作が容易となる（図9-3～6）．開口量が少ない女性などの第二大臼歯の処置などではとくに有効である．

解説コラム

10

根管拡大・形成

　根管拡大・形成は「Cleaning & Shaping」といわれており，細菌や感染歯質などの除去（Cleaning）と，根管充填のための「器」作り（Shaping）という2つの側面がある．根管拡大法としては，ステップバック法やクラウンダウン法などがあり，使用するファイルの種類などで術式を選択する．

ステップバック法

　手用ステンレスファイルを使用する場合は，ステップバック法を使用することが多く，とくに湾曲根管の形成に有効である．まず，作業長まで形成したファイル（Master Apical File, MAF）の次の番手では，作業長から0.5～1.0mm減じた長さまで形成し，その次の番手はさらに0.5～1.0mm減じた長さまで形成する．つまりファイルサイズを上げるにつれて，0.5～1.0mm減じた長さまで形成する．なお，ファイルを上げるごとにMAFを作業長まで挿入し，根管壁に生じた段差をなめらかにする（再帰ファイリング）．

　ステップバック法を使用することにより，根管の逸脱が減少し，ファイルのテーパー（0.02テーパー）より大きなテーパーを根管に付与（減ずる長さにより0.05～0.10テーパー）することができる（図10-1）．

クラウンダウン法

　ニッケル-チタンファイルは，クラウンダウン法を使用することが多い．ニッケル-チタンファイルのテーパーは製品により異なるが，ほとんどが0.02～0.10テーパーまでの組み合わせで使用している．クラウンダウン法とは，歯冠側から順次掘り下げていくように根管形成する術式であり，歯冠側では大きなテーパーのファイルを，根尖側では小さなテーパーのファイルを使用することが多い（図10-2）．

　根管形成は，根管充填のための「器」作りの目的もあるので，用いる根管充填法によって形成量を考慮する必要がある．

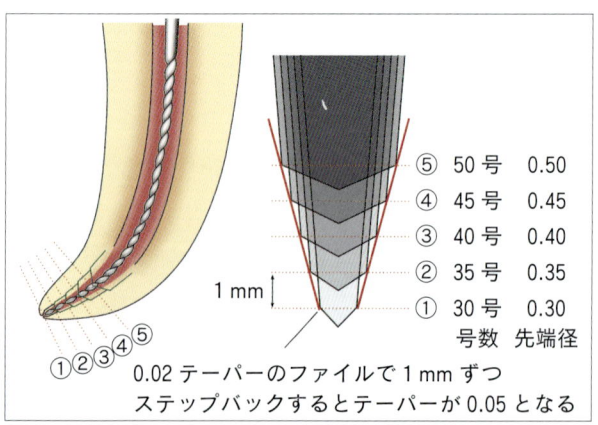

図10-1　ステップバック法は，湾曲根管の形成にとくに有効である．減じる長さを1.0mmにすると，根管に0.05テーパーが付与される（0.5mmずつ減らすと，0.10テーパー）．

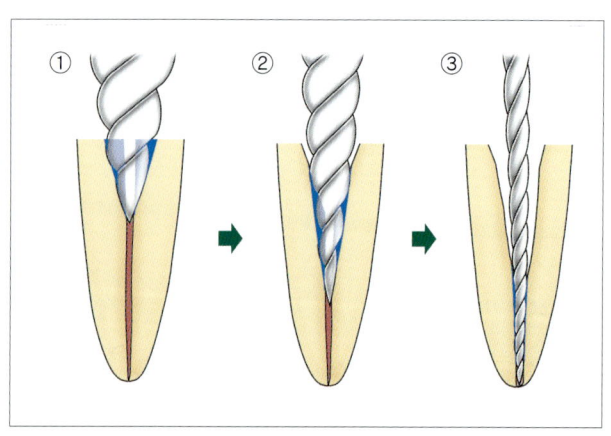

図10-2　クラウンダウン法は，ニッケル-チタンファイルでの根管形成に使用する．太いファイルから使用し，細いファイルの使用頻度が減少するので，ファイルの破折の予防にもなる．

11

ファイルの規格

　現在，根管拡大・形成に使用するファイルにはステンレススチール製とニッケル-チタン(Ni-Ti)製のファイルがある．ステンレススチールファイルはISO規格で統一されている．

　ファイルの号数は，ファイル先端径(D1)を表しており，D1＝号数×1/100(mm)となっている．つまり，ファイルの先端径は，10号から60号までは0.05mmずつ，60号以上からは0.10mmずつ等差数列的に増加していることとなる．これを増加率で考えてみると，たとえば10号から15号では50％の増加率であり，50号から55号では10％の増加率となる．つまり，ファイルの号数が小さいものほど，次の番手への増加率が大きいことになる(表11-1)．

　根管形成を行う場合，細い番手のファイルを使用しているときほど，次のファイルへ移行するのが大変であることを覚えておく必要がある．

　ステンレススチールファイルのテーパーは0.02，つまりファイル先端から1mm進むごとにファイル径が0.02mm太くなっている(図11-1)．0.02テーパーのファイルを使用して根管に大きなテーパーを付与するさいにはステップバック法を使用する必要がある(52頁参照)．ニッケル-チタンファイルは種々のテーパーが用意されており，根管に付与したいテーパーを容易に付与することができる．

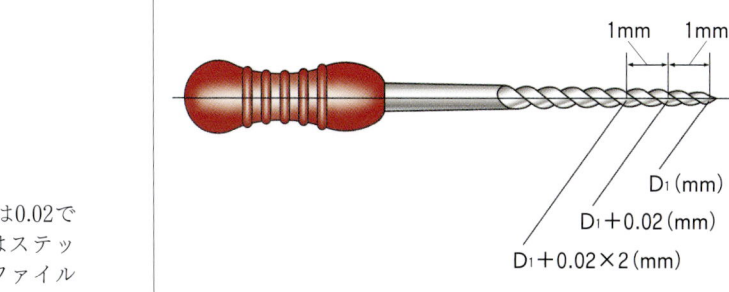

図11-1　ステンレススチールファイルのテーパーは0.02である．根管に大きなテーパーを付与したい場合にはステップバック法や，テーパーが大きなニッケル-チタンファイルを使用するとよい．

表11-1　#10から#60までのファイル先端径の増加の割合．

ファイルの号数	#10	#15	#20	#25	#30	#35	#40	#45	#50	#55	#60
先端の直径(mm)	0.10	0.15	0.20	0.25	0.30	0.35	0.40	0.45	0.50	0.55	0.60
直径の増加量(mm)		0.05	0.05	0.05	0.05	0.05	0.05	0.05	0.05	0.05	0.05
直径の増加率(％)		50.0	33.3	25.0	20.0	16.7	14.3	12.5	11.1	10.0	9.1

10号から60号までは，先端径が一定の幅(0.05mm)で増加している．しかしながら増加の割合(％)は一定ではない．つまり，等比数列ではなく等差数列的に増加しているので，ファイルの号数をひとつ上げるときの容易さは，その号数によって異なる．細いファイルほど号数を上げるのに労を要する．

Section 2 根管数，根管形態に関する問題

症例 7

あかない根管
石灰変性

[来院までの治療経過＆問診]

患者：40歳，女性

来院経過：右下臼歯部の腫脹を訴えて来院した．数年前から同様の違和感を感じていたそうだが，大きな問題となっていなかったので，そのまま様子をみていたという．最近になり，いよいよ腫脹が強くなったため来院した．

[診査・診断]

初診時の口腔内診査では，6̄の頰側に腫脹が認められた．エックス線写真では，分岐部に穿孔が疑われ，その部位を中心に透過像が広がっていた．6̄の保存は困難と判断し，抜歯の適応であることをお話した．

抜歯により腫脹は消失したが，抜歯後の処置として，患者はブリッジを選択したため，5̄の不適合補綴物を除去し，再根管治療を行うこととした．

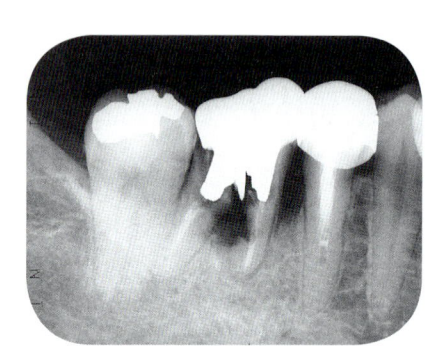

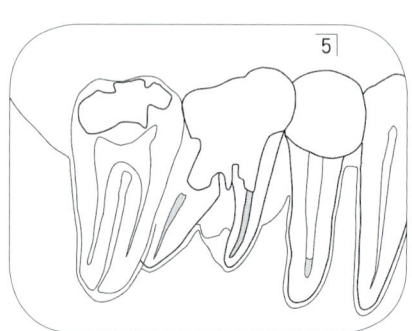

5̄根尖に透過像は認められない．

[処置内容]

ラバーダム装着後，5̄の根管内をマイクロスコープ下で精査すると，根尖付近で根管は石灰変性を起こしていた．根尖付近には，ファイルで傷を付けた跡が認められたが（矢印），本来の根管の痕跡は確認できない状態であった．

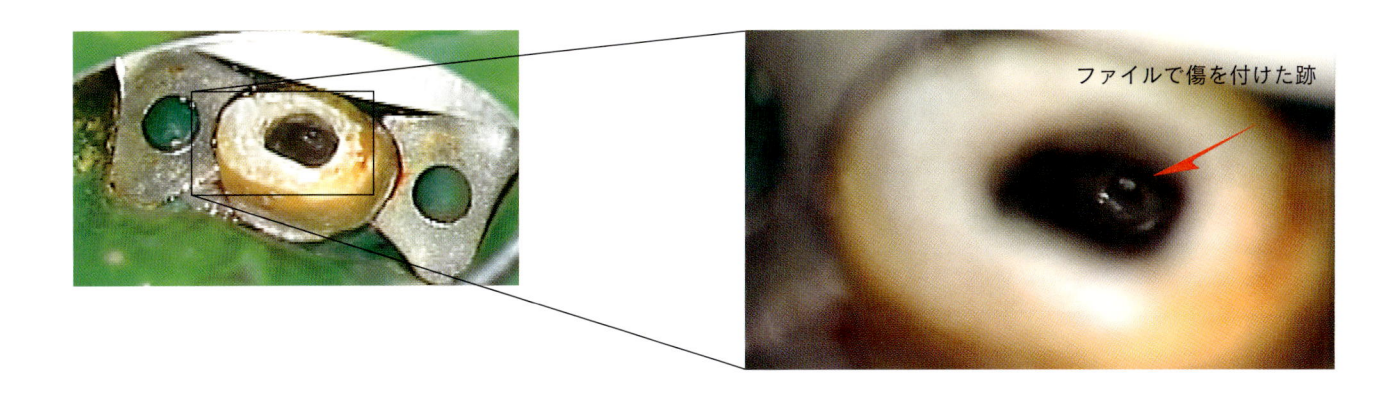

あかない根管／石灰変性

ファイルで傷を付けた跡

5には腫脹などの臨床症状があったわけではないこと，根管内に排膿などの炎症所見が全く認められないこと，これ以上深追いしても直線的に切削してしまい，本来の根管に追従するような形成はできないことなどを考慮し，根管形成できた部位までを緊密に根管充填することとした．

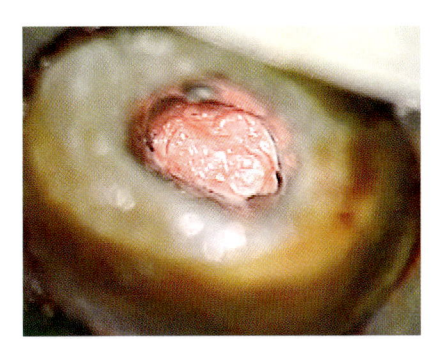

正放線投影 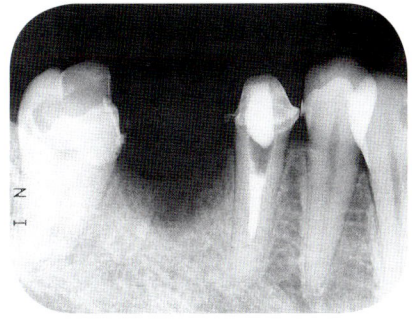　　　　　偏近心投影

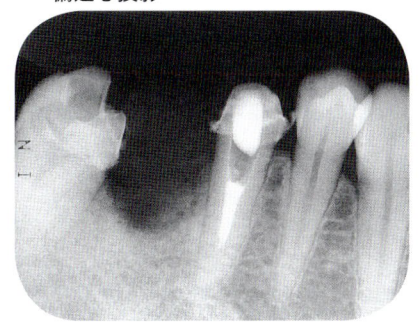

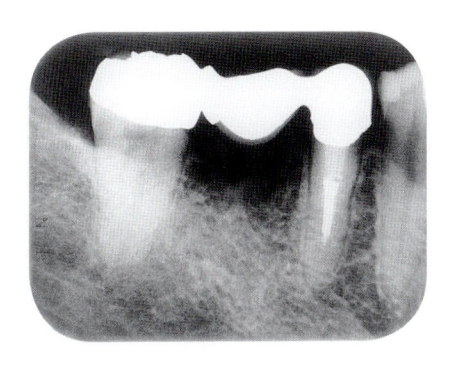

根管充填後2年8か月のエックス線写真．臨床上とくに問題は認められず，経過は良好である．

[歯内療法専門医の目]

本症例の5は，根尖で完全に石灰変性を起こしており，本来の根管の痕跡は，マイクロスコープ下でもわからない状態であった．われわれ歯科医師が使用する器具の特性として，道がないところを切削する際には，直線的に形成してしまうことを考えると，この症例で根尖付近を本来の根管に沿うように湾曲にそった形成をすることは困難である．幸い，臨床症状がまったくなく，根管内に排膿などの炎症所見が認められなかったので，根管形成ができたところまでをしっかり根管充填した．術後の経過は順調であり，何ら問題となる所見は認められなかった．

このように完全に石灰化している根管では，根管形成ができたところまでをしっかり清掃し，再感染させないようにしておくことが重要である．

Section 2 根管数，根管形態に関する問題

症例 8

あかなかったと判断された根管

[来院までの治療経過＆問診]

患者：44歳，女性
来院経過：6 の鈍痛を訴え，紹介元歯科医院にて根管治療をはじめたが，症状は改善せず，近心頬側根管は湾曲しているためか根尖まであかない状態であり，専門医での治療を希望され来院した．患歯の抜髄時期はかなり前であり，4年前にも他院にて一度根管治療を受けているということであった．

[診査・診断]

初診時の口腔内診査では，腫脹や発赤，根尖相当部の圧痛などの炎症所見はほとんど認められなかった．エックス線写真では，近心頬側根管の根管口付近に破折器具様の不透過像が認められた．
患歯の治療方針として，歯冠側からの再根管治療，破折器具の除去を試みることとした．

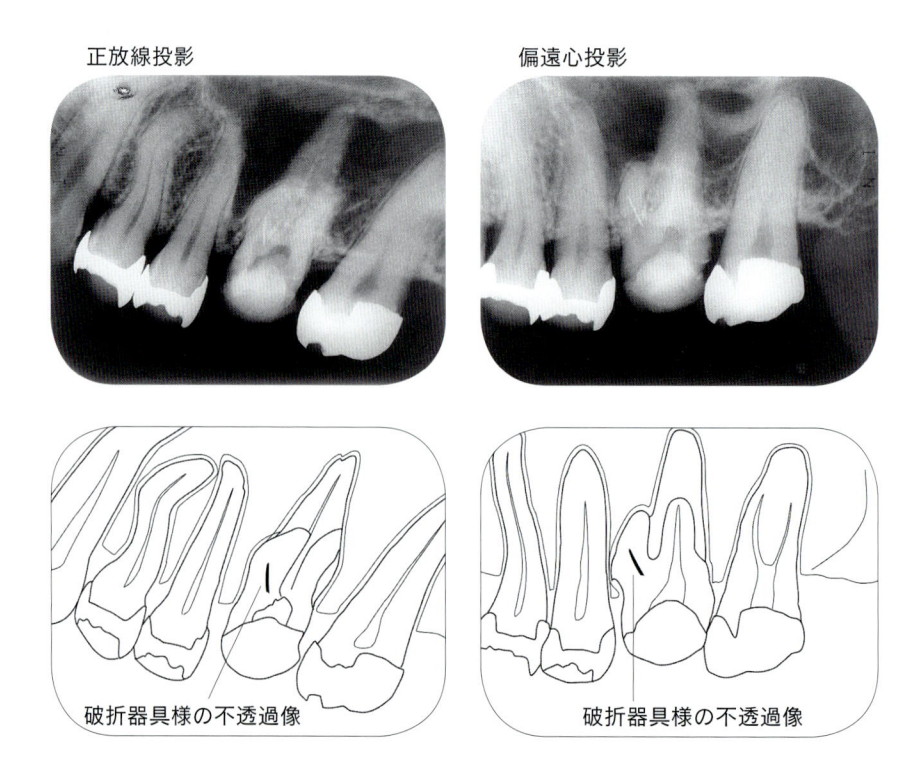

正放線投影　　　　　偏遠心投影

破折器具様の不透過像　　　破折器具様の不透過像

あかなかったと判断された根管

[処置内容]

　根管内をマイクロスコープ下で精査すると，近心頬側根管口に破折器具を確認した(矢印)．超音波チップを用いて，破折器具の除去を試みたところ，器具は容易に除去することができた．

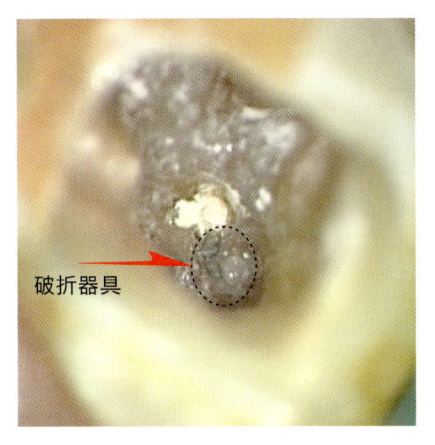

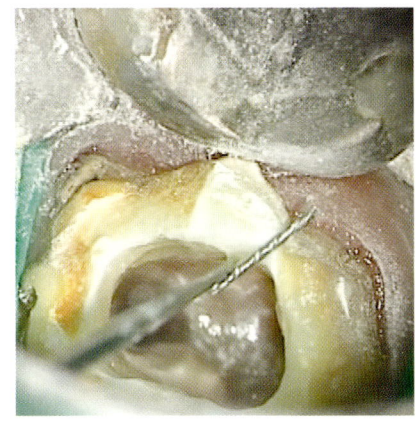

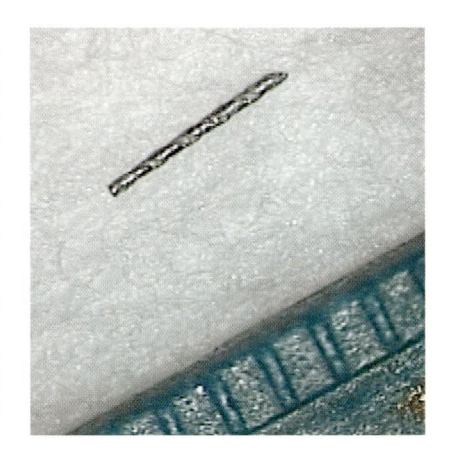

破折器具

　髄腔内をマイクロスコープ下でさらに精査すると，近心頬側根管口付近の髄床底に穿孔(矢印)が認められたため，穿孔周囲の感染歯質を徹底的に除去し，水酸化カルシウムを貼薬した．
　次回来院時，排膿などの炎症所見がないことを確認し，医療用カルシウムサルフェート(矢印，Class Implant 社，Italy/Fax：06-5220890)を用いた，Internal Matrix Technique にて穿孔部を接着性レジンで封鎖した(矢印)．

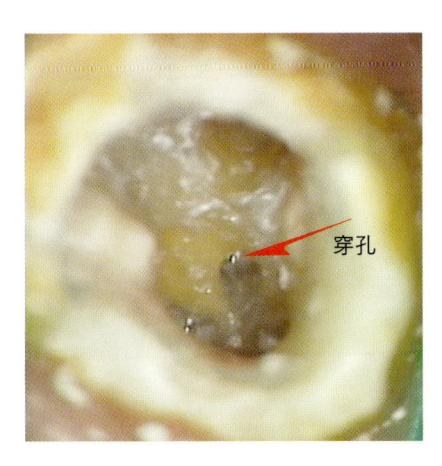

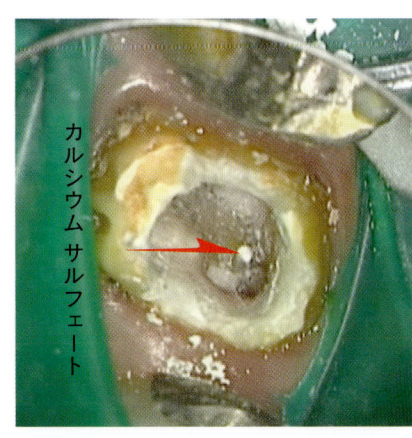

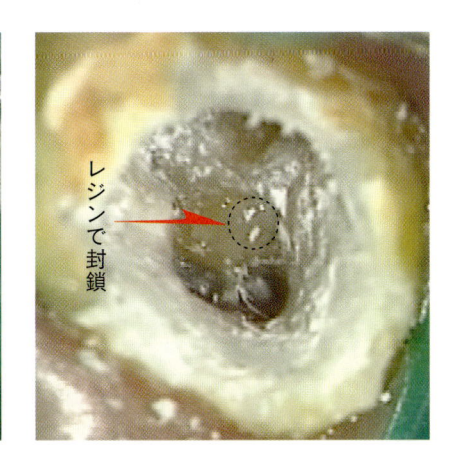

穿孔　　　カルシウムサルフェート　　　レジンで封鎖

57

Section 2 根管数，根管形態に関する問題

　残念ながら，近心頰側根管は穿通させることができなかったため，ファイルで根管形成できた入ったところまでしっかり洗浄し，根管充填することとした．
　根管充填前の根管内をみてみると，貼薬していた水酸化カルシウムはそのまま根管内に残っており，排膿などの炎症所見は全く認められなかった．

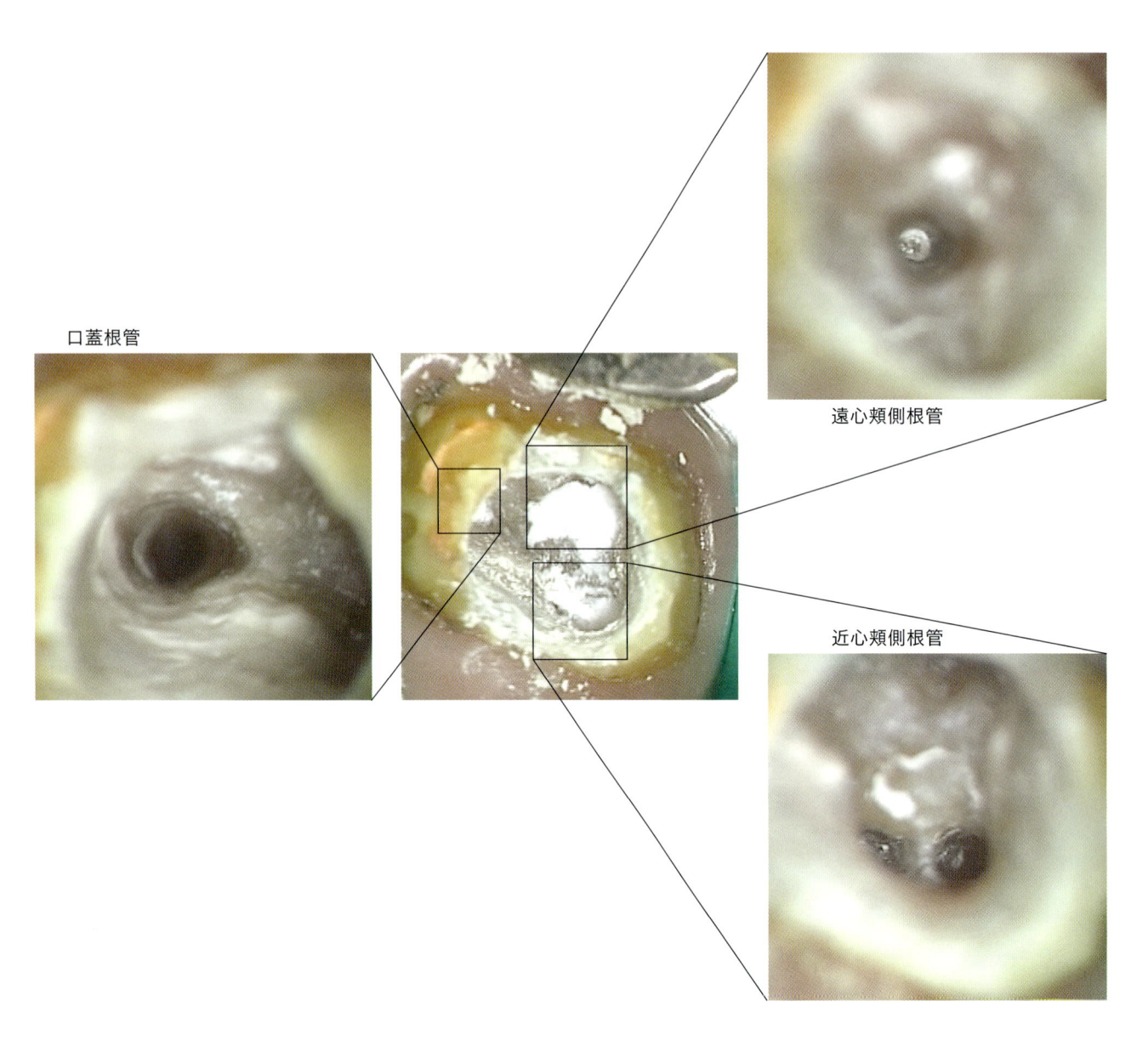

口蓋根管

遠心頰側根管

近心頰側根管

根管充填直後の髄腔内およびエックス線写真．

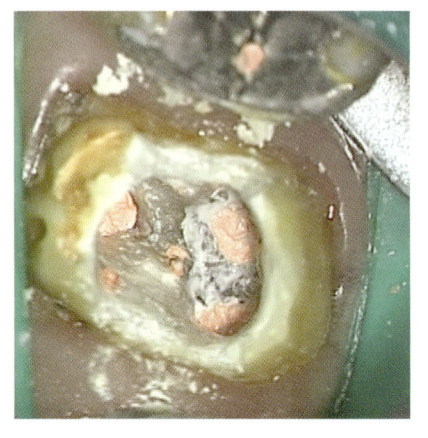

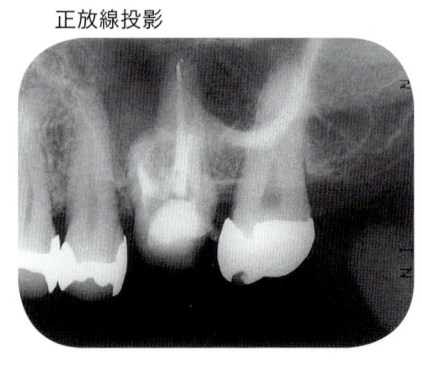

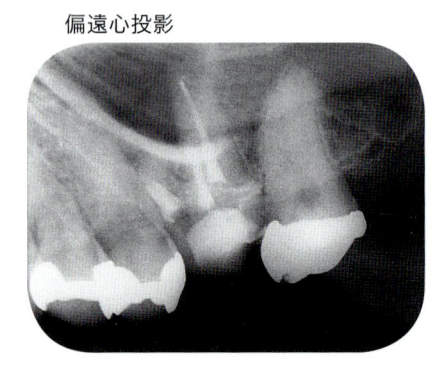

正放線投影　　　偏遠心投影

根管充填14か月後の口腔内写真およびエックス線写真．腫脹や排膿などの炎症所見は認められず，経過は良好である．

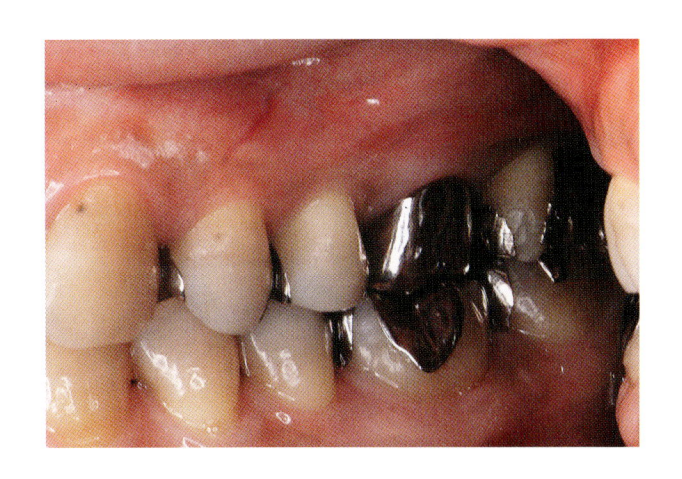

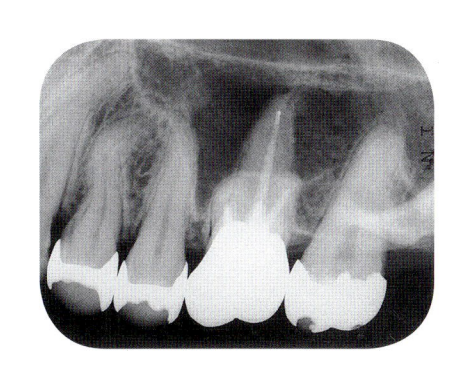

［歯内療法専門医の目］

　本症例では，破折器具の除去および穿孔部封鎖という処置が必要であった．紹介元の歯科医院で続いていた鈍痛の原因ははっきりしなかったが，根管充填時にほぼ消失していた．近心頬側根管については歯根中央の湾曲付近から石灰化による狭窄があり，根尖まで穿通することはできなかった．

　石灰化しファイルで探ることすらできない根管を無理に穿通させようとすれば，ファイルは根管の湾曲に追従することができず，まっすぐに形成してしまうことは明らかである．われわれが使用するファイルの特性として，「道なきところを湾曲して形成することは不可能」である．このようにファイルで探ることができない根管は，側枝などの対応と同様に次亜塩素酸ナトリウムの化学的洗浄に頼らざるを得ない．

　本症例でも，近心頬側根管は次亜塩素酸ナトリウムによる十分な洗浄を行い，排膿や滲出液などの炎症所見が認められないことを確認した上で根管充填を行った．もちろん，それでも除去できない感染源が根尖付近の根管に存在し，腫脹や根尖部透過像の増大などの再発所見が認められれば，次の選択肢は外科的歯内療法の適応となる．幸い本症例では，明らかな再発所見はなく，14か月後に予後をとった際には，何ら問題となる所見は認められなかった．

Section 2 根管数，根管形態に関する問題

症例9

あかないと判断された根管
根管ではないところを探っていた

[歯内療法専門医の目]

　あかない根管とは，どういう根管であろうか？　完全に根管が石灰変性してしまい，ファイルがまったく本来の根管に入らない症例がある．このような症例では，あいているところまでをしっかり拡大洗浄し，根管充填を行う．細菌感染さえなければ，そのままでも臨床上何も問題を起こさないことも多い．もし，腫脹・排膿やエックス線透過像の増大などの，明らかな炎症所見の再発が認められた場合には，外科的歯内療法にて対応せざるを得ないであろう．

　しかしながら，このように根管が完全に石灰変性を起こしてる症例がどのぐらいあるのだろうか？　歯内療法専門医の私の経験では，あかない根管のほとんどは，本来の根管と違うところを探ってしまっている症例と思われる．

　本症例は近心頬側第二根管が，根管口直下であかないと判断された症例である．根管内をマイクロスコープにて精査すると，根管洗浄剤が溜まっている部分が光って見える(矢印)．しかし角度を変えてよく見ると，その横に根管の形跡のような跡が認められる(矢印)．この痕跡をていねいに探ってみると，本来の根管が見つかることがある．

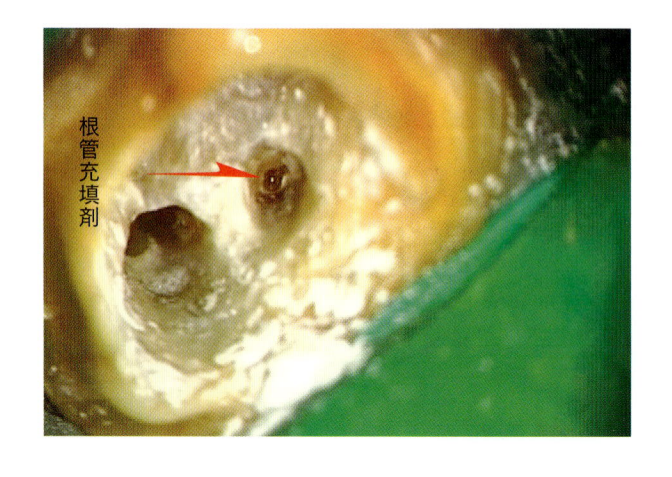

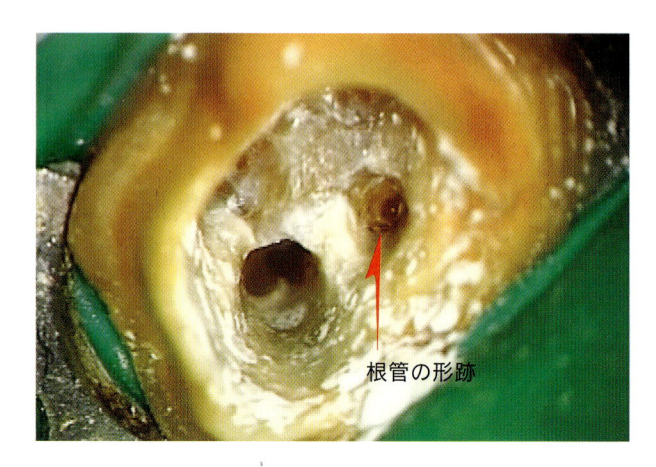

根管充填剤

根管の形跡

根管の痕跡をていねいに探った結果，本来の根管にファイルを挿入することができ，近心頰側第二根管は根尖まで穿通することができた(矢印)．

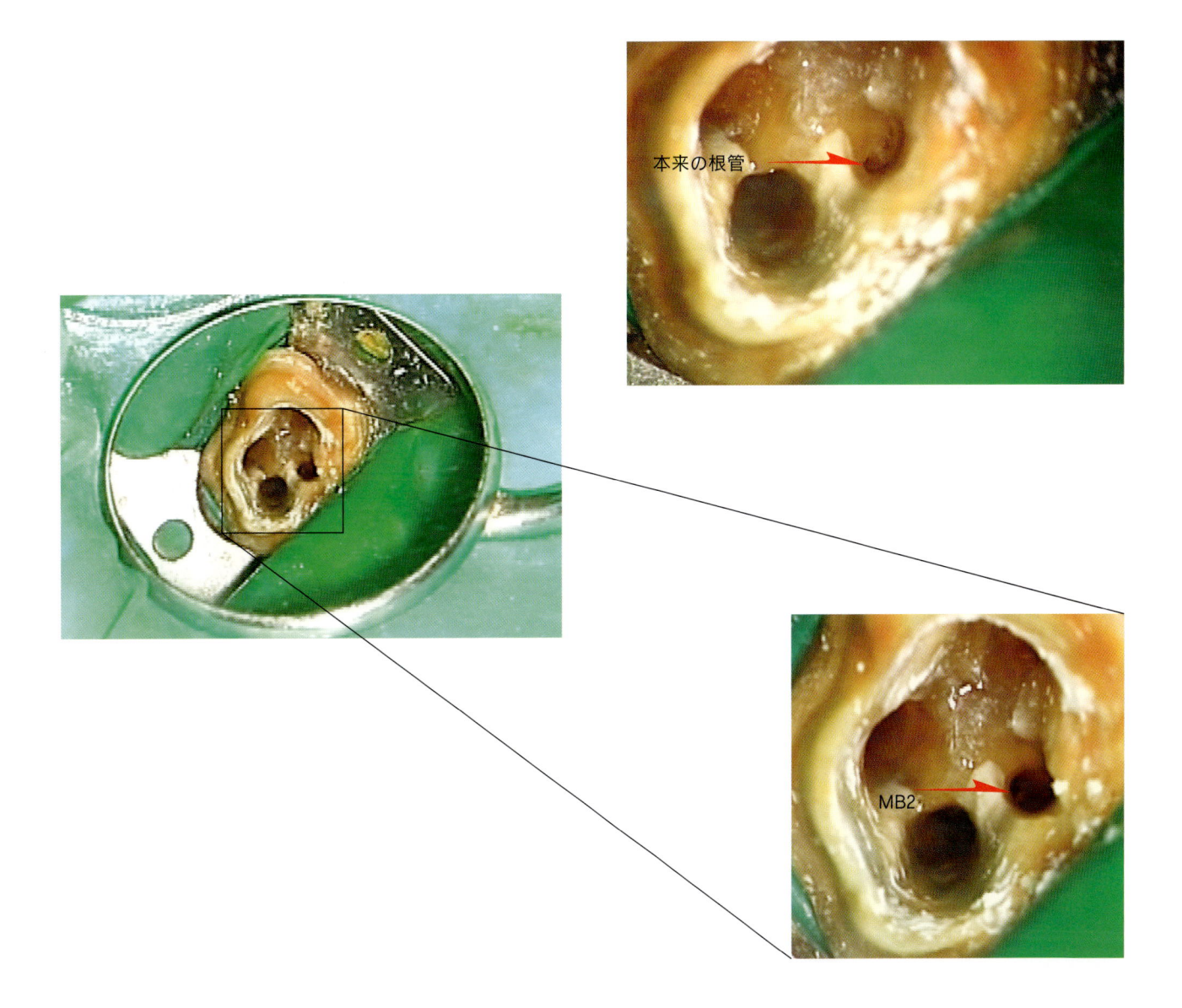

あかない根管のほとんどは，本症例のように本来の根管と違うところを探ってしまっているのである．根管充填直前の根管内を精査すると，削片がたまっている部分が見つかることがある．そのような部位をていねいに探っていくと，見落とされている根管が見つかることもよくあるので注意が必要である．

マイクロスコープで見えるようなところであれば，本症例のように対応することも可能であるが，根尖2～3 mmのところで，本来の根管を逸脱してしまうと，本来の根管にファイルを入れるのは至難の業となる．つまり根管内でいったんレッジを作ってしまうと，本来の根管にファイルを入れ直すことが極端に難しくなるということである．これは再根管治療の成功率が，抜髄症例よりも落ちてしまう理由の一つでもあろう．最初に根管内にファイルを入れた歯科医師の責任がとても重いということを，われわれ歯科医師は肝に銘じなければならない．

解説コラム

12

あかない根管の理由
石灰変性？　器具や術者の限界？

　根尖までファイルが穿通しない，いわゆる「根管があかない」といわれてる現象は，患歯に原因がある場合と，術者あるいは器具に原因がある場合の2通りある．原因を考えるうえで，抜髄根管のように根管内に手がつけられていない根管(virgin canal)と，再治療の根管とに分けて考える必要がある．

virgin canal

　歯髄内の神経や血管は，根尖孔を経由して根管内に至る．したがって抜髄根管では，根尖孔までの「経路」が存在する．しかし抜髄根管でも，根尖孔までファイルが届かないことはないのだろうか．う蝕などの微弱な刺激が歯髄に加わることにより生じる歯髄腔の狭窄や，加齢や外傷による石灰変性などにより，根管がファイルよりも細くなってしまっている場合は，穿通が困難なことが多い．

　またISO規格ファイルは，テーパーが0.02であり，刃部基部(D2)は尖端径(D1)よりも0.32mm太いため，ある程度根管上部を太く形成してからでないと，細いファイルの利点が得られない．とくにう蝕などの刺激では，歯冠部歯髄腔が狭小化し，根管口部での狭窄が生じるため，ファイルが根管上部で拘束されてしまい，挿入困難なこともある(図12-1)．根管は閉塞していなくてもファイルが挿入できず，閉塞している感触と勘違いしてしまうこともある．このような場合，根管口部をフレアー形成すると，ファイルを根管内にスムーズに挿入しやすくなり，ファイル先端の微妙な感触を感じとることができる．

　根管の狭窄がなくても，根管壁の微小な凹凸や根尖分岐にファイルがぶつかってしまうと，ファイルが進まなくなる．根管を探索するときは，ファイル先端1〜2mmにプレカーブを付与し，ファイルを挿入して凹凸を回避することが有効である(図12-2)．

　根管の湾曲が強いために穿通しない場合は，根管

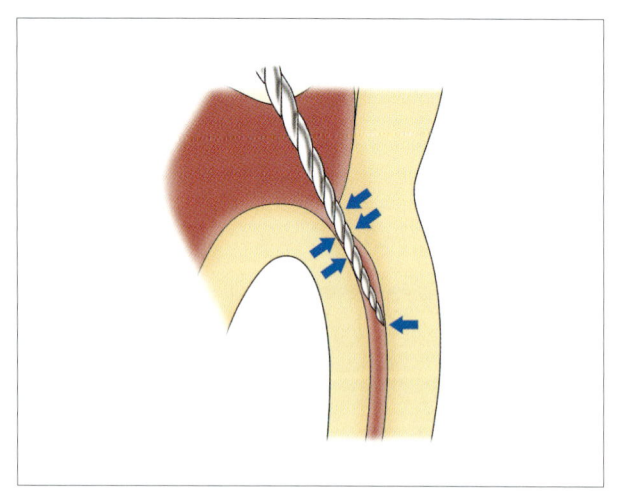

図12-1　根管上部をフレアー形成しておかないと，ファイルが根尖方向に進みにくい場合に，ファイル先端で閉塞して進まないのか，ファイル側面が根管と接触して進まないのかの判断が難しくなる．

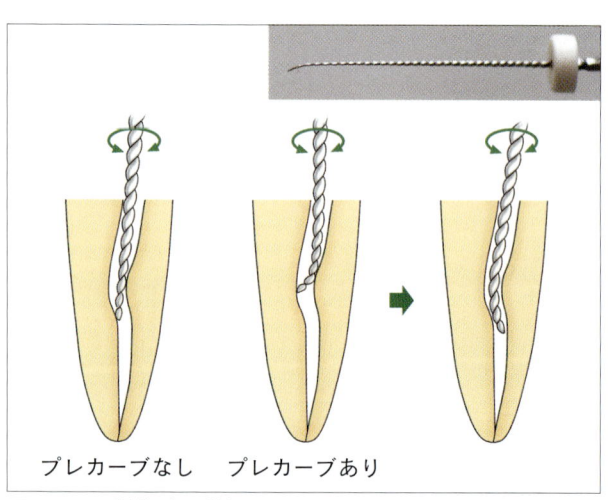

図12-2　根管壁の微細な凹凸にファイル先端が接触して，ファイルが進まないことがある．真直ぐなファイルでは，ファイルを回転させても同じ部位で接触することとなる．ファイル先端を少し曲げると，根管内でファイルを回転させたときにファイル先端の方向が変わり，微細な段差を乗り越えて根尖側に進んでくれる．

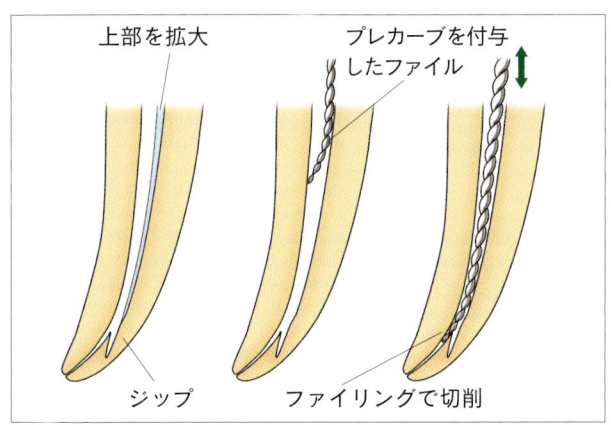

図12-3　ファイル先端の微細な感覚を得るためには，ファイル側面が根管壁に接触しないよう根管上部をフレアー形成するとよい．また，プレカーブを付与したファイルを根管内に挿入する場合，ある程度根管が広く形成されていた方が，プレカーブの形態が維持された状態で根管内に挿入しやすい．

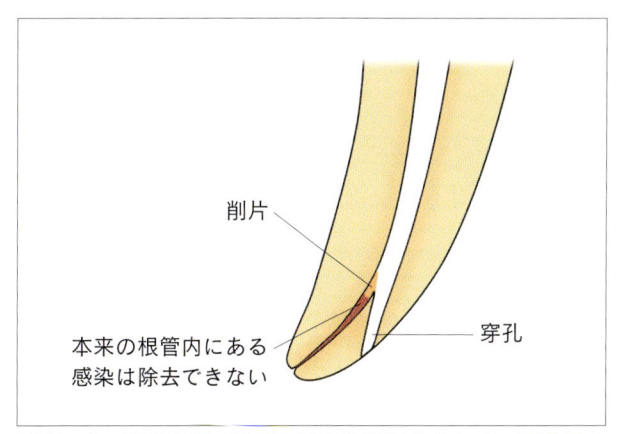

図12-4　湾曲根管で強引に穿通を図ろうとして，湾曲部の外湾側に穿孔させてしまうことがある．そうすると，穿孔部から歯周組織に感染が波及してしまう可能性がある．また，本来の根管にファイルを挿入することが困難となるため，本来の根管内に残存する感染源の除去も困難となる．

上部をフレアー形成して，湾曲の程度を小さくする．またはファイルにプレカーブを付与するなどして対応する．しかしステンレススチールファイルでは限界もあり，根尖部付近で急激に湾曲した根管に対応できないことがある．根管の湾曲に追従する，超弾性のニッケル-チタンファイルの使用が有効であるが，ファイルの破折に留意すべきである．

再治療の根管

再治療の歯で穿通しない場合は，さらに複雑となる．抜髄後の治癒として，根尖孔部へのセメント質添加により，根尖孔が閉鎖されることが知られている．また，根尖孔より上部で抜髄が行われると，生活歯髄切断法と同様にデンチンブリッジが形成されたり，残存歯髄が石灰変性を生じて根管が閉塞することがある．このような生体の反応により穿通しないことがある．

ただし，再治療の根管で穿通しない原因として，前医によるジップ形成や，象牙質削片の根管への填塞など，医原性のものがあることも覚えておく必要がある．ジップなどにより穿通しない場合は，根管上部をフレアー形成してから，ステンレススチールファイルにプレカーブを付与し，本来の根管を探索する（図12-3）．フレアー形成しないと，プレカーブを付与したファイルの挿入が困難なので注意する．また，スミヤー層や根管内を塞いでいる削片をEDTAなどにより除去し，本来の根管を探索する．

根管閉塞の診断法

根管が閉塞しているかどうかを調べる方法に，電気的根管長測定器（Root ZX／モリタ）を用いて判定する方法がある．まず，ファイルが根尖より3mm以内に到達していることを，デンタルエックス線写真で確認した後，ファイルが進まなくなった位置でのRoot ZXのメーター値を読みとる．メーター値が「3」より大きい場合には閉塞，「3」以下であれば根尖が開口している可能性が高い[1]．ただし根尖が開口していても，著しい湾曲により穿通不可能なこともある．この方法により判定できるのは，根尖までの拡大の可否ではなく，あくまでも閉塞の有無であることに注意する．

根尖が開口していても根管形成が困難な場合は，化学的洗浄に頼らざるを得ない．

根管治療の目的は，根管内の感染源の除去であり，根尖孔まで穿通させることはその手段の一つでしかない．無理に穿通させることのみに力を注いで，根尖部での穿孔や器具破折などの事故を起こさないように気をつけたい（図12-4）．また，根尖部まで拡大可能かどうかを判断し，無理なようであれば外科的歯内療法を選択したり専門医に紹介することも一案である．

---

1. Oishi A, et al.: Electronic Detection of Root Canal Constrictions, J Endod. 28：361-364, 2002.

解説コラム

13

根管洗浄

根管洗浄の目的と方法の進化

根管洗浄は，機械的に除去できない歯髄組織や細菌，削片などを除去することを目的として行われている．

以前は，次亜塩素酸ナトリウムと過酸化水素水との交互洗浄が推奨されていた．次亜塩素酸ナトリウムは強アルカリであり，殺菌作用や有機質溶解作用が強く，根管洗浄のメインとなるものである．過酸化水素水との反応で酸素が発生するため，交互洗浄を行うと発泡がみられる．この発泡により根管内の削片を除去するのが交互洗浄の目的であった．

スミヤー層の除去

しかし，次亜塩素酸ナトリウムと過酸化水素水との交互洗浄では，根管壁表面にみられる象牙質削片の層（スミヤー層）を除去することができず，また皮下気腫の危険性もある．スミヤー層は象牙質削片であり，象牙細管や側枝，イスムスなどを閉鎖してしまい，スミヤー層の中や下に存在する細菌にアプローチできない．したがって，現在ではスミヤー層の除去を考慮した根管洗浄が行われている．

現在では，**作業液として次亜塩素酸ナトリウムを根管内に満たし，湿潤させた状態で根管拡大・形成を行い，拡大の途中に次亜塩素酸ナトリウムでよく洗浄を行うことが推奨されている．**

さらに，拡大により根管壁に付着したスミヤー層は，無機質溶解作用のあるEDTAで洗浄する（図13-1）．根管洗浄剤は絶えず新しい液を追加しながら，根管内で灌流させる必要があり，根管内に洗浄剤を入れて超音波振動を加えるのも有効である（図13-2）．

根管洗浄剤が根尖孔外に溢出すると，薬剤による

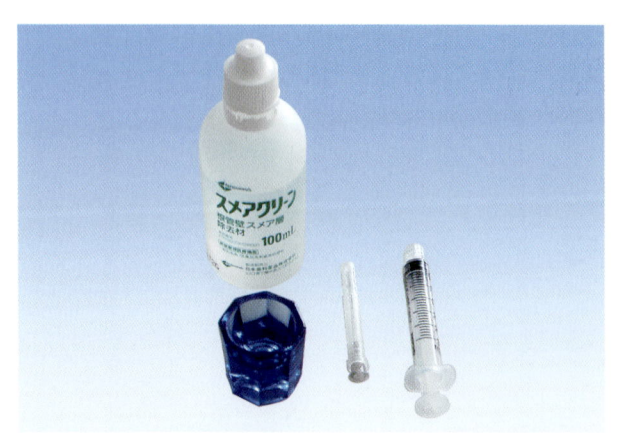

図13-1　EDTA製剤（スメアクリーン／日本歯科薬品）をシリンジに入れて根管洗浄を行う．

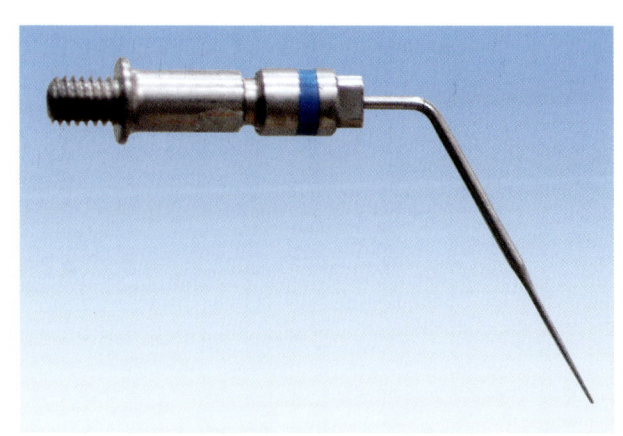

図13-2　根管内に挿入できる細い超音波チップを使用して，超音波振動を加えると洗浄効果が高まる．

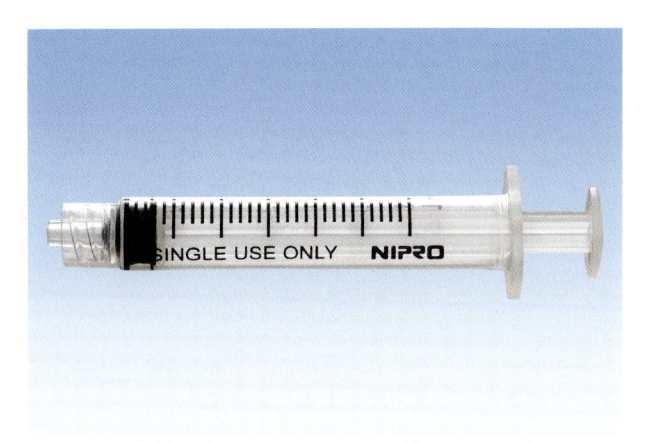

図13-3 根管洗浄用のシリンジ．先端がロック式のものがよい．

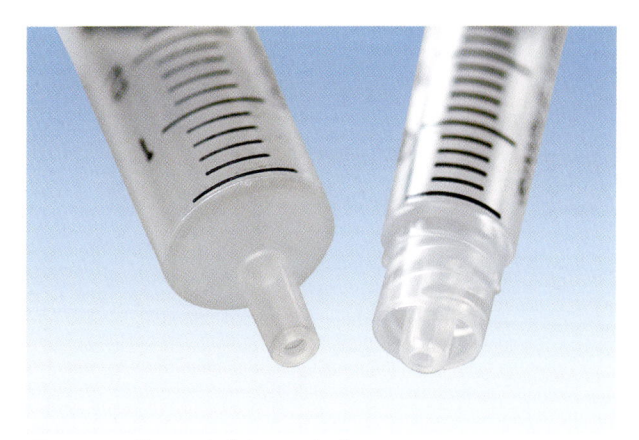

図13-4 非ロック式とロック式．

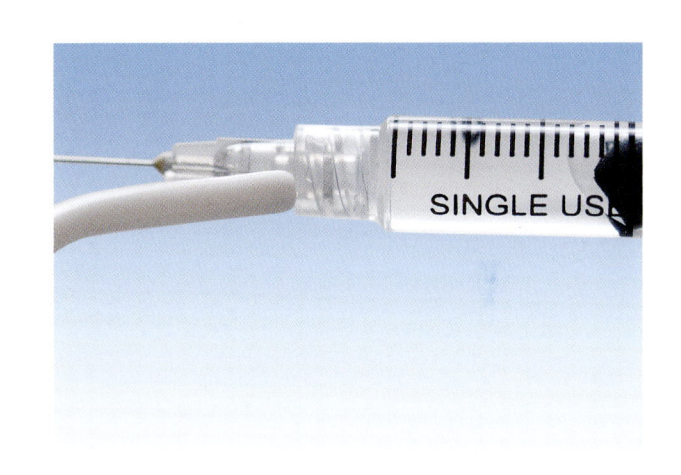

▶図13-5 ロック式シリンジでは，ニードルとの連結部に薬剤が貯溜しやすいため，使用中の液垂れに注意する．バキュームで吸引するなどの配慮も必要である．

刺激で急性根尖性歯周炎を呈することがある．したがって，シリンジに強圧をかけないで根管洗浄を行う必要があり，**根管内に薬液を置いてくるイメージで使用する**とよい．

また，根管洗浄時にシリンジの根元から洗浄針（ニードル）が外れてしまい薬液が皮膚や洋服などにかかる危険がある．とくに**次亜塩素酸ナトリウムでは化学的火傷や衣類の脱色などを防止するため，先端がロック式のシリンジを用いるべきである**（図13-3，4）．また，ニードルをはずした状態でシリンジを吸引して薬剤を入れる際に，ロック式先端部に薬液が貯留されてしまうが，この状態で使用すると薬液が垂れることがあるため，洗浄針を装着したときに拭きとったり，バキュームで吸引するなどの配慮も必要である（図13-5）．

根管洗浄中は，たとえラバーダムを装着していても薬剤を歯より溢れさせないように，細いバキュームを用いて確実に吸引することが大切である（81頁参照）．

根管貼薬（消毒）

根管貼薬の目的と方法の進化

　根管内の細菌は，根管拡大・形成中にファイルなどにより機械的に除去され，かつ根管洗浄に使用する次亜塩素酸ナトリウムにより化学的に殺菌除去される．根管貼薬は，これらにより除去しきれない細菌に対して作用させることを目的としてきた．

　そのため強力な殺菌作用を有し，かつ揮発することにより，根管内に浸透するホルムクレゾール（FC）が多く使用されてきた．しかし，ホルムアルデヒド製剤はシックハウス症候群で知られるように，アレルギーを惹起する．そのため現在，欧米ではFCを使用していない．

水酸化カルシウム貼薬法

　最近の根管貼薬の目的のひとつとして，仮封材の微小漏洩による再感染の防止が挙げられ，水酸化カルシウムが多く使用されている（表14-1）．水酸化カルシウムは強アルカリのため，硬組織形成促進作用や非特異的な殺菌作用のあることが知られている．また，根管内滲出液の減少作用もあり，アレルギー反応を惹起する危険がない．欠点は，操作性に乏しいことである．

　水酸化カルシウムの貼付法は，生理食塩液などで練和した水酸化カルシウムをレンツロなどで根管内に挿入する．滲出液を減少させたり，アペキシフィケーションなどを期待する場合は，根尖部付近まで送り込むのがよい．再感染防止の観点で貼付するのであれば，根管上部のみに貼付すればよいという意見もあるが，根管内にある程度貼付した方がよいと思われる．

表14-1　水酸化カルシウムの特徴．

- 強アルカリ ⟶ 高いpH（約12.5）
    - 非特異的な殺菌作用
    - 硬組織形成促進作用
- 血管収縮作用
    - 滲出液の減少
- 有機質溶解作用，溶解補助作用
- 貼付や除去などの操作性に劣る
- その他の作用
    - 破骨細胞産生酵素を不活化
    - LPS（グラム陰性菌の内毒素）の変性
    - 線維芽細胞の活性化・増殖促進
    - 根管内のCO_2を吸収

根管の開放療法

15

　開放療法は，急性根尖性歯周炎の際の排膿路の確保として，わが国では古くからよく行われている．それを誤って解釈し，根管治療中に強い痛みがある場合に開放療法を選択している歯科医師が少なくない．また，根管治療中に「痛みがあるから今日はフタ(仮封)をしないで終わりにします」と患者に説明することで，開放療法を行った方が痛みの出現がないと患者自身が思い込んでしまっていることも多い．

　痛みの原因のほとんどは炎症であり，炎症が消退しなければ痛みも消退しない．そもそも歯髄炎や根尖性歯周炎の原因のほとんどが細菌であることを考えると，根管治療を行っている歯を安易に仮封せずに帰宅させることは，根管内への新たな細菌の侵入や食渣の迷入を許してしまって症状が悪化する危険がある．

　それでは，急性根尖性歯周炎で根管から排膿が続く症例は，どのように対処すればよいのであろうか．根管から排膿が続くといっても，数分も経過すれば排膿は落ち着いてくる．したがって，**排膿が落ち着くまで放置(通常は数分から十数分)し，排膿が落ち着いたら根管洗浄後，根管貼薬を行って仮封する．**

　併せて抗菌剤および鎮痛剤を投与する．仮封をするから痛みがでるのではなく，痛みの原因は炎症が存在するからであることを正しく患者に伝え，理解を得ることも大切である．

　根管開放療法は，上顎洞炎などの特殊な場合を除き，通常の根管治療では現在はほとんど行わなくなっており，もし開放療法を行うとしても，翌日には来院させ，根管洗浄後に緊密な仮封を行うべきである．

　繰り返しになるが，安易な開放療法は慎むべきであり，痛みを訴えている場合はその原因に対してアプローチすることが重要である．

解説コラム

智歯の根管治療

　近年は患者自身の歯の保存に対する意識や希望が高くなっている．智歯もその例にもれず，抜歯を希望しない患者が増加しつつある．埋伏歯や智歯周囲炎の原因歯であれば抜歯が妥当であっても，う蝕だけでは保存治療を希望することが多いように思われる．しかし，う蝕処置でさえ容易に行うことができない智歯を根管治療することは困難である．

　智歯は萌出状態がさまざまであり，ラバーダムが装着できるほど萌出していない場合や，萌出方向異常あるいは筋突起などの周囲組織の存在によりラバーダム装着が困難な場合が多い．ラバーダム装着が可能であっても，智歯は歯列の最後方に位置する歯であり，対合歯とのクリアランスも少ないためファイルなどの操作が困難である．さらに，智歯はバリエーションに富んだ根管形態であるため，根管形成が非常に困難である．これらの理由により，智歯の根管治療は非常に困難である．さらに，根管治療後の修復・補綴処置も困難なことが多い．

　また，智歯はプラークコントロールも難しいため，根管治療や修復・補綴処置を行っても，短期間で二次う蝕になるリスクが高い．したがって，智歯に対して根管治療を行う際には，保存によるメリットなどを熟慮して行う必要がある．

　第二大臼歯が欠損し智歯が近心移動している場合などでは治療が容易なこともある．ブリッジの支台として使用できるような場合には根管治療を行うメリットはあるが，基本的に智歯の根管治療はごく稀である．

Section 3
痛みの症例

症例10	夜も眠れない自発痛を訴えて来院	70
症例11	抜髄後,違和感のある症例	74
解説コラム17	急性痛と慢性痛	78
コーヒーブレイク	根管治療後のリハビリ	78
解説コラム18	根管内は生体の内 根管治療の原則は,根管内の感染源除去と再感染防止	79
解説コラム19	ラバーダムの防湿の目的	80
解説コラム20	ラバーダム防湿の方法	82
解説コラム21	フレアーアップ その確率,起こる理由,対処方法	87
症例12	根管治療で痛みが消失しない	88

Section 3 痛みの症例

症例10

夜も眠れない自発痛を訴えて来院

［来院までの治療経過＆問診］

患者：18歳，女性
来院経過：海外で 7| の抜髄処置を受け帰国したが，数日前より激しい自発痛に悩まされていた．

［診査］

口腔内を診査すると，7| 頰側根尖相当部に圧痛があり，強い打診痛があるが，腫脹は認められなかった．

正放線と偏遠心投影のエックス線写真を撮ると，根尖周囲組織に明らかな透過像は診られず，仮封材と歯髄腔との間には象牙質が一層認められた．また，第一大臼歯と比較して，口蓋根がはっきりしないことから，4根もしくは4根管性の第二大臼歯であることが予想された．

正放線投影　　　　　　　偏遠心投影

仮封材と歯髄腔の間に認められた象牙質

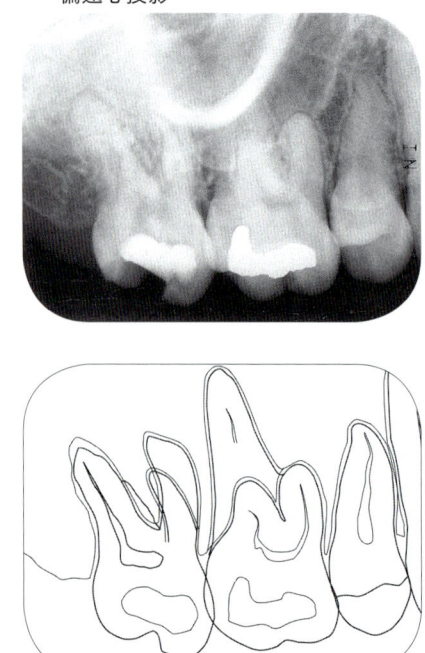

[診断]

「海外で抜髄処置を受けた」という問診の内容から失活歯であることが予想されたが、歯髄炎様の「激しい自発痛」という症状を呈していること、およびエックス線写真で天蓋が十分除去されていないことが予想されたことなどから、歯髄が残存している可能性があった。エックス線写真から4根管性である可能性があるので、歯髄の取り残しによる残髄炎を起こしているのではないかと考えた。

[処置内容]

急性症状があることから、診査・診断後、直ちに応急処置を行った。浸潤麻酔後、ラバーダムをかけ仮封剤を除去したところ、根管口が3つ明示されていた。しかし、象牙質の色は均一であり(矢印)、髄床底特有の濃い色ではなく、口蓋根管口付近には天蓋と髄床底との境(矢印)が認められた。

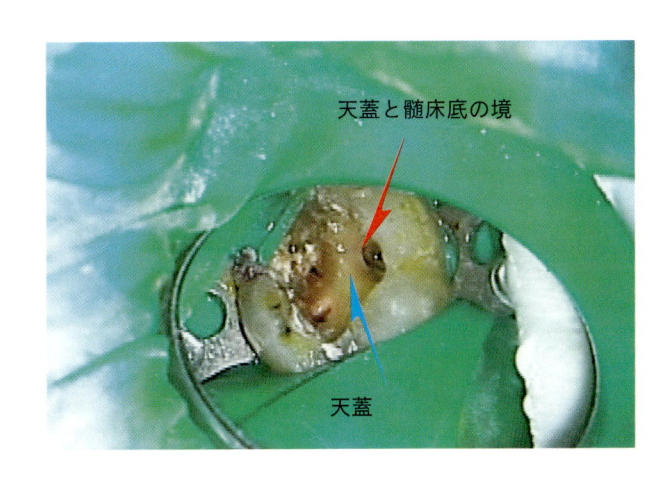

天蓋を除去し、頬側遠心の縁下う蝕を除去した。根管治療中に薬剤が漏れたりしないように、接着性レジンにて遠心に隔壁を作製した。髄床底にみられたロードマップ(矢印)を追っていくと根管口は予想どおり4つ認められた。応急処置として、髄腔内の感染源を確実に除去し、コロナルフレアーを形成し、穿通するところまで1回目の治療で行った。

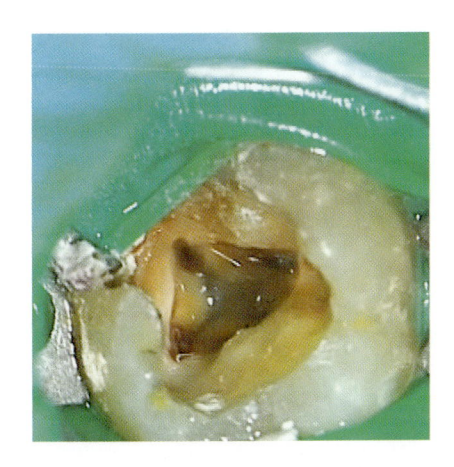

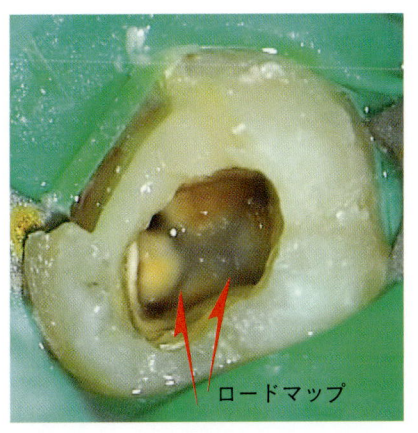

Section 3 痛みの症例

根管充填前の髄腔内．4根管が明示され，根管内からの炎症所見は認められなかった．

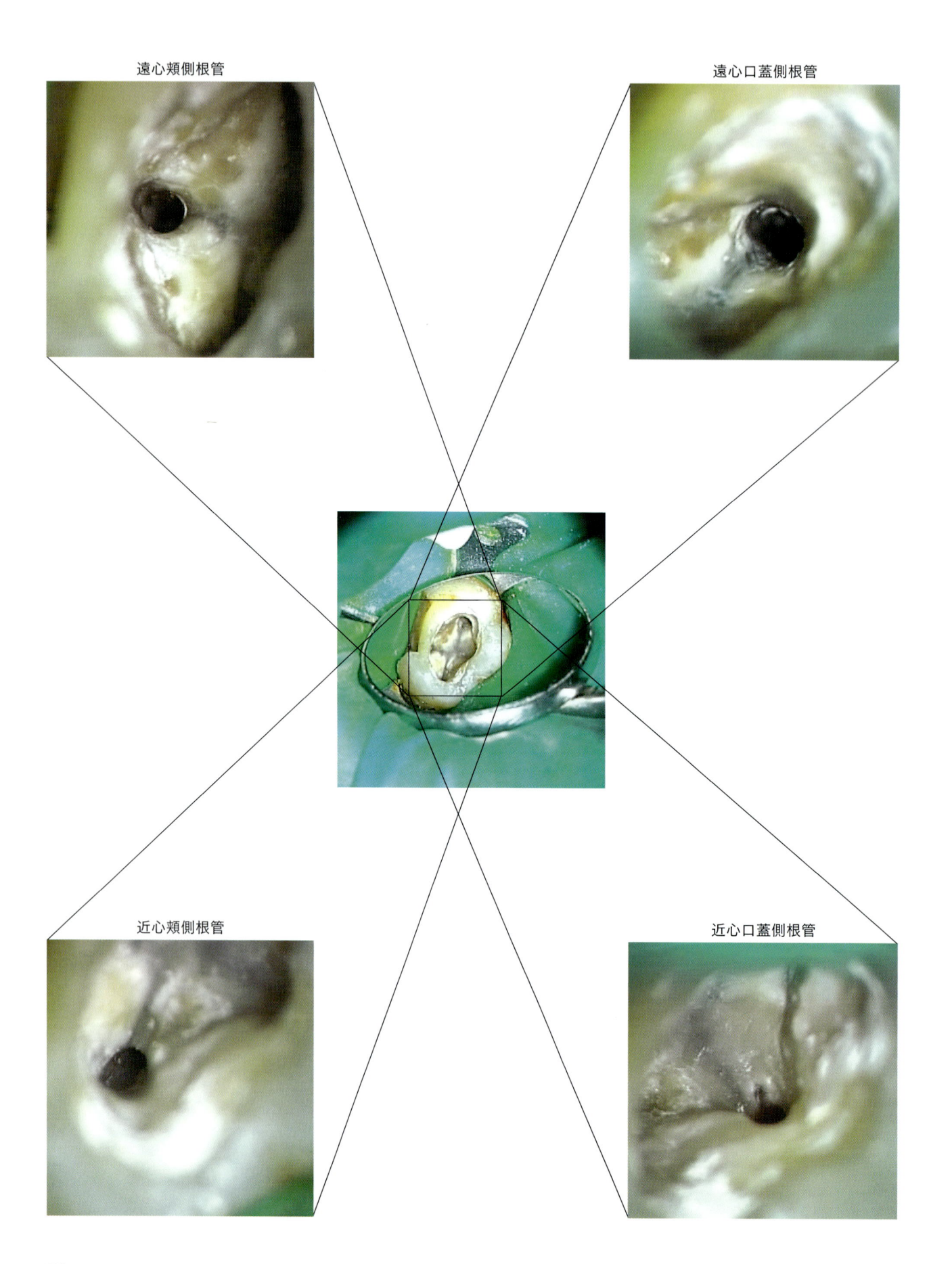

遠心頬側根管

遠心口蓋側根管

近心頬側根管

近心口蓋側根管

根管充填後の髄腔内とエックス写真．

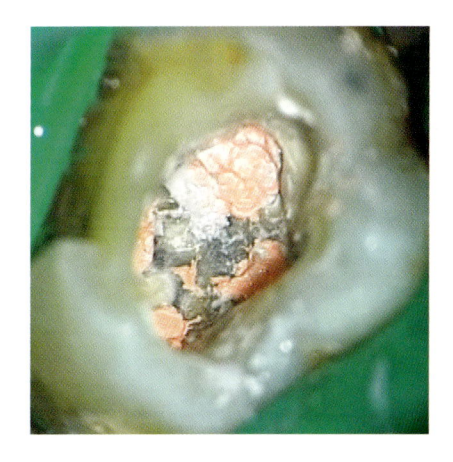

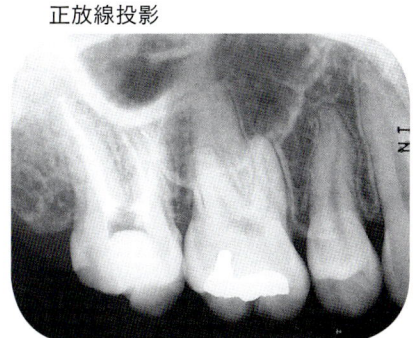

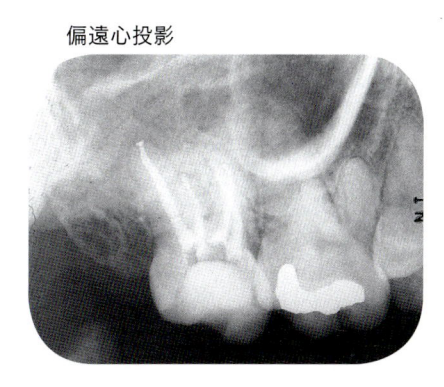

正放線投影　　　　偏遠心投影

［歯内療法専門医の目］

　問診の時点で歯髄炎の症状を訴えており，術前のエックス線写真から，天蓋が残存している可能性があること，4根管性の可能性があることなどを読影しなければならない．問診から「急性根尖性歯周炎」と判断し，十分な麻酔もしないまま髄腔にアクセスすると，患者は強い痛みを訴え，信頼を失ってしまうかもしれない．診査・診断がとても重要な意味を持っていた症例である．

　処置を開始した時点で，口蓋根管口に認められる天蓋と髄床底の境に気がつけば，天蓋を除去することは難しくない．髄床底が見えてくれば，4つの根管口を見つけることは容易である．

　遠心頬側のう蝕には，レジン隔壁を形成した．これによって，次亜塩素酸ナトリウムなどの漏洩の危険性が減少し，化学的洗浄を十分に行うことが可能となる．

Section 3 痛みの症例

症例11

抜髄後，違和感のある症例

[来院までの治療経過＆問診]

患者：32歳，女性歯科医師
来院経過：3週間ほど前に|7 の自発痛が生じ，応急処置として抜髄処置を受けた．1回の処置で自発痛は消えたものの，その後も違和感が続き専門医の治療を希望して来院した．

[診査・診断]

口腔内に腫脹などは認められず，根尖相当部に若干の違和感を訴えていたが，エックス線写真では，根尖に明らかな透過像などは認められなかった．通法どおりの根管治療を行うこととした．

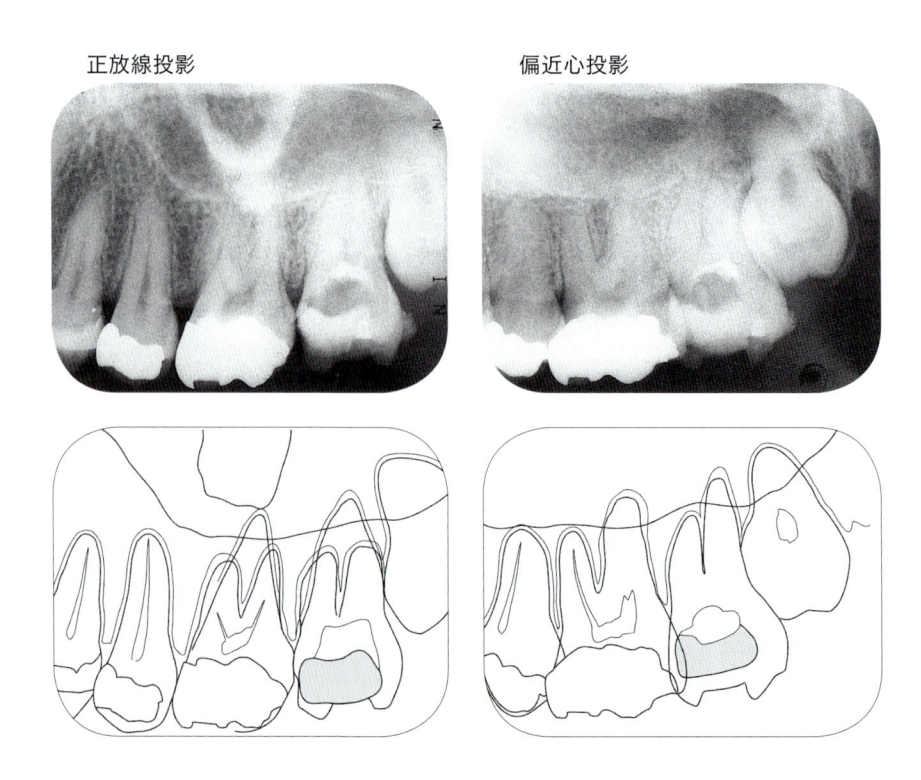

正放線投影　　　　　偏近心投影

[処置内容]

　根管治療開始時の髄腔内．排膿などの所見は認められないが，根管口の形成（コロナルフレアー）が小さめのように思われる（矢印）．

　通法どおりにコロナルフレアーを形成し，根管形成を行った．形成中は，根管内を次亜塩素酸ナトリウムにて満たした状態とした．

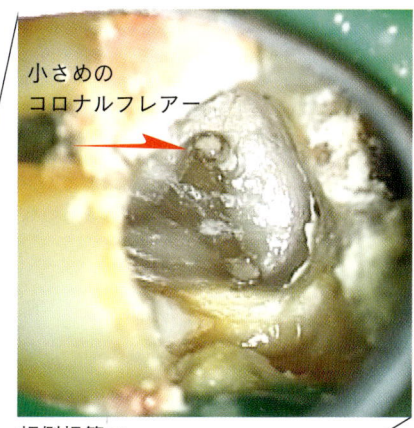

小さめの
コロナルフレアー

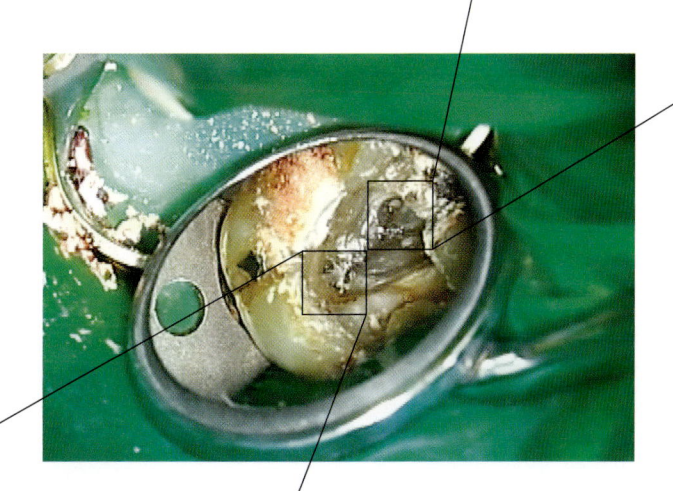

頰側根管口

口蓋根管口

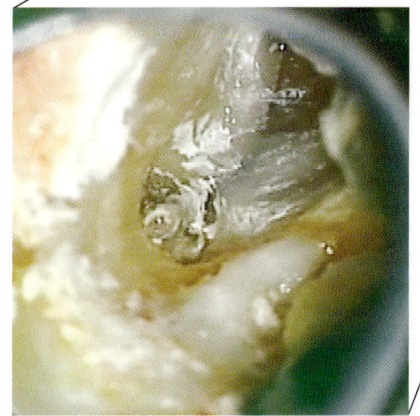

Section 3 痛みの症例

根管充填前の根管内.
3根管の根管口は十分に広げられ（コロナルフレアー），根管内には排膿などの炎症所見も認められない．

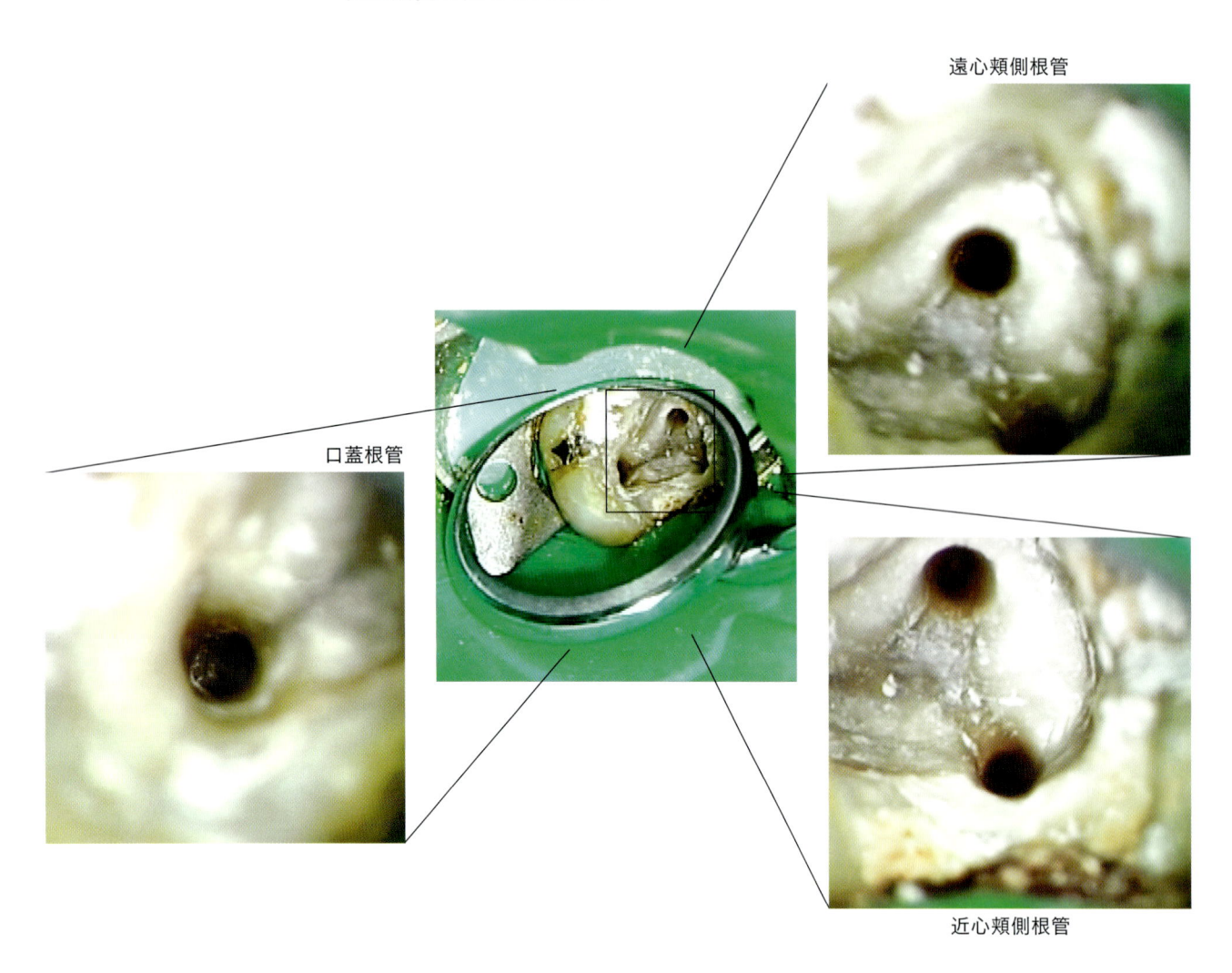

遠心頬側根管

口蓋根管

近心頬側根管

根尖から適切なテーパーを根管形成で付与することが可能であったことから，根管充填にはテーパーの規格化されたガッタパーチャポイントを使用し，System B にて根管充填を行った．

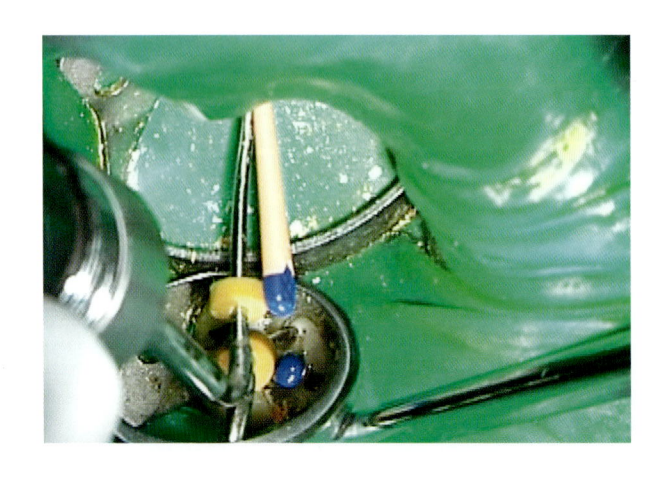

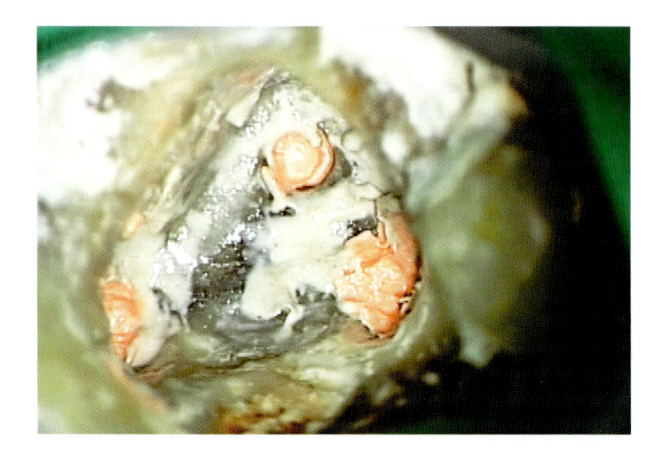

根管充填後のエックス線写真.

正放線投影 偏遠心投影

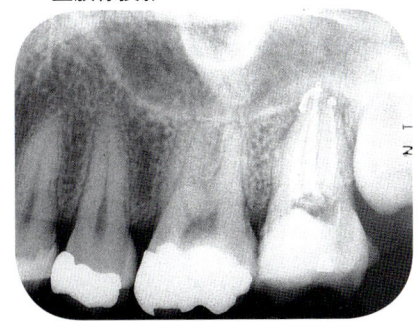

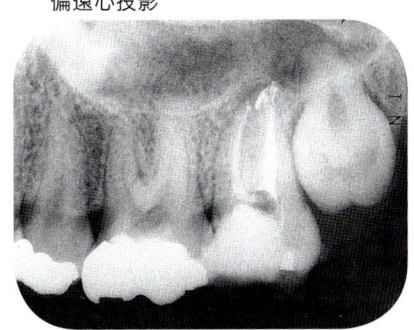

根管充填1年11か月後のエックス線写真．ハイブリッドインレーの一部が破折していたが，根尖には炎症所見もなく，経過は順調である．

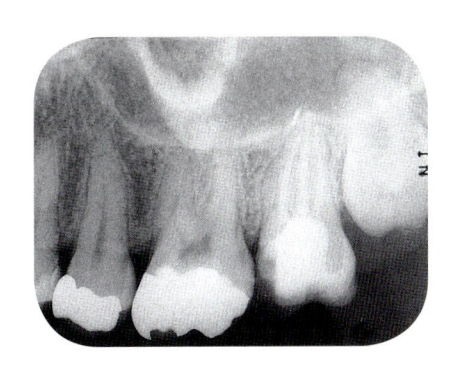

［歯内療法専門医の目］

　本症例の患者は歯科医師であり，自発痛があったため抜髄処置を受けたが，やはり歯内療法専門医の治療を受けたいと希望し来院した．髄腔内をマイクロスコープ下で精査したが，大きな問題は認められなかった．このような症例で痛みが続く症例の多くは，軟化象牙質の取り残しや，根管内に排膿などの感染所見が認められることが多い．
　抜髄時に根管内を感染させず処置しているかどうかが，痛みなどを生じさせる大きな要因でないかと思われる．根管口をみると，コロナルフレアーの形成が若干小さめに感じる．コロナルフレアーを十分に形成することにより，根尖の湾曲を逸脱することなく，根管形成が行えるだけでなく，根管治療中次亜塩素酸ナトリウムが根尖に十分な時間作用することができ，根管の無菌化に役立つと考えられる．

急性痛と慢性痛

急性痛

　「痛み」は生体にとってなくてはならない警報である．悪いものを食べるとお腹が痛くなるので，お腹の調子が悪いということに気づく．もし，痛みを感じなければ，そのまま悪いものを食べ続けてしまうかもしれない．歯の痛みも同様であり，むし歯ができ，歯髄に近づけば痛みが生じる．痛みが生じて初めて患者は「あれ？」と気がつくのである．この痛みは急性痛であり，生体にとって重要な警報である．今後のことも考えると，できるだけ抜髄は避け，歯髄保存処置をできないかとわれわれ歯内療法専門医は考えている．

慢性痛

　一方，痛みそのものが日常生活を脅かすような慢性痛がある．片頭痛などがその一例である．歯の痛みを我慢し数か月を経過すると，神経系の閾値が変化し，痛みそのものが日常生活を脅かすようになることがある．この状態になると痛みの原因となっている歯を治療しても，痛みは簡単に消失しない．患者も歯科医師もこの歯が原因だったはずなのに痛みが消失しないので，やむを得ず抜歯をする．それでも痛みが消失せず，こんどは他の歯を治療することになるが，またその治療が神経系を刺激し，痛みを憎悪させるという悪循環に陥ってしまうのである．

問診の重要性

　患者さんが痛いといって来院したら，痛みが急性痛なのか慢性痛なのか判断する．痛みの生じた時期，誘発痛の有無，痛みの持続時間などをよく問診する．原因となっている歯を特定できれば，すみやかに適切な処置をする．急性痛であれば，痛みはすみやかに消失する．もし，慢性痛であれば，原因となる歯を適切に処置したとしても，痛みは完全に消失しないかもしれない．その場合は，歯内療法専門医などに適切な処置が行えたのか相談するのも一案である．適切な処置が行われているのであれば，ペインクリニックなど痛みの専門医に依頼するのもよい．間違っても，他の健全な歯を削ったりしないようにしなければならない．

コーヒーブレイク

根管治療後のリハビリ

　根管治療を終了して，補綴処置により咬合を回復したとたんに痛みを訴える症例がある．しっかり根管治療をしたのだから，「歯が治ったらおいしいものをどんどん食べてみよう」という気持ちはよくわかる．しかし，数か月にわたり根管治療してきた歯は，その間咬合が正常ではなく，歯根膜には適切な刺激が加わっていない．そこへ急に「おいしい肉でも食べよう」と硬いものを食べたらどうなるだろうか．歯根膜は驚いて悲鳴をあげるに違いない．

　「骨折してギプスをはずしたら，すぐに歩けませんよね．当然リハビリを行います．歯も同じです．少しずつリハビリを行ってください」と患者に説明したらどうだろうか．

18

根管内は生体の内
根管治療の原則は，根管内の感染源除去と再感染防止

　根管治療は外科処置である．生体の表面は上皮で覆われている．口腔内も上皮で覆われている．根管治療を行う場合には，エナメル質を削除し歯髄腔へ穿孔する必要がある．上皮の下にある根管内は口腔内と異なり，生体の外ではなく，生体への入口，つまり生体内なのである．

　生体内には，血管が存在し，種々の免疫担当細胞も存在している．歯髄のなかにも免疫担当細胞が存在し，免疫応答が行われている．しかし，抜髄が行われた根管内には血管が存在せず，免疫応答は行われなくなってしまう．つまり，根管治療中の根管内には生体の免疫系が働かないため，根管内の細菌を生体の免疫力で排除することはできない．生体の内でありながら，生体の防御反応（免疫系）の及ばないところは，無髄歯の根管内しかない．したがって根管内の感染は，われわれ歯科医師が除去しなければならず，感染源の除去に主眼を置いて，根管治療を行わなければならない．

　そのため根管治療では，無菌的処置の原則にしたがい，根管治療中に口腔内細菌を再侵入・再感染させないように注意しなければならない．これが「根管治療は外科処置である」といわれる所以である．通常の外科処置より厄介なのは，根管内が生体の免疫系の及ばない空間であるためである．

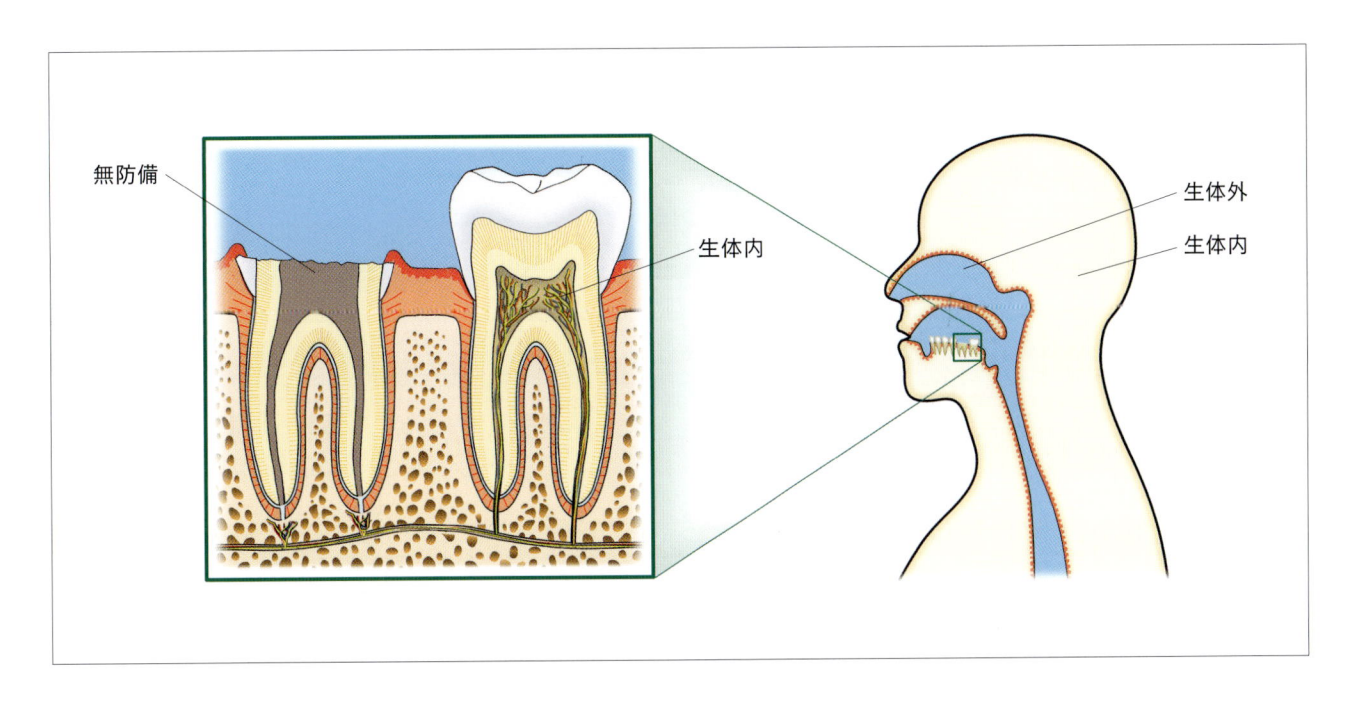

解説コラム

19

ラバーダム防湿の目的

ラバーダム防湿は，歯内治療を行ううえで重要な位置を占めている．「防湿」とあるように，術野への唾液の侵入を遮断し防湿状態を得るが，それだけが目的ではない（表19-1）．根管治療で重要なことは，いかに感染源の除去を行うかであるが，治療中のストレスをなくし，治療しやすい環境を整えることが治療の質を高める要因となる．ラバーダム防湿はその役割を担っている（表19-2）．また，歯髄が除去された根管内には，生体の免疫系が働かないため，根管治療では無菌的処置の原則にしたがい，治療中に口腔内細菌を再感染させないように注意する必要がある．患者へのアンケート調査により，患者は治療中に患歯を舌で触りたくなるという報告[1]があるが，ラバーダム防湿を行うことで舌による細菌などの根管内へ押し込みを防止できる．

ラバーダム防湿には，患歯を孤立させ術野を明示する目的があるが，とくに臼歯部ではラバーダムの恩恵が享受できる．また，頰粘膜や舌をラバーにより排除できるため，容易に根管へアプローチできる

表19-1 ラバーダム防湿の目的．

- 無菌処置
    唾液の浸入防止
- 安全化
    ファイルの誤嚥防止
    器具・薬剤などからの軟組織の保護
- 治療の効率化
    舌や口唇・頰の圧排（患歯の明示）
    ミラーの曇り防止（呼気からの遮断）

表19-2 治療の効率化からみたラバーダム防湿．

唇・頰粘膜や舌を圧排できる
呼気でミラーが曇ることがない
唾液の侵入が防止できる
↓
根管の観察が容易
両手がフリーになる
唾液でファイルがすべることがない
↓
ストレスがなく，効率的に作業できる

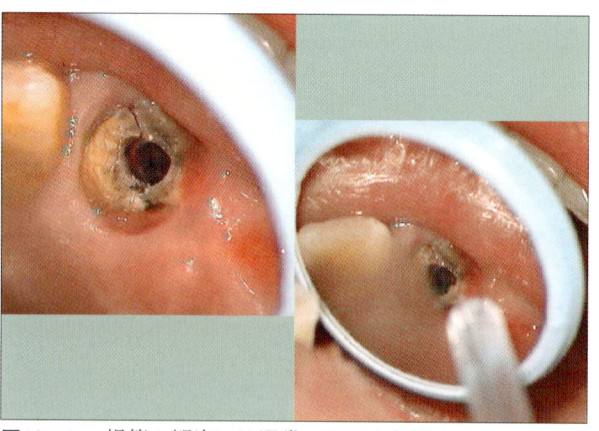

図19-1 根管の観察には通常ミラーを使用するが，ラバーダム防湿を行っていないため，呼気でミラーが曇ってしまう（図右）．そのため，3wayシリンジにてエアーを吹き付けて観察した．ミラーを温めると曇りにくいが，観察するたびに温めるのは煩雑である．とくに根管治療中は，ラバーダムにより呼気を遮断した方が効率も上がる．

利点もある．さらに，通常は呼気によりミラーが曇ってしまうが，ラバーダムを装着することにより，呼気から隔離できるためミラーによる根管の観察に支障がない（図19-1）．また，ミラーで舌や頰を圧排した後にミラーで観察すると，ミラー表面が唾液などで汚れてしまっており，観察困難な場合が多い．根管を観察するとき，とくにマイクロスコープを使用する場合は，ミラーテクニックが必須であるため，ラバーダム防湿は必須となる．

ラバーダム防湿の目的として，次亜塩素酸ナトリウムなどの漏洩による，軟組織の傷害防止も挙げら

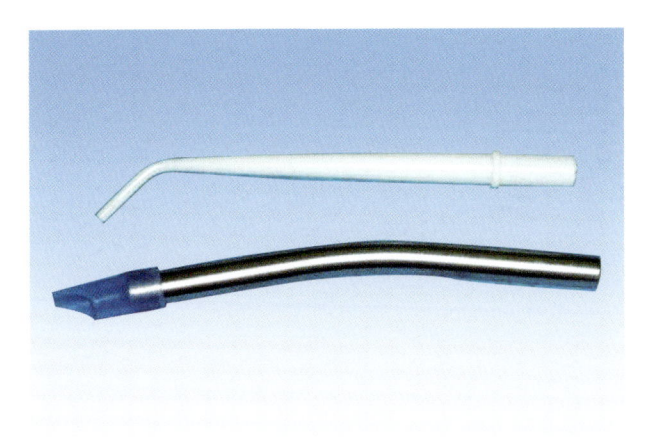

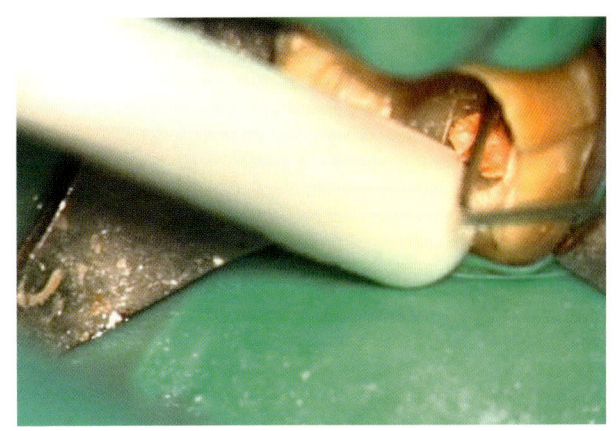

図19-2 たとえラバーダム防湿を行っていても，薬液が口腔内に漏洩する危険がないわけではない．根管治療中には薬液を歯より溢れさせないように細いバキューム(写真上)で吸引することが事故防止につながる．

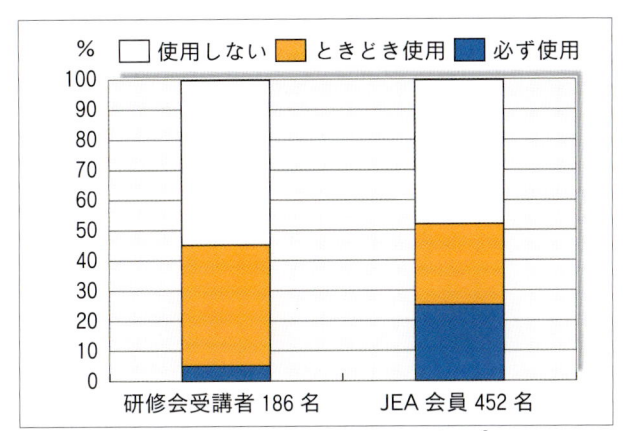

図19-3 わが国のラバーダム防湿の使用状況[2]．

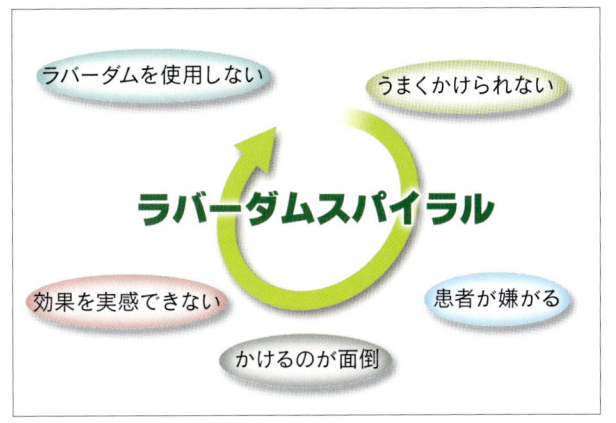

図19-4 ラバーダムスパイラル．

表19-3 ラバーダム装着に対する患者の希望[3](%)．

	研修医群の患者	医局員群の患者	患者合計
ラバーダムを装着して診療してほしい	91	92	92
できればラバーダムを装着して診療してほしい	7	6	7
ラバーダムはしないでほしい	1	2	2

れる．ただし，ラバーダムシートと歯との微小な間隙から薬液が口腔内へ漏洩する危険性もあるため，先端が細いバキュームチップ(図19-2)を使用して確実に吸引したり，必要に応じて隔壁を作製する．

ラバーダム防湿を行っていないと，指先が唾液で濡れ，把持しているファイルなどが滑ってしまい，ファイルを誤嚥させる危険がある．このようにラバーダム防湿は，根管治療に欠くことのできないも のであるが，わが国にはそのメリットを享受していない歯科医師が多い(図19-3)．

ラバーダムの装着に慣れていないと，装着に時間がかかり，さらに患者に無用な痛みを与える可能性がある．そのためラバーダム装着が億劫となり，いつまでたってもラバーダム装着に慣れないという悪循環に陥ってしまう(図19-4)．ラバーダムを装着することに慣れれば，装着時間はわずか数分である．また，ラバーダム経験のある患者に対するアンケート結果として，患者のラバーダム装着の希望がかなり大きいことも報告[3]されている(表19-3)．無菌的処置の基本ともなるラバーダム防湿を行い，安全で効率的な根管治療をぜひとも行ってほしいものである．

1．三好敏朗ほか：歯内治療時のラバーダム防湿に関する現状と意識調査．日歯保存誌 39：315-323, 1996.

2．吉川剛正ほか：根管処置におけるラバーダム使用の現状．日歯保存誌 24：83-86, 2003.

3．佐々木るみ子ほか：歯内療法時のラバーダムは不快か？—歯科医師と患者の意識調査．日歯保存誌 27：2-5, 2006

解説コラム

20

ラバーダム防湿の方法

　ラバーダムシートは，通常クランプを使用して歯に装着する．クランプには歯に接触させる4つの「爪」があり，歯に4点が接触した状態で装着されていることが重要である．3点が接触していれば安定することもあるが，クランプが動揺しやすく，ラバーの張力で外れやすい．

　クランプで歯肉に痛みを与えてしまうことを恐れ，歯肉よりも離れた位置で4点接触を得ようとすることもあるが，治療中にクランプが歯肉側にずれてしまい，不意に痛みを与えてしまうことがある（図20-1）．したがって，4点が接触した状態で，歯に一番適合する場所を探すようにクランプフォーセップスを左右に振りながら装着する．この際，フォーセップスは順手でなく逆手で把持するのが基本である（図20-2）．

　上顎第二大臼歯にクランプを装着する場合，頰側に位置する筋突起が邪魔になることがある．奥歯の治療であるからと，患者が大きく開口してくれるこ

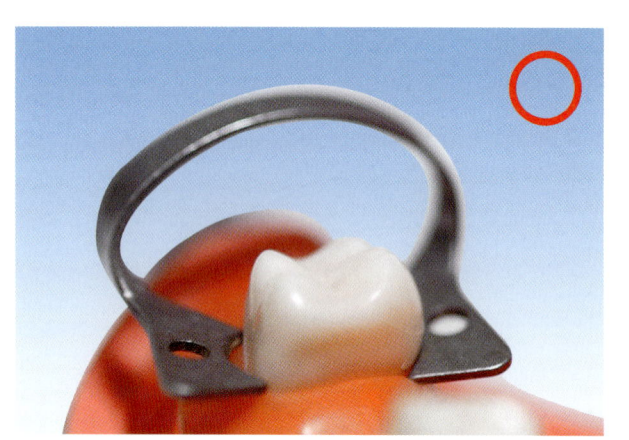

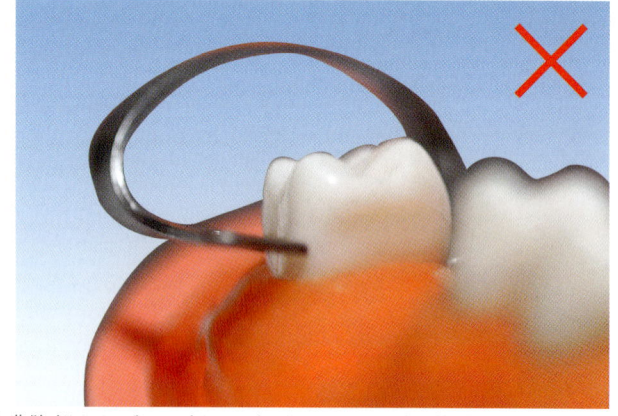

図20-1　クランプは，歯肉辺縁に装着するのが基本である．最大豊隆部をわずかに超えた部分にクランプを装着した場合，患者が閉口した際などのはずみで，クランプが歯肉方向にずれてしまうことがある．患者は不意に生じる痛みには敏感に反応し，不信感を与えることとなる．

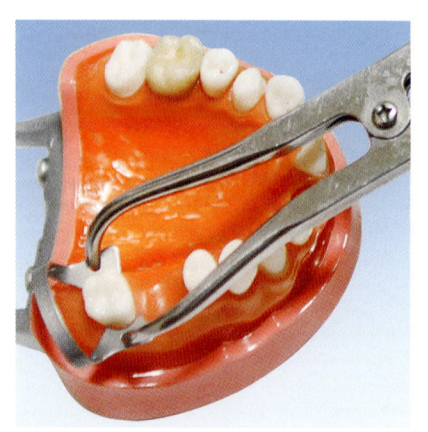

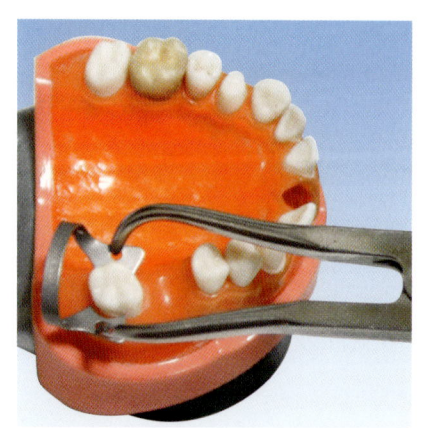

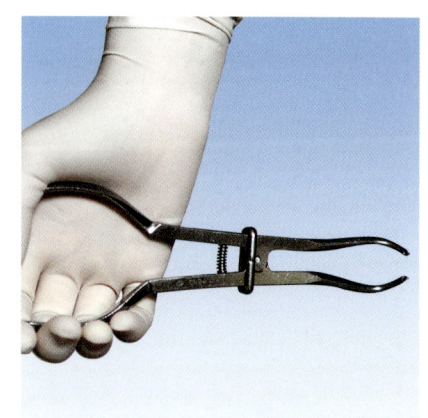

図20-2　クランプの適合が一番良好な部位を探すことが重要である．フォーセップスは，逆手で把持するのが基本である．

ラバーダム防湿の方法

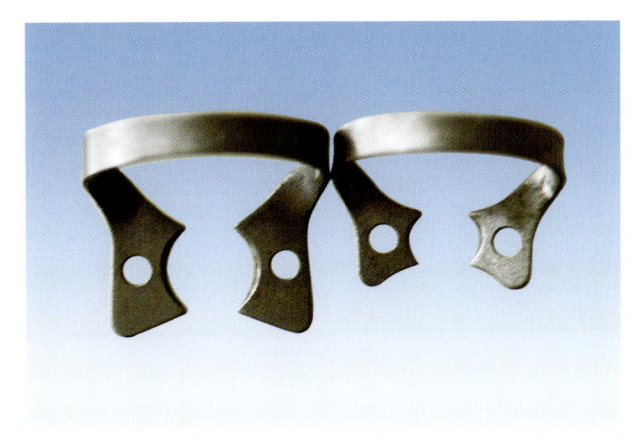

図20-3　無翼型クランプ(大・小)．この2つのクランプでほとんどの歯に対応することができる(Hu-Friedy #33, #32)．

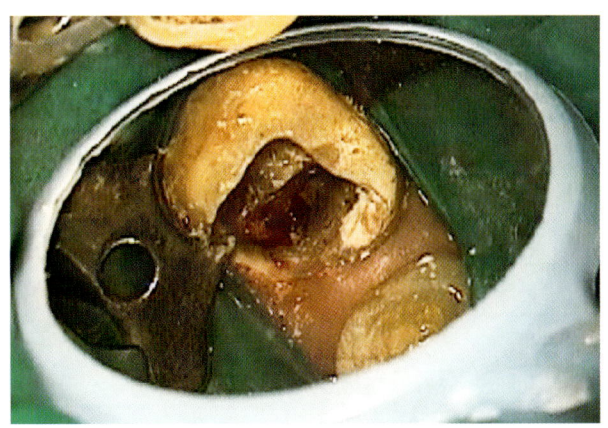

図20-4　支台歯形成されて小さくなった大臼歯や，歯冠の崩壊が大きい大臼歯では大臼歯用のクランプが適合しないことがある．このようなときには小さいクランプを使用すると，しっかりと装着できることもある．

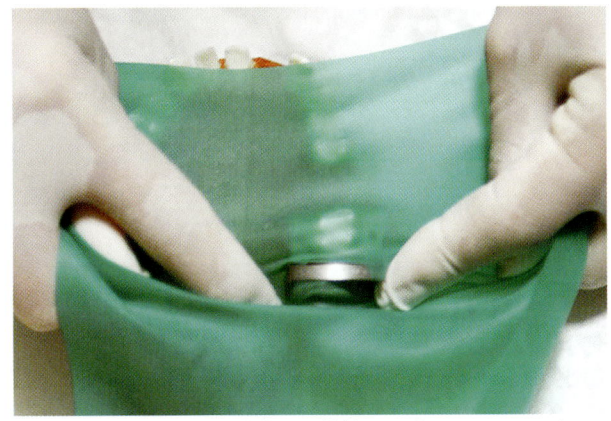

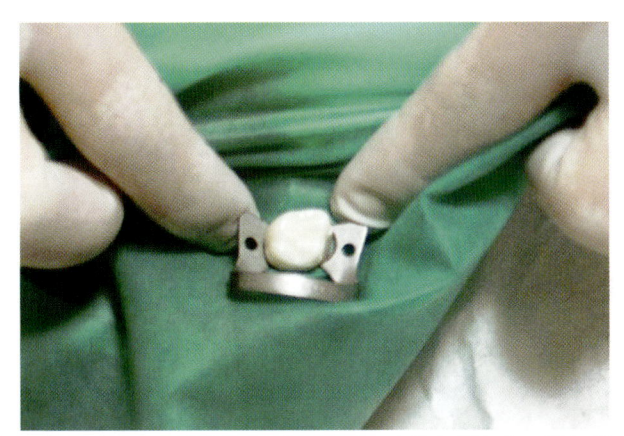

図20-5　クランプを試適した状態で，上からラバーダムシートをかける．シートに穿孔した穴を両手の人差し指などで押し広げ，クランプの弓部および患歯を通す．

　とがあるが，開口するとさらに筋突起がクランプと干渉してしまうので，患者にはやや口を閉じるように指示しクランプを装着するとよい．
　クランプには種々の形態のものがある．クランプを患歯に装着する際に，ラバーシートを保持するための「翼」が付与されたクランプが多い．われわれはほとんどの症例を大小2つの無翼型クランプで対応している(図20-3)．小さいものは前歯・小臼歯に使用し，大きいものは大臼歯に使用するが，支台歯形成された大臼歯に前歯・小臼歯用クランプを使用することもある(図20-4)．
　無翼型クランプを使用したラバーダム装着法には，数種類の方法がある．クランプを患歯に試適したら，患歯から撤去せず，ラバーシートに穿孔した穴を指で広げながらクランプの弓部に持っていき，そのままクランプと患歯にラバーシートをかけてク

ランプに装着する方法がある(図20-5)．この方法の利点は，クランプを装着しやすい点にある．しかしクランプの適合が緩いと，シートを通す際にクランプを歯肉方向に押し下げ，痛みを与える可能性がある．また第二大臼歯に装着する際に，ラバーシートがクランプと頰粘膜との間を通過しにくいことがある．
　上記の方法でラバーシートを通過させにくい場合は，ラバーシートに穿孔した穴をクランプの弓部のみにあらかじめ通した状態でクランプを装着する方法もある(図20-6)．この方法の欠点は，シートが邪魔になり，クランプの装着が少し難しくなることである．シートが邪魔にならないように反対側の手で把持するが，このときにクランプの遠心側が浮き上がってしまい，患歯にうまく装着できない場合がある．そのようなときはシートを把持し，指でクラン

解説コラム

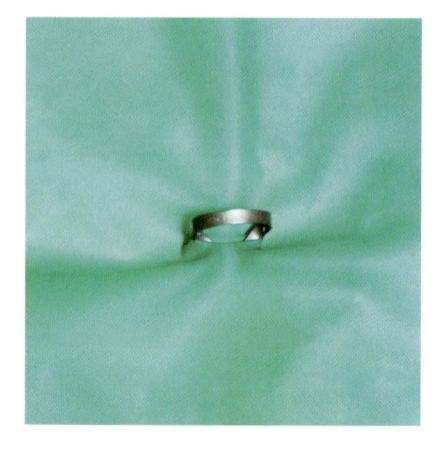

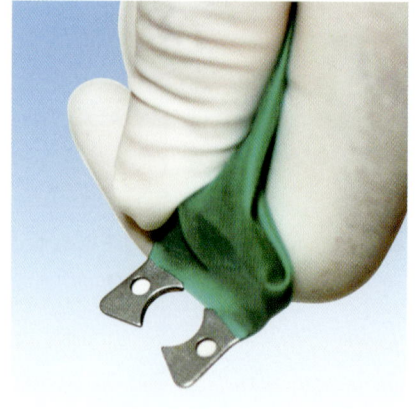

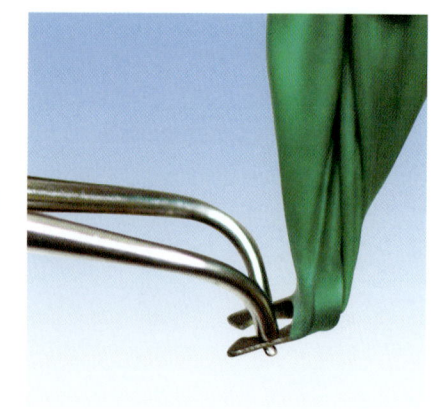

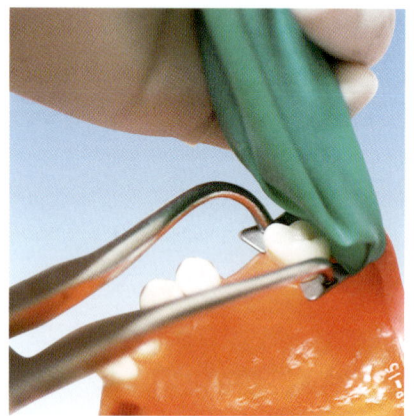

図20-6a 図20-6b 図20-6c
図20-6d

図20-6　あらかじめクランプの弓部にシートをかけた状態で，クランプを装着する．シートが邪魔になり，クランプの装着がやや困難となる．また，クランプの遠心側が浮き上がってしまい，歯にクランプを適合させにくい場合がある．

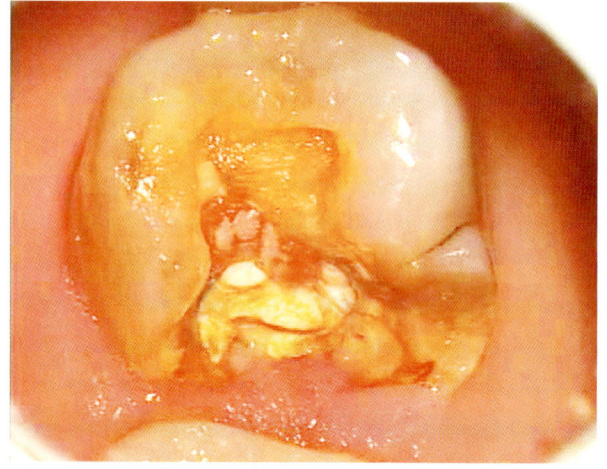

図20-7　上顎第一大臼歯．クランプの装着は可能であるが，遠心側の歯質の崩壊が大きく，根管治療中に洗浄液などが漏洩する可能性がある．また歯肉息肉の存在により，仮封材辺縁の漏洩の危険性が高い．

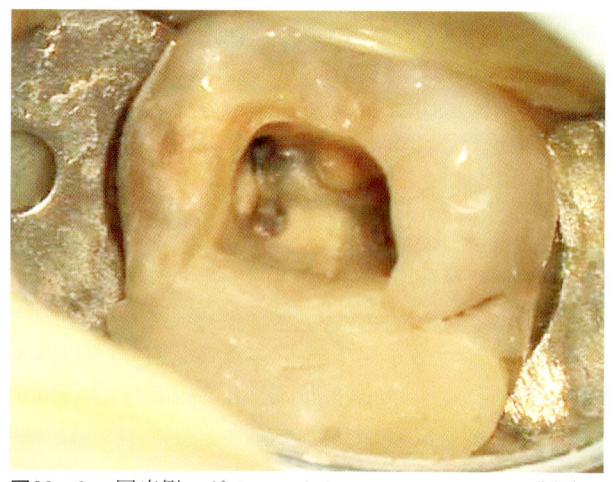

図20-8　同症例．グラスアイオノマーセメントで，隔壁を作製して根管治療を行った．

　プの弓部を遠心側に押さえながら患歯に装着することもある．
　その他の方法として，あらかじめラバーシートのみ患歯に装着し，その上からクランプを装着する方法などがある．
　残根状態でクランプの装着が困難な症例では，まず保存の可否を十分に判断する必要がある．補綴処置のために歯肉切除，あるいは歯冠長延長術などの処置を行う必要があれば，根管治療の前段階でそれらの処置を考慮する．また残根状態であっても，歯肉を押し下げることで，クランプの装着が可能な場合もある．隔壁は，クランプの装着が可能な場合にも作製することがある．頰舌側の歯質が残存しておりラバーダムは装着可能であるが，隣接面に実質欠

ラバーダム防湿の方法

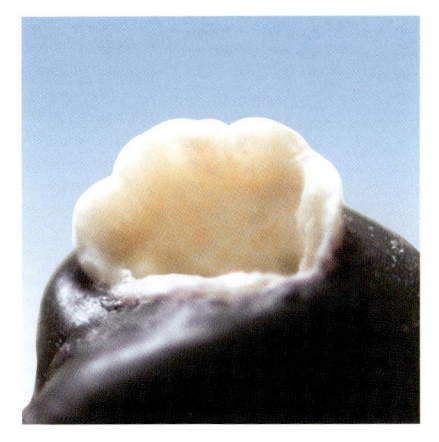

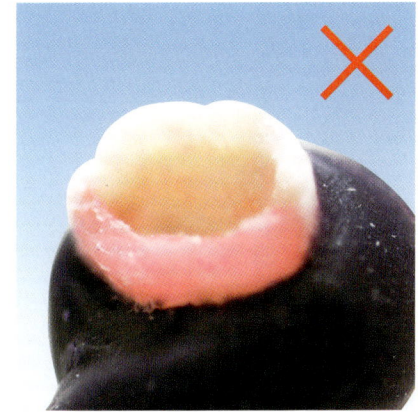

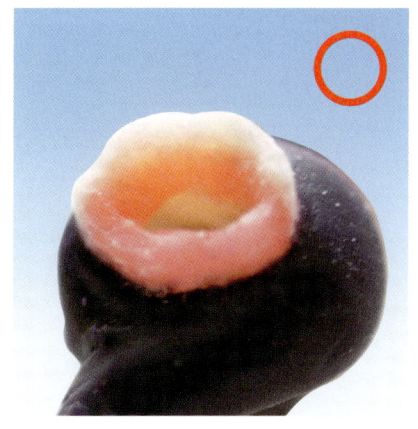

図20-9 実質欠損が大きな歯への隔壁作製．
　レジン隔壁は接着力に優れているが，歯肉縁ギリギリの部位では，歯肉溝滲出液などで接着力が低下する場合があるため，歯肉縁付近の部分のみにレジン（写真中では赤いワックスで代用）を築盛するだけでは脱落する危険がある．歯質が残存している部位にも，維持を求めるようにするとよい．とくに頰舌側の隔壁を作製する場合は，クランプの把持力に抵抗するように，近遠心隅角を超える位置までレジンを築盛すると，クランプ装着中の脱落が防止できる（今回の場合は全面にわたり築盛している）．

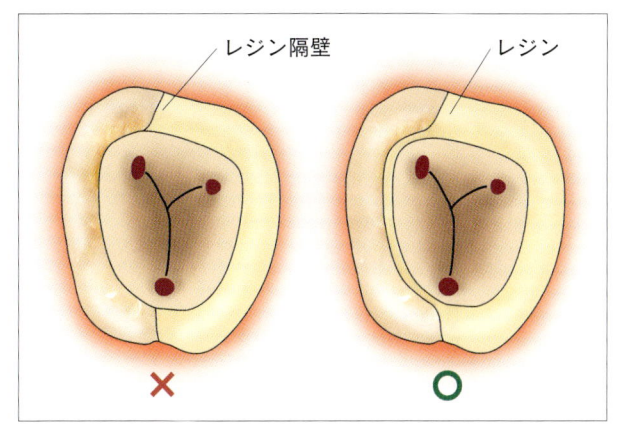

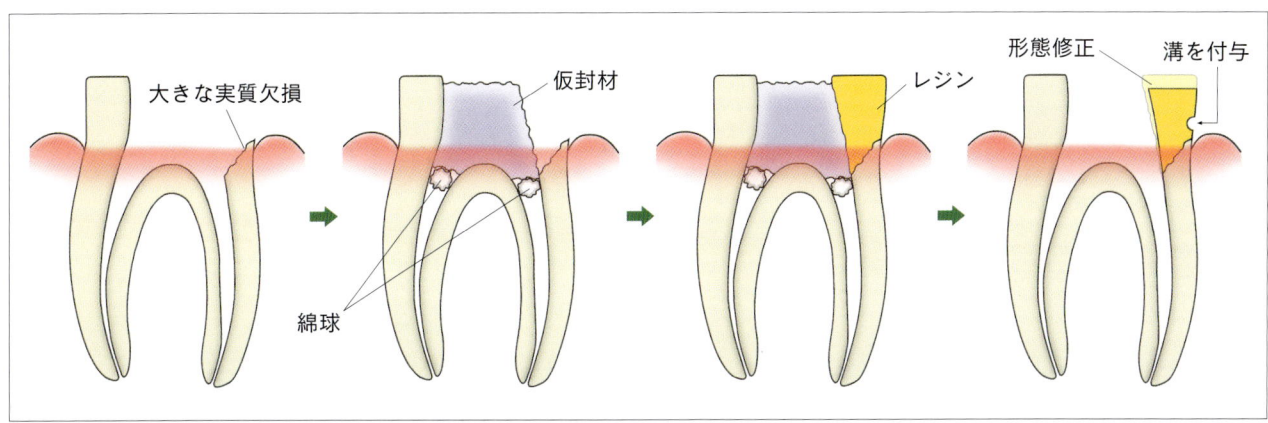

図20-10 フロアブルレジンを使用する場合，チクソトロピー性を有し付形性がよいものを使用した方が，操作が容易である．高フローレジンを用いる場合は，レジンで根管口を塞いでしまう危険があるため，隔壁作製前に根管口を綿球や仮封材で塞いでおくとよい．
　また接着界面にクランプを装着すると，クランプの把持応力により隔壁が脱離する危険があるため，クランプの爪がかかるように隔壁に溝を形成する．クランプの動揺により，歯肉に痛みを与えることもなくなる．

損があり，治療中に唾液や薬剤の漏洩の危険がある場合に隔壁は有効である（図20-7，8／症例10参照）．
　隔壁作製では，接着性レジンを使用する頻度が高い．レジン隔壁の作製法は，通法にしたがいエッチングやボンディングを行った後にレジンを築盛していく．レジン隔壁は脱離の可能性が低く，審美性も良好であるため近年よく使用される．しかし残根状態の歯への隔壁作製時の防湿のコントロールが難しいため，接着力が十分発揮できない場合がある．そのため被着面積を大きくして，歯質が残存している髄腔壁にもレジンを築盛するのがよい（図20-9）．
　通常のペーストタイプのレジンは，形態を付与するのに適しているが，接着界面に気泡や滲出液が入りやすく，隔壁の脱離の危険が多いように思われる．

85

解説コラム

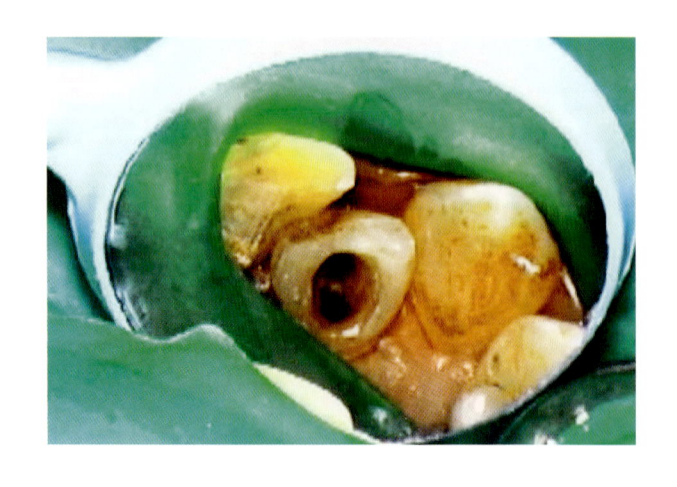

図20-11 スプリットダム法．叢生で患歯にクランプを装着できなかったため，2歯遠心側の歯にクランプを装着した．そのため作業空間が広がるというメリットもあった．

隔壁の接着界面には，フロアブルレジンを使用するのがよいだろう．フロアブルレジンにもさまざまな種類があり，ある程度のフローを有し，かつ形態を付与しやすいチクソトロピー性を有したレジンを使用すると操作性がよい．

レジン隔壁作製時には，根管口をレジンで封鎖しないように綿球で根管口を塞いでおく（図20-10）．また，水硬性セメントやストッピングなどの仮封材で髄室を封鎖しておくと，根管口を封鎖する危険もなく，またレジン築盛時に容易に形態を付与することができる．レジン隔壁の作製後にそれらを除去し，必要な視野を確保したり，髄質壁から根管口までを滑らかにするために形態修正を行う．隔壁部分で咬合接触していると，隔壁の脱落や咬合性外傷の危険があるので，隔壁作製後に咬合関係を確認する必要がある．また，接着界面にクランプを装着すると隔壁が脱離する可能性があるため，レジン隔壁に溝を付与してクランプを装着するなどの配慮が必要である．

残根状態でクランプが装着困難な場合，隔壁を作製せずに隣在歯を使用してラバーダムを装着することもある（スプリットダム法）．スプリットダム法とは，まずラバーダムシートにパンチを使用して連続した穴をあけてから，患歯と両隣在歯を露出させるように装着する方法である．患歯の遠心隣在歯には，クランプを装着してラバーシートを固定する．患歯の近心側は，フロスやラバーダム固定用コードなどを使用してラバーダムシートを保持すると，患歯へのアクセスが容易となる．

このスプリットダム法は，支台歯形成された歯や矮小歯などでアンダーカットが乏しい歯，叢生や捻転などの歯列不正により患歯にクランプ装着が困難な場合にも応用することが可能である（図20-11）．隣在歯にクランプを装着すると器具の操作空間が広がるため，積極的に隣在歯にクランプを装着することもある．

スプリットダム法では，ラバーダムシートと歯との間隙が広く開いてしまうため，間隙部に即時重合レジンなどを盛ることもある．しかし唾液や薬剤の漏洩を完全に防止できるわけではないので，治療中は細いバキューム（81頁参照）を使用し，患歯から洗浄剤が溢れないように十分に注意しながら吸引を行うとよいだろう．

ラバーダム防湿に使用するラバーシートにより，ラテックスアレルギーを生じることがある．問診によりラテックスアレルギーがある場合は，ノンラテックスラバーシートを使用しなければならない．

フレアーアップ
その確率，起こる理由，対処方法

原因とその確率

フレアーアップとは，根管治療中に生じる急性根尖性歯周炎であり，多くは慢性根尖性歯周炎の急性転化である．症状は自発痛や咬合痛，腫脹などであり，治療直後より数日後に出現しやすい．

フレアーアップは，種々の刺激が原因で生じ，その多くは細菌学的刺激や物理的，化学的刺激あるいは患者の免疫学的要因などが複合して生じると考えられている．根尖孔外へのファイルの突きだし（オーバーインスツルメンテーション）は，物理的刺激として作用し，その際に細菌や感染歯質などを同時に根尖孔外へ押しだすと，細菌学的刺激としても作用する．

また，次亜塩素酸ナトリウムなど，根管洗浄剤の根尖孔外への溢出や，根管貼薬剤の刺激なども原因として考えられる．

フレアーアップの発現頻度は，数%から十数%と報告がされている．根尖病変のある症例に多く認められるという報告もあれば，歯髄壊死の症例に多いという報告もあり，特定の状態にある歯に限られるわけではない．また，術者の経験などに関わらずフレアーアップを生じさせる可能性があるため，根管治療を行う場合には前もってフレアーアップが生じる可能性について言及しておくのがよい．フレアーアップが生じてから説明したのでは，患者の不安感の大きさが異なる．

予防

フレアーアップの原因が完全に明らかではないため予防は困難であるが，細菌を根尖孔外に押しださないように，電気的根管長測定器を使用してオーバーインスツルメンテーションを避ける．また，歯冠部や根管上部の感染歯質を予め除去しておかないと，根管内にファイルを挿入した際に，根尖部に感染源を押し込む可能性がある．

根管形成時にファイルをファイリング操作で使用するよりも，回転操作で使用した方が根尖孔外への削片の溢出量が少ないため，エンジン用ニッケル-チタンファイルを使用すると，根尖孔外への削片の溢出量を減少でき，フレアーアップの発生を減少させる可能性もある．

対処法

フレアーアップを生じてしまった場合は，ラバーダム防湿下で十分に排膿させた後，根管内を清掃し仮封を行うのが最良の応急処置である．最初は黄色の膿が排出され，その後に血性膿となり，最後には漿液性となるのが一般的である．やむを得ず根管開放を行う場合は，翌日に来院させて仮封すべきである（67頁参照）．

また，フレアーアップを生じた場合には，抗菌剤および鎮痛剤の投与を行う．

Section 3 痛みの症例

症例12

根管治療で痛みが消失しない

［来院までの治療経過＆問診］

患者：24歳，女性

来院経過：半年前に 4| のう蝕治療のため，近医を受診し，抜髄処置を受けた．3週間ほど前に圧痛を感じたので，治療した近医を受診したところ，「何でもない」といわれた．しかし，その後も痛みが続いたため，再根管治療を開始したところ，直後から激痛が続き，抗菌剤を服用したがまったく効かず，別の医院でも診てもらったが「原因がわからない」といわれた．インターネットで相談した歯科医師から，当院を紹介され来院した．

患者は2か月後に結婚式を控えており，その後，海外赴任に同行する予定であった．

［診査・診断］

初診時の口腔内診査では，腫脹や発赤などの炎症所見は認められず，打診痛と根尖相当部の圧痛が認められた．

エックス線写真では，根尖に歯根膜腔の拡大が認められた．

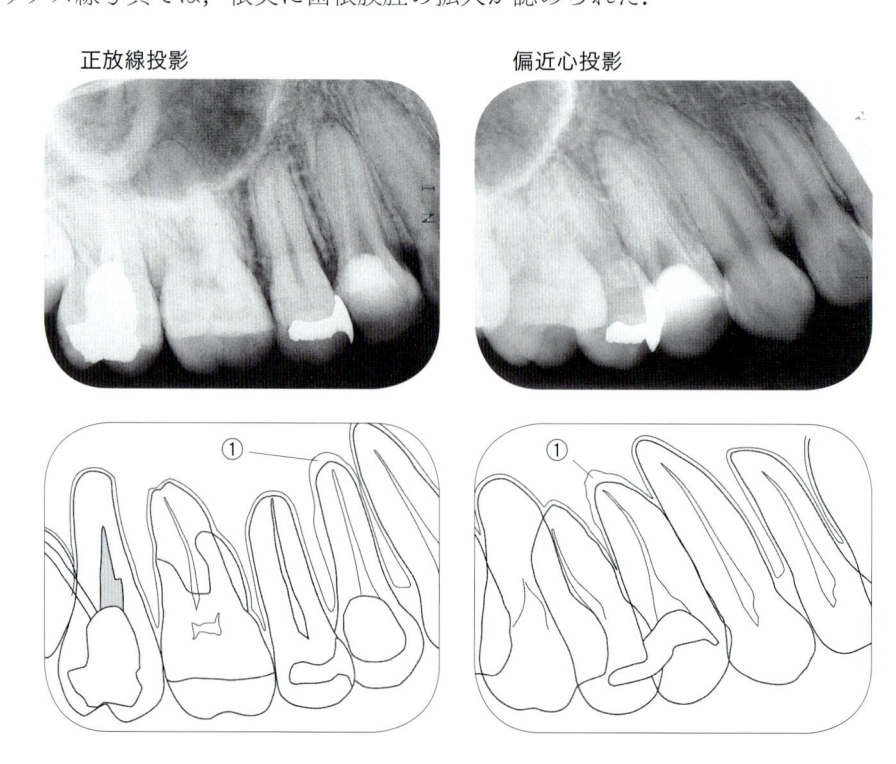

正放線投影　　　　　　　　　偏近心投影

① 4| 根尖部に歯根膜腔の拡大像．

痛みの原因について確定診断には至らなかったが，現在 4| が治療途中であることから，根管治療を引き続き行うこととした．

[処置内容]

根管治療を開始し，根管内をマイクロスコープ下で精査したところ，とくに問題となるような所見は認められず，排膿などの炎症所見も認められなかった．根管内が十分清掃されていることを確認し，通法どおりの根管治療を行ったが，痛みは全く改善せず，治療直後にはむしろ痛みも強くなっていた．何種類かの鎮痛剤も頓服で処方したが，痛みはほとんど変わらなかった．

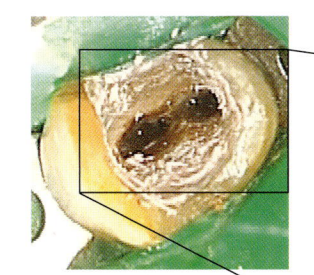

根管治療開始時

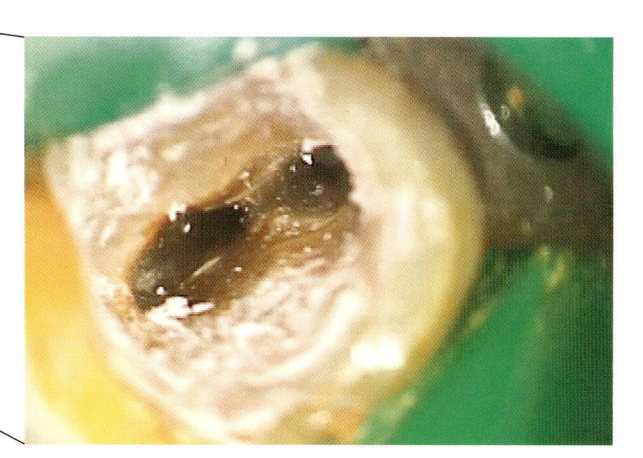

当院での治療と並行して，ペインクリニックへの受診を勧め，紹介したところ，「器質的な異常がなく，心因性疼痛の疑いが高い」という診断であった．根管治療は細菌感染を取り除くことが目的であり，痛みは結果的に生体が治してくれること，根管治療を行うたびに刺激が加わり，痛みが誘発されてしまう可能性があること，痛みはすぐによくならないが，根管充填し経過観察をした方がよいことなどを説明し，4回の根管治療後に根管充填を行った．最終補綴まで観察期間が必要と考え，仮封はグラスアイオノマーセメントにて行った．

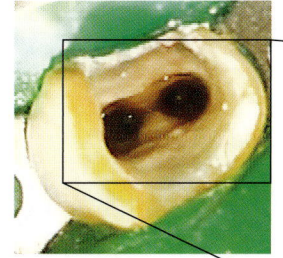

根管充填前

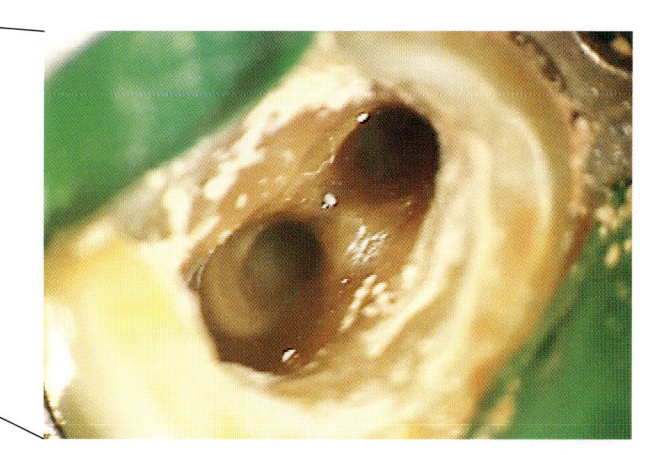

Section 3 痛みの症例

根管充填後のエックス線写真.

正放線投影　　　　　偏近心投影

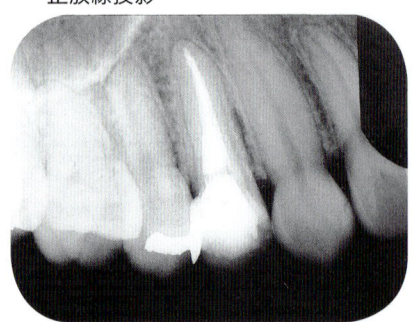

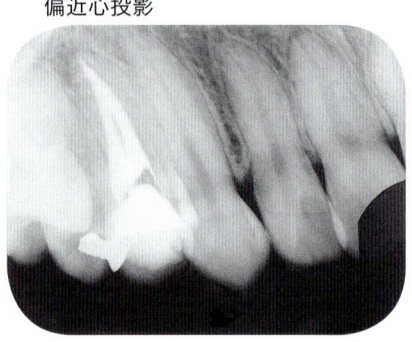

　完全に痛みがなくなることはなかったものの，何とか結婚式をすませ，海外赴任への同行は延期し，国内で経過観察することとなった．初診から3か月，症状はかなりよくなってきた．4か月後，|7の頬側に二次う蝕が認められたため，処置を行うことになった．しかし同側であることから落ち着いてきた痛みが再発する可能性があることなどを説明し，レジン充填を行った．術後やはり痛みが再発したが，術前に説明していたので，患者も冷静に対応することができ，今回の痛みは1週間程度で消失した．初診から1年3か月後，4|の最終補綴を行うことができた．

［歯内療法専門医の目］

　初診時の診査で患歯に打診痛と根尖相当部の圧痛が認められた．しかし，根管内に大きな問題はなく，排膿や歯肉の発赤といった感染所見は全く認められなかった．適切な根管治療を行えば，痛みは自然に消失する．痛みは，根管治療で取り除いているのではなく，生体が治していく部分であることを本症例から再確認させられた．痛みが続くからといって，闇雲に根管治療を続けていくことは，患者にとっても，歯科医師にとっても不幸なことになりかねない．もし，一般歯科医師が根管治療に不安を感じるのであれば，歯内療法専門医への受診を勧め，痛みに対しては痛みの専門医との連携で治療を進めるのがよいだろう．

　本症例の患者は，数か月後に結婚および海外赴任への同行といった環境の変化を抱えており，それが痛みを誘発した可能性もある．根管充填までに要した治療回数は4回と記載したが，実はその間に3回ほど痛みを訴え来院している．そのときは口腔内を診査し，状態を説明した上で，それぞれ約1時間患者の話をよく聞き，不安を取り除くように配慮した．またペインクリニックでは，初診時に約2時間の時間をとっていただき，その後も定期的に診ていただいた．

　痛みの原因ははっきりしないが，心因性であれば患者の話をよく聞き，不安を取り除き歯科医師と患者との信頼関係を築くようにしなければならない．いったん崩れてしまった信頼関係を取り戻すのは容易ではないが，時間をかけしっかり対応するしかないようである．

Section 4

穿孔部封鎖

症例13	大きな穿孔部を発見した 穿孔部封鎖	92
症例14	穿孔部から溢出した根管充填材	96
解説コラム22	穿孔（パーフォレーション）の原因とその予防法	101
解説コラム23	穿孔部封鎖の原則および Internal Matrix Technique	104

Section 4 穿孔部封鎖

症例13

大きな穿孔部を発見した
穿孔部封鎖

［来院までの治療経過＆問診］

患者：43歳，男性
来院経過：$\overline{6}$の痛みを訴え，主治医のところで診査を行った．根尖にはエックス線透過像が認められ，分岐部のポケットは10mm程度あり，冠をはずすと遠心根の分岐部寄りに大きな穿孔が確認された．できる限り保存したいということで，専門医での治療を希望し来院した．

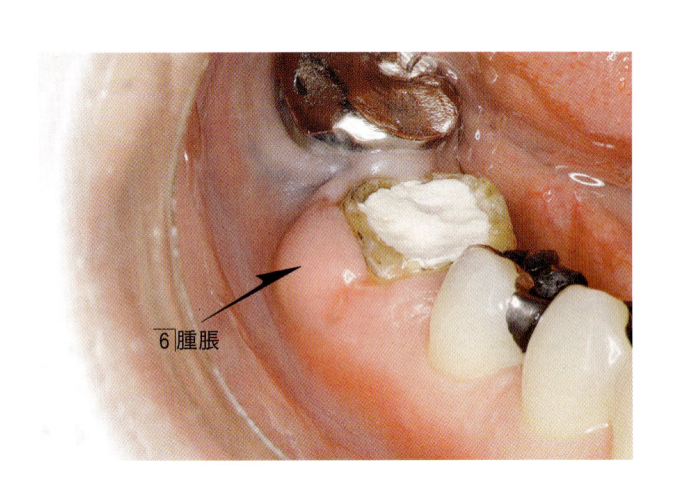

$\overline{6}$腫脹

［診査・診断］

初診時の口腔内診査では，頬側分岐部に腫脹が認められた．エックス線写真では，分岐部に大きな透過像が認められた．

健全歯質が少なかったり，歯根縦破折を起こしている場合には，保存困難となることがあることなどを説明の上，再根管治療を行うことで同意を得た．

大きな穿孔部を発見した／穿孔部封鎖

正放線投影　　　　　　　　　　偏遠心投影

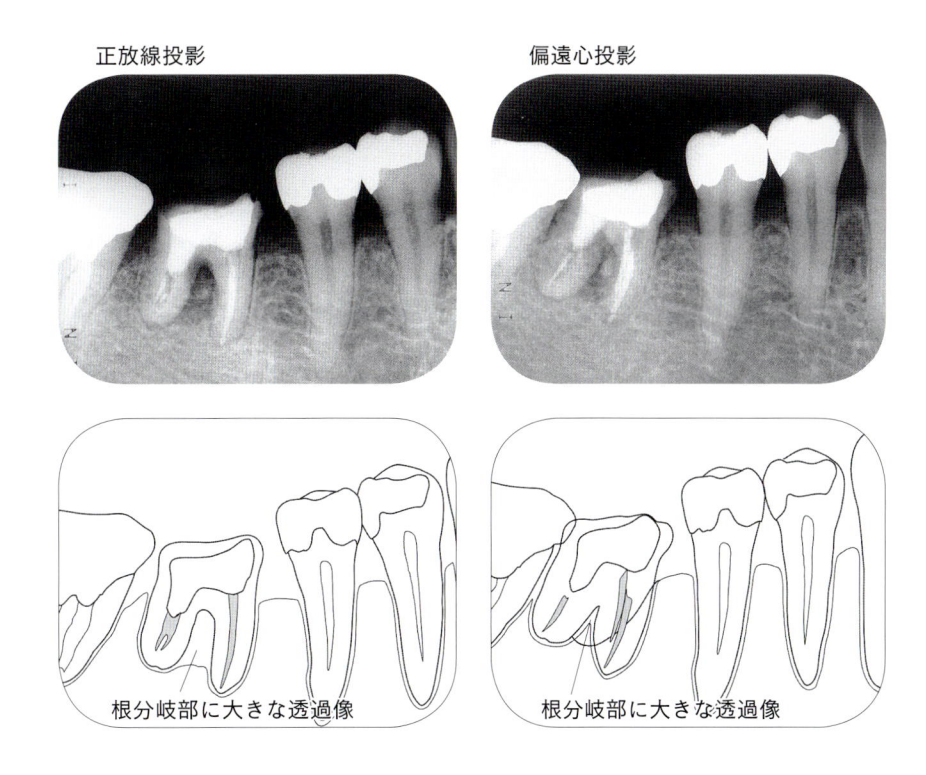

根分岐部に大きな透過像　　　　根分岐部に大きな透過像

[処置内容]

　ラバーダム装着後，髄腔内をマイクロスコープ下で精査すると，遠心根管から出血があり(黒矢印)，次亜塩素酸ナトリウムで洗浄すると，多量の肉芽組織が認められた．超音波チップなどを用いて，根管内の肉芽組織をできるだけ除去したが，腫脹の原因と考えられる穿孔の大きさは出血のため正確に確認することができなかった(矢印)．水酸化カルシウムを貼薬し，1回目の治療を終了した．

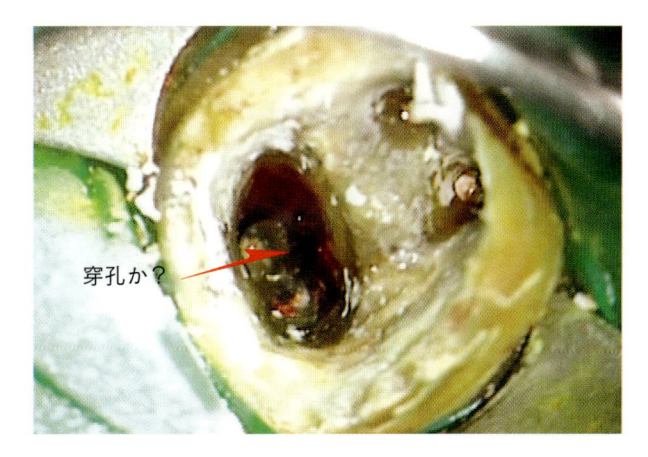

出血　　　　　　　　　　　　　　穿孔か？

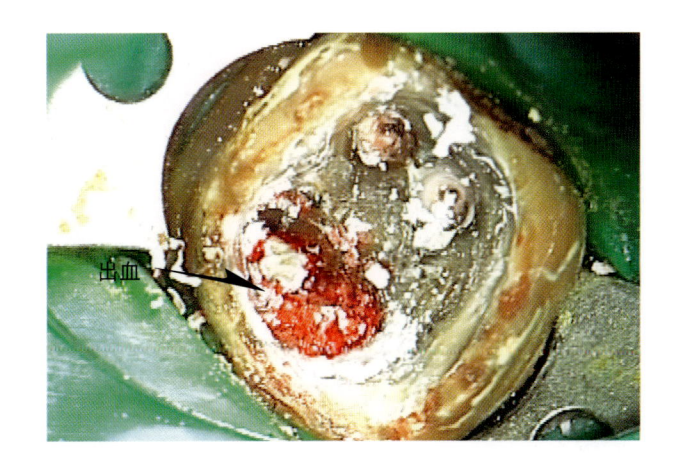

　2回目の治療の際に，あらためて遠心根管内を精査すると，分岐部寄りに大きな穿孔が確認された．本来の根管をマイクロスコープ下で確認し，穿孔部周囲と根管内にある感染源を徹底的に除去し，2回目の治療を終了した．

Section **4** 穿孔部封鎖

　3回目の治療では，炎症も消退傾向にあり，根管内には貼薬した水酸化カルシウムが残っており，排膿などの炎症所見は認められず，根管内は十分清掃された状態であると判断した．

　まず穿孔部から歯槽骨内に前もって医療用カルシウムサルフェート（Class Implant社／Italy／Fax 06-5220890）を充填した後（矢印），根尖部をガッタパーチャとシーラーにて根管充填した．根管上部はプロルートMTA（デンツプライ三金）にて緊密に充填し，穿孔部を封鎖した（矢印）．

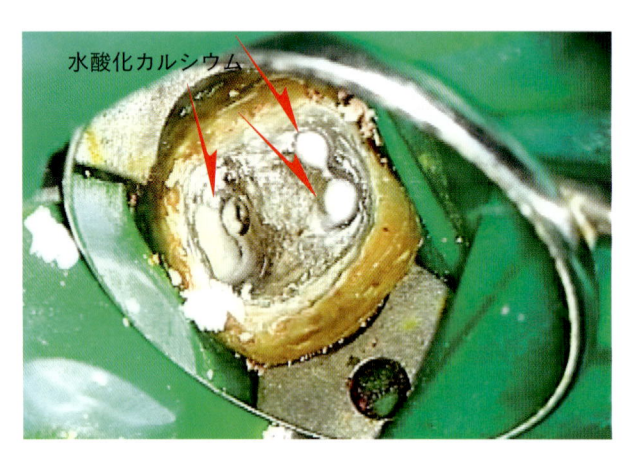

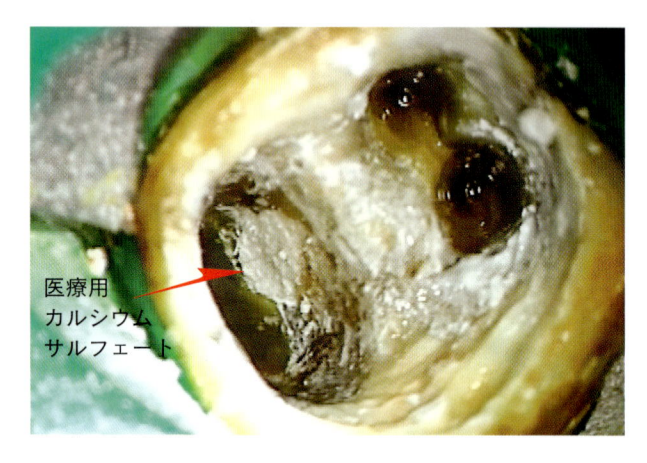

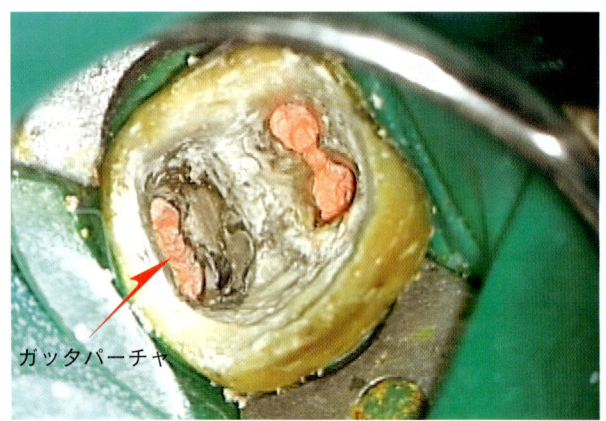

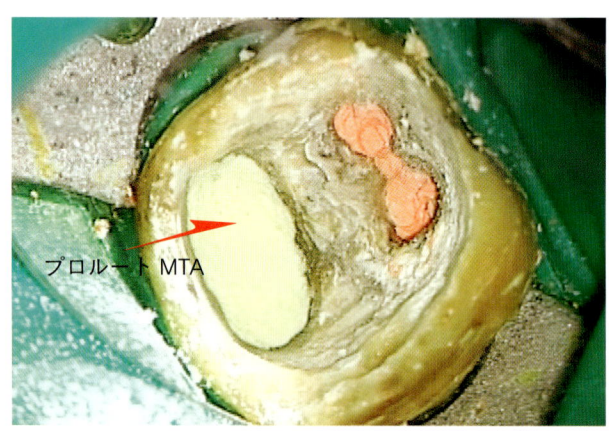

水酸化カルシウム

医療用カルシウムサルフェート

ガッタパーチャ

プロルートMTA

根管充填後のエックス線写真．

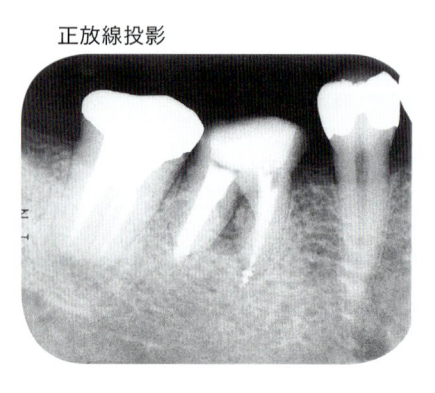

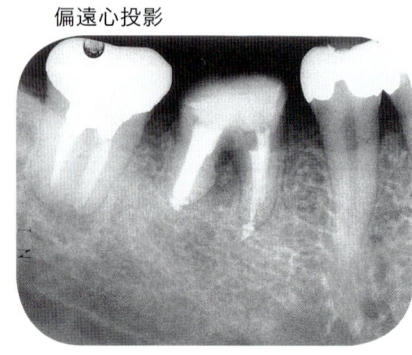

正放線投影　　偏遠心投影

根管充填14か月後のエックス線写真と口腔内写真．患者は患部の痛みを訴えて来院したが，再発の所見は認められず，エックス線写真では骨の再生が認められた．

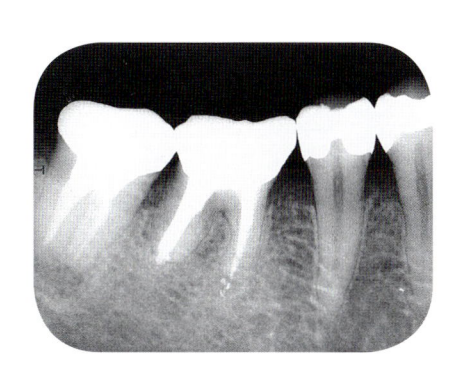

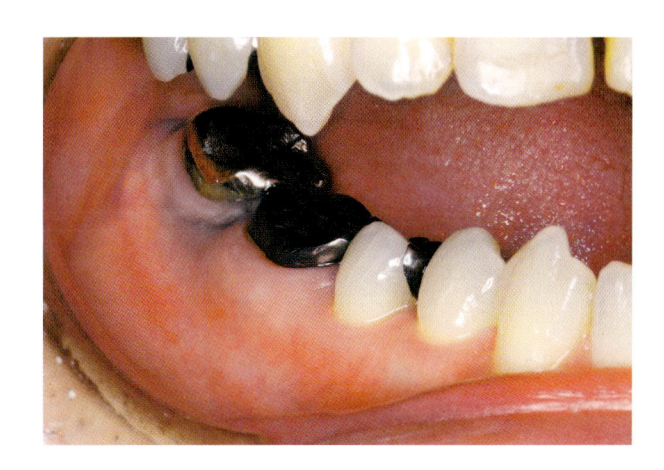

［歯内療法専門医の目］

　本症例では，1回目の治療の際，穿孔部の大きさを正確に確認することが困難であった．炎症が強く肉芽組織が多量に認められるような場合には，出血をコントロールすることが難しい場合がある．電気メスやレーザーにより肉芽を除去することができれば，この時点で穿孔部の大きさを確認することも可能である．しかし，穿孔の位置によってはそれも困難なことがある．

　本症例では，1回目の治療の際に根管内の肉芽組織を超音波チップにて徹底的に除去し，水酸化カルシウムを根管内に緊密に貼薬した．貼薬した水酸化カルシウムは高いpHによって肉芽組織を溶解し，細菌の増殖も抑える効果が期待できる．2回目以降は，穿孔部の大きさを確認したうえで，感染源の取り残しがないように根管内を十分に清掃した．

　穿孔部の封鎖には，Internal Matrix Technique を用いたが，穿孔部が大きく，周囲に十分な健全歯質がとれなかったため，接着性レジンなどによる封鎖をあきらめ，プロルートMTA にて根管口まで封鎖した．プロルートMTA はセメント質などの硬組織が材料に接してできると報告されており，Internal Matrix Technique を応用する必要はないという考えもある．いずれの材料を使用したとしても，穿孔部封鎖の原則は穿孔部を無菌的にすることである．感染歯質が穿孔部周囲に残っていては，良好な予後は期待できない．

Section 4 穿孔部封鎖

症例14

穿孔部から溢出した根管充填材

［来院までの治療経過＆問診］

患者：41歳，男性

来院経過：2年前に前の歯科医院にて 6| の抜髄処置を受けたが，腫れを感じたため，紹介元歯科医院で冠を除去し根管治療を開始した．近心頬側第二根管も見つけたが，穿通することはできず，近心頬側第一根管の分岐部寄りには穿孔が認められた．抜歯もやむを得ないと主治医は考えたが，その前に専門医の診査・診断を希望し，紹介状を持ち来院された．

［診査・診断］

初診時の口腔内診査では，頬側に腫脹が認められたが，痛みはなかった．エックス線写真では，分岐部に根管充填材と思われる不透過像が認められた．

歯槽骨内に溢出した根管充填材は完全に除去することが難しいこと，除去しなければならない状態であれば，外科処置が必要となること，上顎第一大臼歯の分岐部であることを考慮すると，その場合は抜歯という選択肢も検討しなければな

正放線投影　　　　　　　　　偏遠心投影

①分岐部に溢出していると思われる根管充填材．

らなくなるかもしれないことなどを説明した．その上で，悪さをしているのは細菌感染であり，細菌感染さえ取り除ければ，再根管治療で治る可能性もあることを説明し，まず再根管治療を行うことで同意を得た．

［処置内容］

　ラバーダム装着後，髄腔内をマイクロスコープ下で精査すると，各根管にはガッタパーチャが充填されている状態であった．ていねいにガッタパーチャを除去したところ，近心頬側第一根管の分岐部よりに穿孔が認められ，穿孔部から溢出しているガッタパーチャは除去が困難と思われた（矢印）．

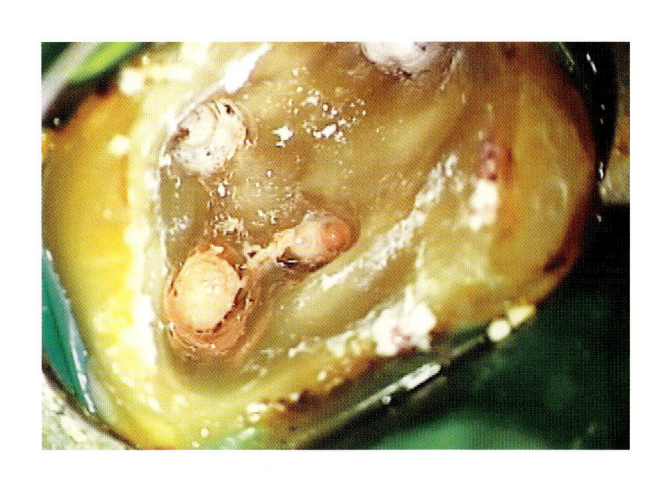

穿孔部から溢出しているガッタパーチャ（矢印）．

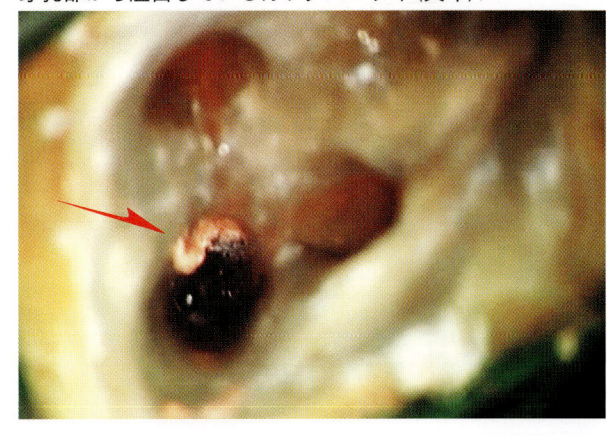

Section 4 穿孔部封鎖

　2回目の治療では，術前に浸潤麻酔を行い，分岐部周囲の感染歯質を超音波チップなどを用いて徹底的に除去し，穿孔部から溢出したガッタパーチャと肉芽組織をHファイルを用いてできるだけ除去した．

　このような治療に3回ほど通院していただき，穿孔部からの排膿は認められない状態となったが，滲出液のコントロールが難しい状態であった．

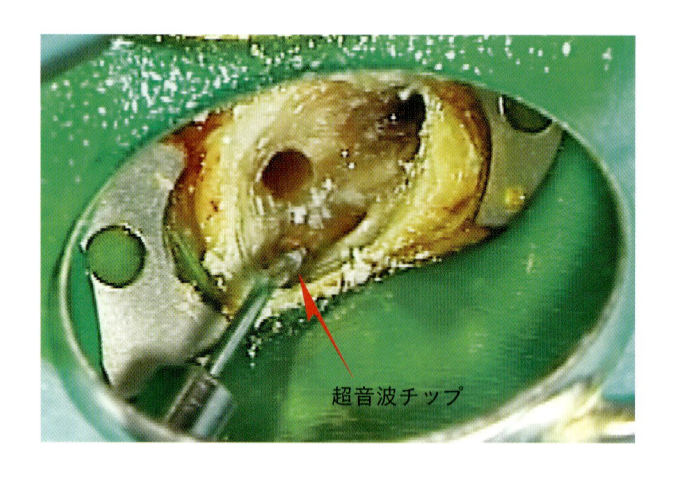

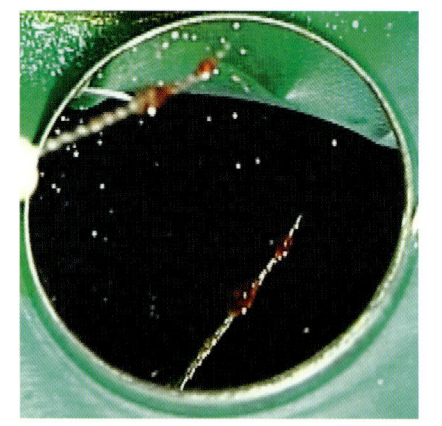

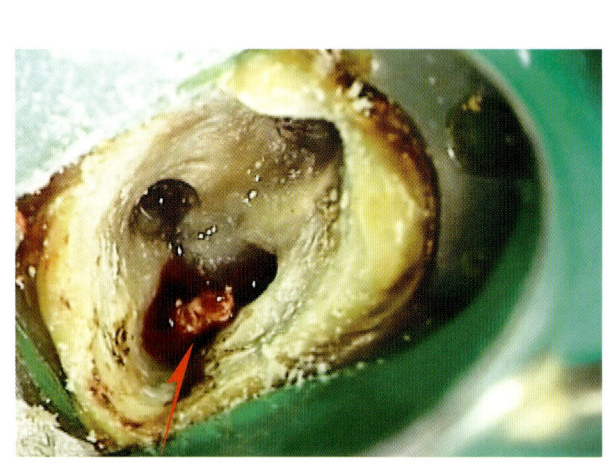

超音波チップ

Hファイルで歯槽骨内から除去してきたガッタパーチャ(矢印).

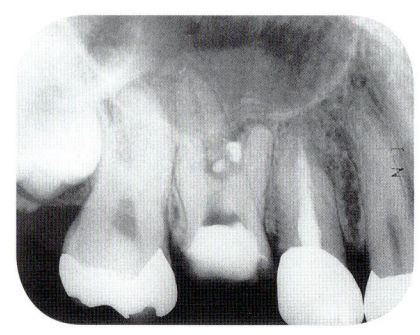

　穿孔部から可能な限り掻爬したあとのエックス線写真．分岐部歯槽骨には，完全に除去されなかったガッタパーチャが認められる．

根管充填前の根管内.

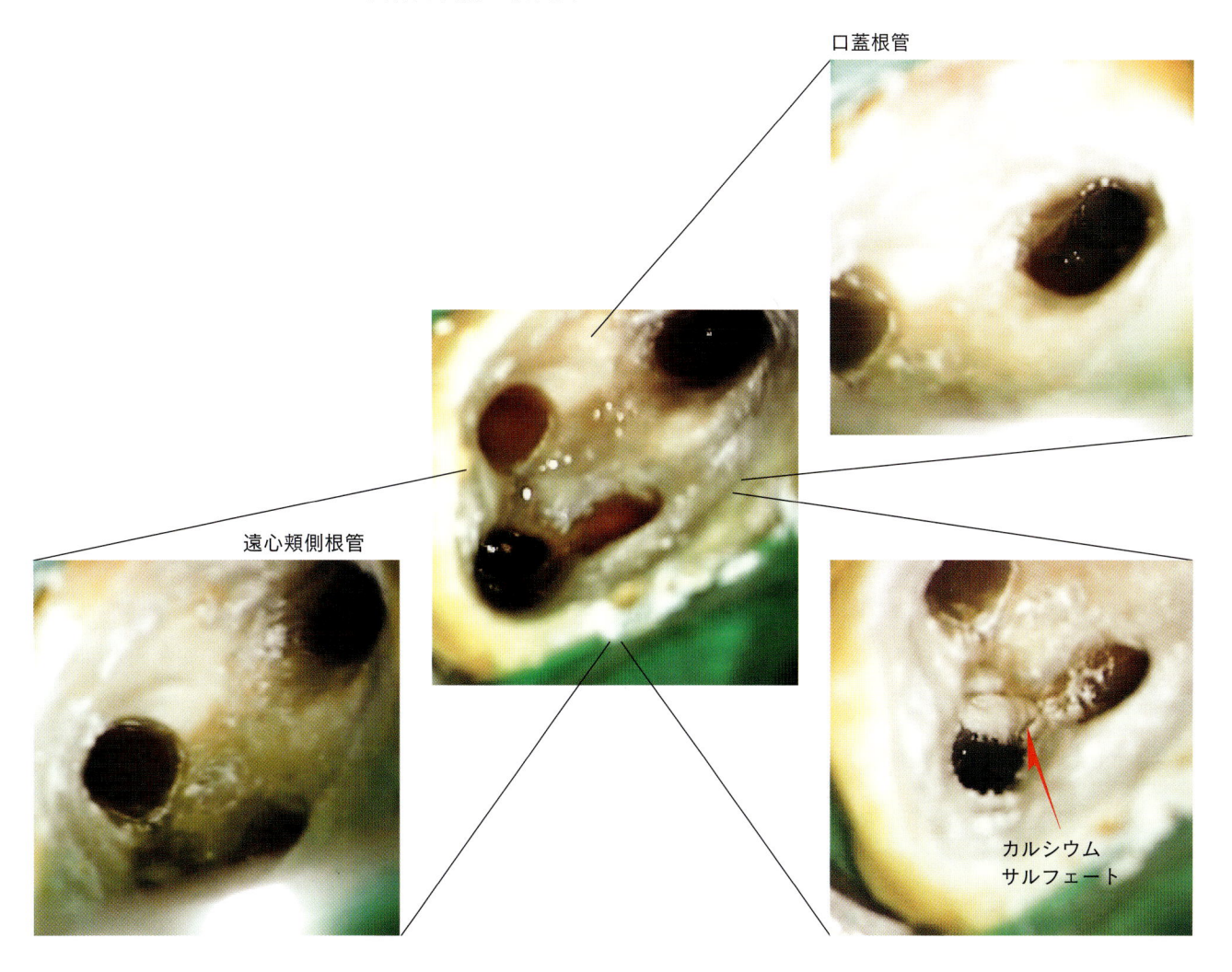

口蓋根管

遠心頬側根管

カルシウム
サルフェート

出血や滲出液をコントロールするため，近心頬側第一根管の穿孔部は，カルシウムサルフェート(Class Implant 社，Italy/Fax 06-5220890)にて止血処置を行った後(矢印)，まず主根管をガッタパーチャおよびシーラーにて根管充填した．近心頬側根管口はプロルート MTA にて完全に封鎖し，築造に際してこの部分は切削しないようにお願いした．

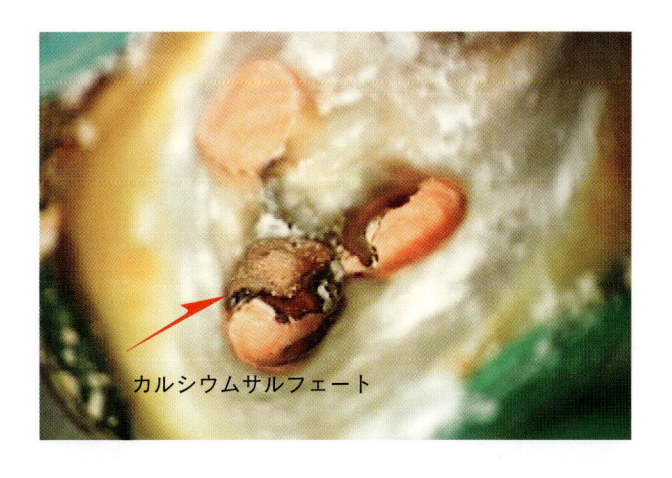

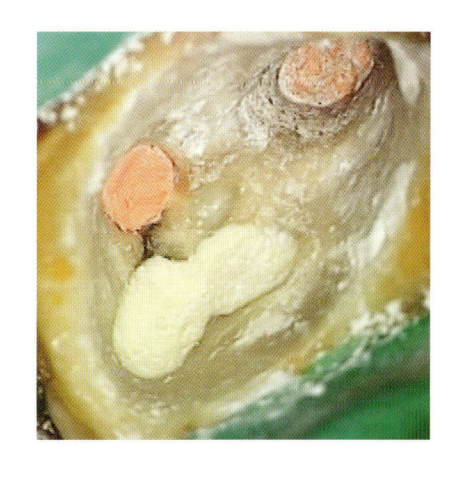

カルシウムサルフェート

Section 4 穿孔部封鎖

根管充填および穿孔部封鎖後のエックス線写真.

正放線投影　　　　　　　偏遠心投影

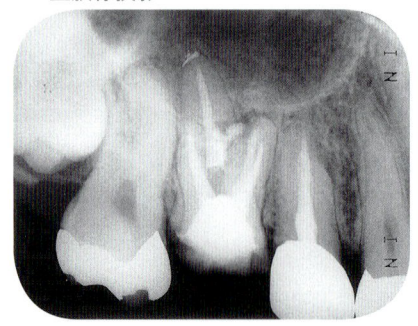

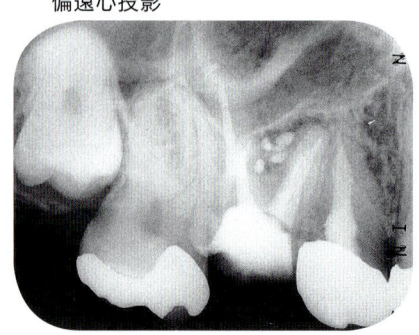

根管充填19か月後のエックス線写真と口腔内写真.
穿孔部から溢出したガッタパーチャはそのまま認められるが，臨床上問題となる所見は認められず，経過は良好である.

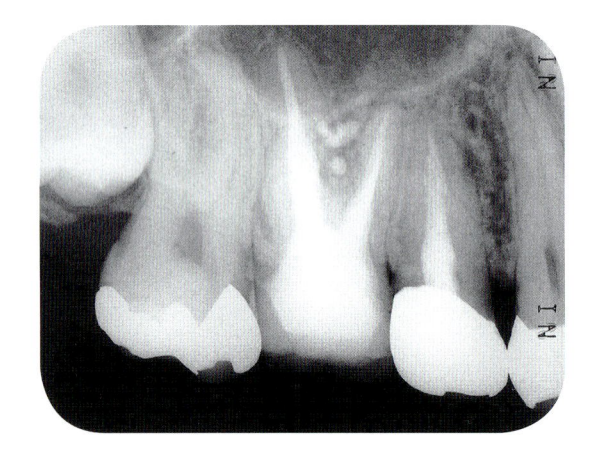

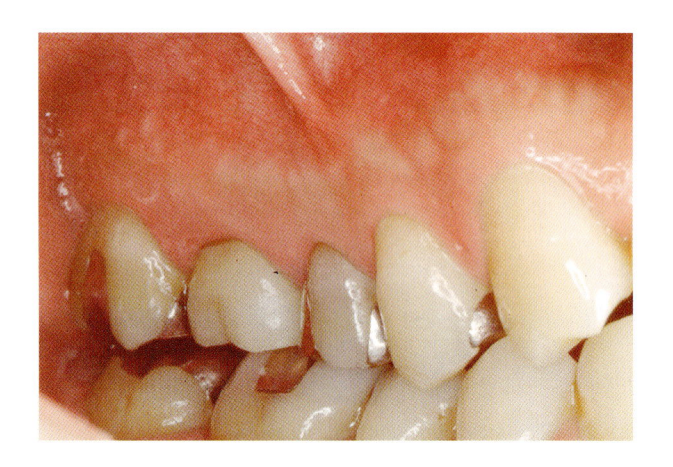

[歯内療法専門医の目]

　本症例では，穿孔部から多量の根管充填材が歯槽骨内に溢出していたが，それをすべて除去することは困難であった．しかし，感染歯質を徹底的に除去するとともに，浸潤麻酔下で穿孔部から歯槽骨内をできるだけ掻爬することにより，感染源の大半を除去することができたと思われる．
　悪さをしているのは細菌感染であり，感染した細菌を除去することが根管治療の原則である．治療中にはラバーダムをしっかり行い，器具はすべて滅菌したものを用いて根管治療を行うのは当然のことであろう．

22 穿孔（パーフォレーション）の原因とその予防法

　穿孔とは，根管壁や髄室壁に人工的もしくは病的に生じた孔である．歯の内部吸収が進行すると根管壁に穿孔するが，穿孔の多くは医原性である．髄床底の穿孔は，狭窄歯髄腔の髄腔開拡時や根管口の探索時にバーで過剰切削してしまうことで生じるが，う蝕で生じることもある（表22-1）．根管壁の穿孔

表22-1　髄床底穿孔を生じやすい歯や部位とその予防．

- う蝕や加齢により歯髄腔が狭窄している歯
  バーで切削する際に，エックス線写真より髄床底までの距離や角度を把握する
  髄腔開拡の途中で，必要に応じてエックス線撮影を追加する
- う蝕や支台歯形成により，歯の外形がわかりにくい歯
  歯肉息肉の存在などに留意し，ポケット探針などで歯根の外形を把握する
- 根管口の内湾側部
  髄側壁を広げるように根管口の拡大を行う（とくに近心根管）
  Speeの湾曲が強い場合や，患歯が近心傾斜している場合は，ハンドピースが前歯部と干渉しやすいため，拡大方向に注意する（とくに遠心根管）

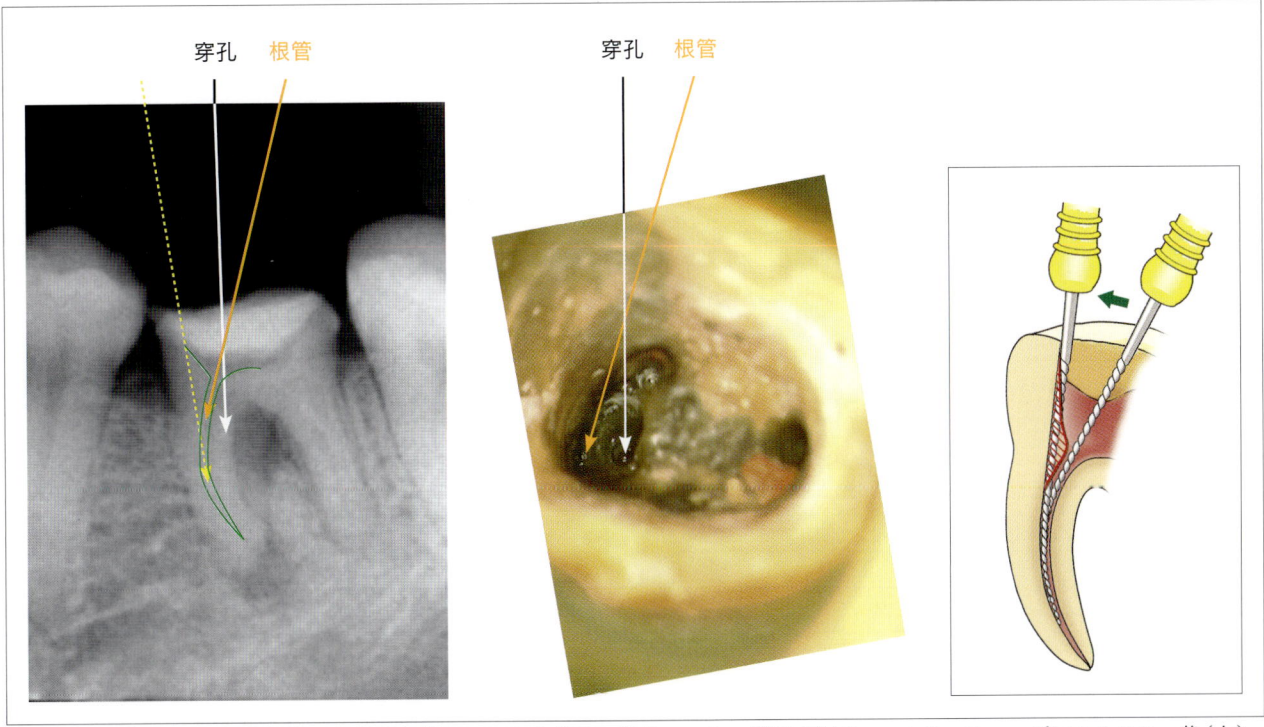

図22-1　┌6近心舌側根管根管口の分岐部側にみられた穿孔．術前エックス線写真（左），マイクロスコープによるミラー像（右）．根管口部の切削方向を誤ってしまったために（白矢印），根管口遠心側に穿孔を生じてしまっていた．本来の根管に器具を挿入するには，器具を遠心側から挿入（橙矢印）する必要があった．ただし，根管口近心壁のフレアー形成（右図斜線部）を行うと器具の挿入方向は偏位する（黄破線）．

解説コラム

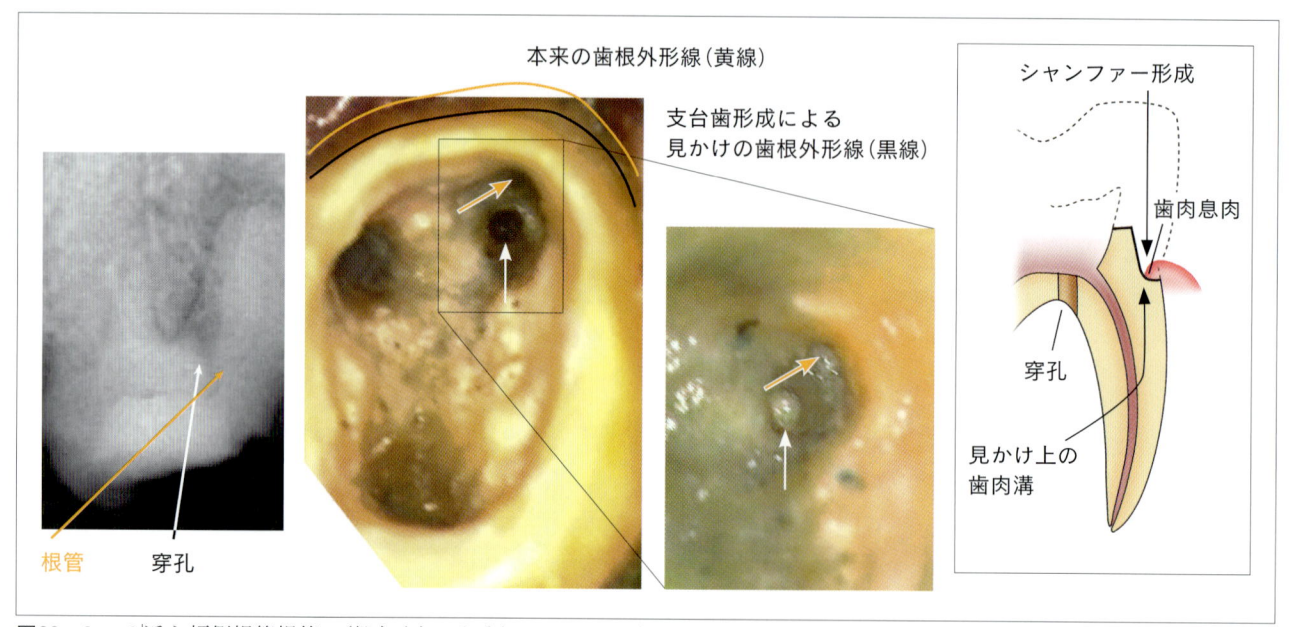

図22-2 6近心頰側根管根管口（橙矢印）の分岐部にみられた穿孔（白矢印）．術前エックス線写真（左）およびマイクロスコープ像（右）．

　支台歯形成されているため，根管口を探索するときに歯の見かけの外形に惑わされやすい．本症例では，支台歯がシャンファー形成されており，歯肉が息肉状に歯質の上を覆っていた．本来の歯根表面は，見かけの歯肉溝よりも頰側寄りに位置するため，根管口の位置の目測を誤ってしまったと考えられる．本来の歯根外形を踏まえて根管口の位置を探索すると，穿孔部の頰側寄りに容易に発見できた．支台歯形成された歯では，とくにラバーダムを装着すると歯根外形が把握しにくいことがあり，穿孔を起こさないように注意する必要がある．

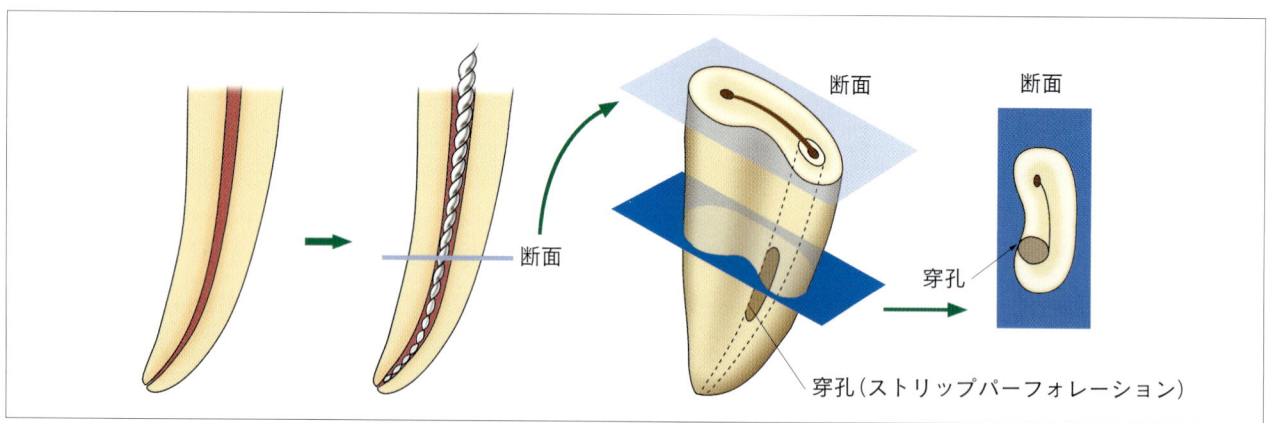

図22-3 ファイルの号数を上げるにつれて弾性が低下するため，湾曲根管を形成すると根管は直線化する傾向にある．湾曲根管中央部付近では内湾側にファイルが接触しやすいため，内湾側に偏位するように拡大されてしまうことが多い．内湾部の歯質は薄く（Danger zone という），根管拡大中に自然と穿孔させてしまうことがある．これをストリップパーフォレーションといい，根管壁の歯質が広い範囲で薄くなり，縦に広い穿孔となってしまう．下顎大臼歯近心根に多く生じ，大きな穿孔になりやすく，かつ位置的に封鎖が非常に困難となる．

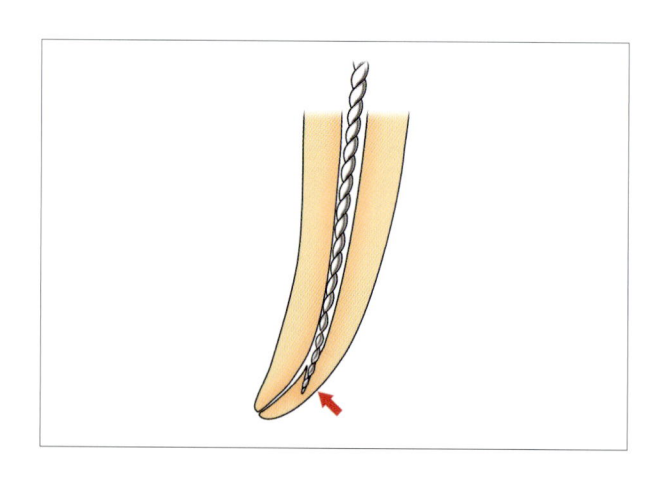

図22-4 湾曲根管の形成では，強引にファイルを使用すると外湾側に穿孔を生じる．とくに EDTA 製剤使用下で，ステンレススチールファイルにプレカーブを付与せずに，リーミング操作で根管形成していると穿孔を生じやすい．

は，とくに湾曲根管においてファイルなどを無理に操作したり，ポスト孔形成時の切削方向の誤りなどが原因となる．

歯髄腔が狭窄している場合は，術前のエックス線写真とバーの長さを比較しながら注意深く切削していき，ある程度深く切削しても髄腔に到達した感じがないときは，エックス線写真を追加撮影するとよい．単根歯で歯髄腔が狭窄している場合は，切削方向が誤っていることもあるため，偏心投影を行うことも大切である．

大臼歯の根管口を探索・拡大する際に，根管口の分岐部側に穿孔を生じることが多い．これは髄室壁の象牙質が張りだすように添加しており，根管口が本来の位置より内側に偏位し，根管口部での器具の挿入方向も歯根軸と角度をなしてくるからである（図22-1）．根管壁内湾側の歯質が薄いため，根管口を拡大するときも外湾側方向に広げた方がよく，根管口の探索時も術者が想像しているよりも，外側に根管が存在することが多い．

頬側歯頸部にう蝕が存在する場合にも，根管口が狭窄しているので注意を要する．また，歯肉縁付近のう蝕あるいは支台歯形成がされている歯で，歯肉が歯質の上に覆い被さっている場合，目の錯覚により本来の根管口よりも内側に根管口があるように感じてしまう場合もある（図22-2）．ポケット探針などで歯根の外形を確認したり，必要に応じて歯肉息肉の切除を行うとよい．

湾曲根管の内湾側は，ストリップパーフォレーションと呼ばれるタイプの穿孔を生じやすく，とくに下顎大臼歯近心根に多く生じる（図22-3）．これは，内湾側歯質が薄く，かつ根管拡大中に内湾側の歯質を切削しやすいために生じ，大きな穿孔になりやすいため処置が困難である．湾曲開始付近の外湾側にも穿孔を生じやすい（図22-4）．したがって，ファイルにプレカーブを付与するなどの配慮が必要である．

ポスト孔形成時の穿孔の予防には，根管充填後のエックス線写真を参考にするとよい．歯質が薄い場合は，回転切削器具を使わずに，根管上部の根管充填材を加熱したプラガーで除去するなどの配慮をするとよい．とくに術者自身が根管充填したものでない場合，根管の方向を誤ってしまうことがある．エックス線写真では，頬舌側方向の傾斜は判定困難であるため，基本的なことであるが，根管充填材を除去してから根管形成バーを使用するのがよい．Speeの湾曲が強い患者，あるいは近心傾斜している下顎大臼歯では，ハンドピースが前歯などと干渉してしまい，拡大操作が制限されることがあるので，穿孔を生じないように拡大方向に注意する（とくに遠心根分岐部側）．

解説コラム

23

穿孔部封鎖の原則および Internal Matrix Technique

穿孔部処置の3原則

穿孔が生じると根管系と歯周組織とが異常に交通するため，根管内の細菌学的，物理的，あるいは化学的刺激が，歯周組織の炎症を惹起し，歯周炎の原因となる．また歯周ポケットと穿孔部とが交通すると，歯周ポケットから根管内に細菌感染が生じ，根尖性歯周炎の原因となる．

穿孔は歯の保存を困難にする大きな要因の一つであるため，穿孔を予防することが肝心である．しかし，不幸にして穿孔を生じさせた場合，穿孔部を封鎖しなければならない．

自ら生じさせた新鮮な穿孔に対する処置は，「無菌的に」，「緊密に」，「迅速に」封鎖するという3原則に則って対処する必要がある．

陳旧穿孔例では，すでに感染していることが多いため，先述の3原則のうちの「迅速」は他の2つと比較して重要ではなく，感染を除去した後，「無菌的および緊密に」封鎖することに重点を置く．穿孔は一種の人工根管とも考えることができ，陳旧穿孔症例に対するアプローチは，根管治療に対する概念と基本的に同一である．

Internal Matrix Technique

穿孔部を確実に封鎖するためには，出血をコントロールする必要がある．また，穿孔部を緊密に封鎖しようとするあまり，修復材を歯周組織に押しだしてしまう危険性も考えられ，過不足なく緊密に封鎖することは困難である．これらの問題点を解決する術式として「Internal Matrix Technique」が応用されている．

穿孔部封鎖を行う場合，まず穿孔部の位置と大きさを確認する(表23-1)．髄床底部の穿孔であれば肉眼での観察が可能であるが，根管壁穿孔では確認が困難である．Root ZX などの電気的根管長測定器の使用，エックス線写真撮影，あるいはペーパーポイントを挿入した際の出血斑の確認などにより穿孔部のおおよその位置は明らかになるが，確実にその位置と大きさを把握することは困難であるため，マイクロスコープを使用することが望ましい．

穿孔部の位置をマイクロスコープ下で確認した後，感染象牙質が存在する場合には，滅菌した低速切削用バーや超音波チップで除去し，その後に次亜塩素酸ナトリウムにて洗浄する．肉芽組織が穿孔部を介して根管内に侵入している場合は，水酸化カル

表23-1　髄床底および根管壁の穿孔の診査．

- エックス線透過像

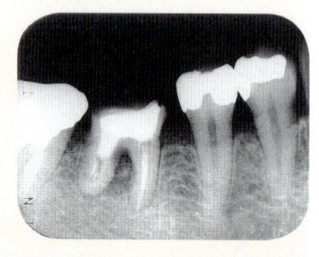

- ファイルなどによる触診時の痛み
- 出血の確認

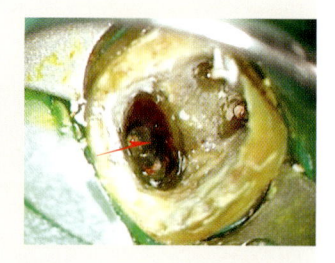

- マイクロスコープでの観察
- 電気的根管長測定器でのメーター値

穿孔部は歯周組織と交通しているため，穿孔部を触診すると痛みや出血が生じやすい．穿孔部を電気的根管長測定器で検査すると，根尖指示値を指し示す．

[Internal Matrix Technique の術式]

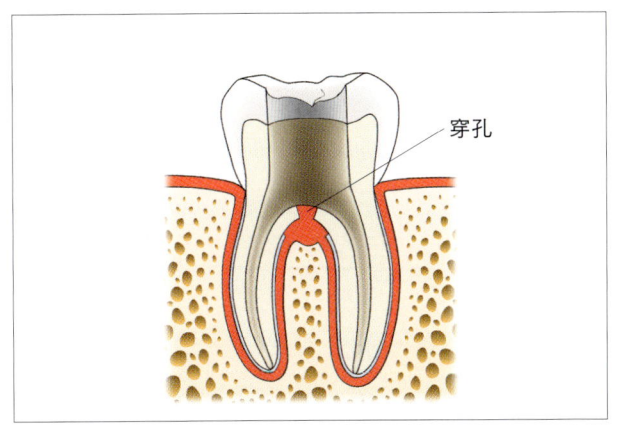

図23-1a　マイクロスコープで穿孔の位置と大きさを確認する.

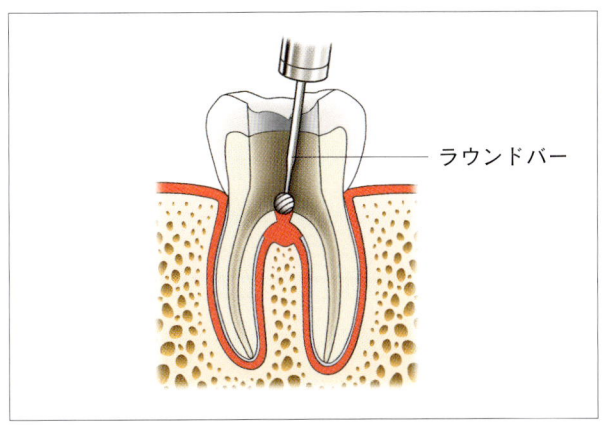

図23-1b　穿孔部周囲の感染歯質をラウンドバーや超音波チップなどで除去し，次亜塩素酸ナトリウムで穿孔部を洗浄して無菌化を図る．肉芽組織が根管内に侵入している場合は，あらかじめ水酸化カルシウムを貼付しておくと，肉芽組織が退縮するため，処置が容易である．穿孔が大きい場合は，穿孔部から肉芽組織を掻爬することもある.

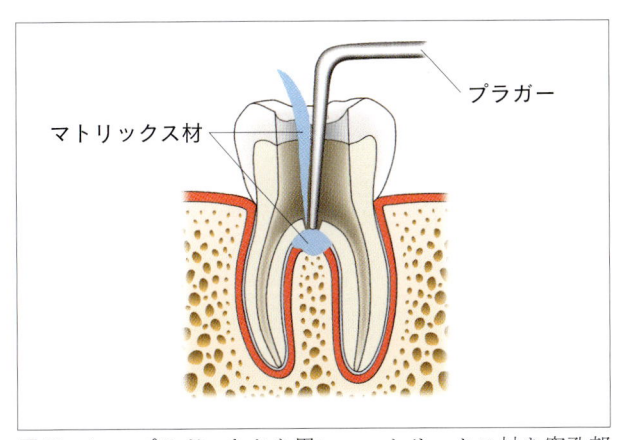

図23-1c　プラガーなどを用い，マトリックス材を穿孔部から歯周組織に填入して止血を図る．なおマトリックス材は，歯根表面と同じレベルまで填入する.

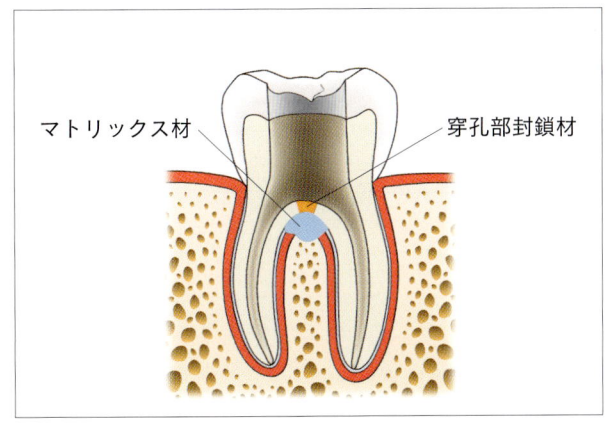

図23-1d　マトリックス材の上に修復材料を充填し，穿孔部を封鎖する.

シウムを根管内に貼付すると，次回来院時に肉芽組織が退縮しているので処置が容易である．レーザーなどで焼き切るのもよい．穿孔部が大きく，異物などが溢出している場合は，可及的に掻爬することもある(症例13／92参照).

穿孔部が明示されたら，滅菌ペーパーポイントで乾燥し，マイクロスコープ下でプラガーなどを使用してマトリックスとなる材料を穿孔部から歯周組織側に充填する(図23-1)．出血をコントロールし穿孔部封鎖材の接着性・辺縁封鎖性を確実にするためにマトリックス材を充填するので，確実に止血が確認できるまでマトリックス材を充填しなければならない．また，封鎖材の歯根表面外への溢出防止という観点から，マトリックス材を歯根表面と同レベルまで緊密に充填することが望ましい.

マトリックスを作製した後，穿孔部を封鎖すれば処置は終了となる．マトリックス材としては，生体内吸収性があり，生体刺激性が少ない材料がよい．抜歯窩に使用する吸収止血剤を使用することが多いが，やや操作性に劣る．近年はカルシウムサルフェート(医療用石膏／Class Implant 社, Italy, Fax：06-5220890)を使用することもあり，これは硬化性材料であるため操作性に優れている.

封鎖材としては，Super EBA セメントやグラスアイオノマーセメントなどのセメント類が使用されてきたが，マトリックスにより確実な防湿が得ら

解説コラム

表23-2 穿孔部封鎖の比較：外科的？ 非外科的？

	非外科的封鎖	外科的封鎖
補綴物除去の必要性	必要	必要なし
周囲の骨削除	必要なし	ときに必要
周囲に溢出している異物除去の可否	困難	可能
封鎖材の厚みの確保や歯質との接触面積の確保	容易	困難
アプローチの容易さ		
唇・頰側壁	容易	容易
舌側壁	容易	困難
近遠心壁	容易	困難
髄床底	容易	困難
湾曲根管根尖付近	困難	容易

れているので，接着性レジンを使用することが可能である．また，プロルートMTA（デンツプライ三金）は，その良好な生体適合性，辺縁封鎖性のため穿孔部封鎖に有効と考えられている．さらにプロルートMTAは，その表面にセメント質が形成されると報告されており，歯周組織に押しだしても為害性がなく，止血がコントロールされていれば，Internal Matrix Technique を適用しなくても問題ないかもしれない．ただし，国内では覆髄材としてのみ認可されている商品であるため，使用には慎重になる必要がある．

穿孔部の封鎖を歯根外側から外科的にアプローチすることもある（表23-2）．外科的処置は，非外科的処置と比較して術者および患者の身体的・精神的負担などが大きくなる．また，穿孔部へアプローチするために，周囲骨を削除しなければならないことが多い．さらに，穿孔部に充填用窩洞を形成する際に，歯根表面方向に外開きの皿状窩洞になるため，将来何らかの原因で封鎖材料が脱落する可能性がある．また，穿孔部にメタルポストが存在する場合は，封鎖材の厚みを確保できないため，封鎖性に劣り脱離しやすい．したがって直視・直達できない湾曲根管や，根尖部で生じた穿孔以外では，根管治療と同様に非外科的処置を第一に選択すべきであると考えられる．

Section 5

根管内異物除去

症例15	**根管内に破折器具**	108
解説コラム24	破折器具の除去方法	111
症例16	**急性症状のあった根管内に破折器具** 穿孔を伴った症例	113
コーヒーブレイク	ガッタパーチャはとれない	116
症例17	**痛みが続く湾曲根管内に破折器具** 根尖部の異物が除去不可能であった症例	117
解説コラム25	根管内破折器具が悪さをするのではない	120
解説コラム26	ポスト除去	121

Section 5 根管内異物除去

症例15

根管内に破折器具

[来院までの治療経過＆問診]

患者：45歳，女性
来院経過：6⏌の根尖相当部圧痛を訴え来院した．紹介元歯科医院の診査で，近心根管に破折器具の存在を確認し，専門医での治療を勧められ，来院した．

30年ほど前にむし歯の治療を受けたという記憶しかなく，患歯の抜髄時期は不明であった．

[診査・診断]

初診時の口腔内診査では，腫脹や発赤などの炎症所見は見られず，根尖相当部の圧痛だけが認められた．

エックス線写真では，近心根管の根尖に透過像があり，近心舌側根管の根尖には破折器具様の不透過像が認められた．

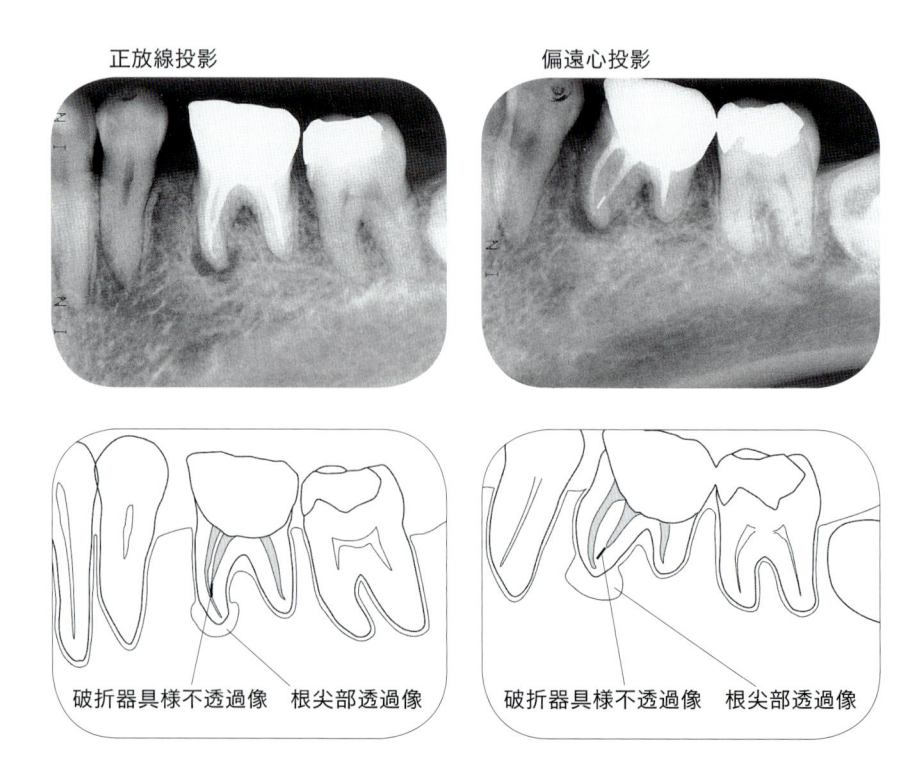

正放線投影　　　　　　偏遠心投影

破折器具様不透過像　根尖部透過像　　　破折器具様不透過像　根尖部透過像

根管内に充填されている歯科材料が悪さをしているのではなく，細菌感染が問題であることをお話し，感染源を除去するためには根管内に充填されている歯科材料をいったん除去したいことを説明し，治療方針として，歯冠側からの再根管治療を行うこと，またその際に破折器具の除去を試みることで同意を得た．

[処置内容]

根管内に充填されていたガッタパーチャを除去し，根管内をマイクロスコープ下で精査すると，近心舌側根管内に破折ファイルを確認することができた(矢印)．

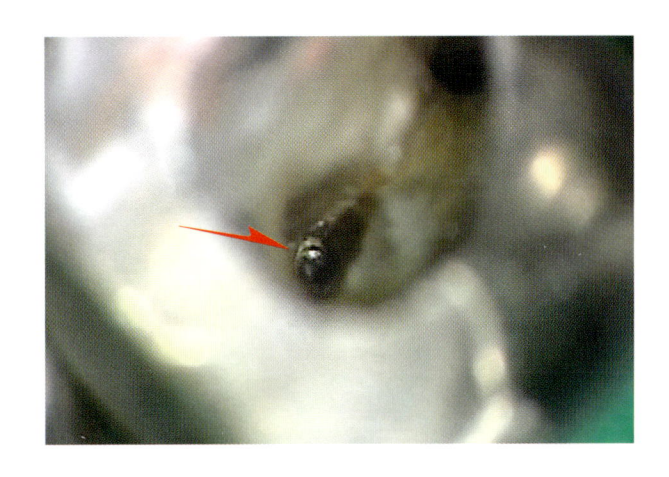

超音波チップを用いて，破折器具の周囲に振動を与え，根管内に食い込んでいる破折器具の除去を行った．その後，通法にしたがい根管形成を行い，症状も消失したため根管充填を行った．

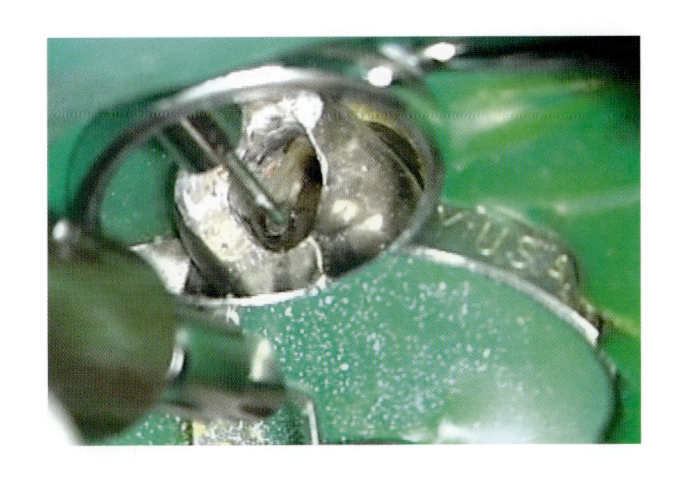

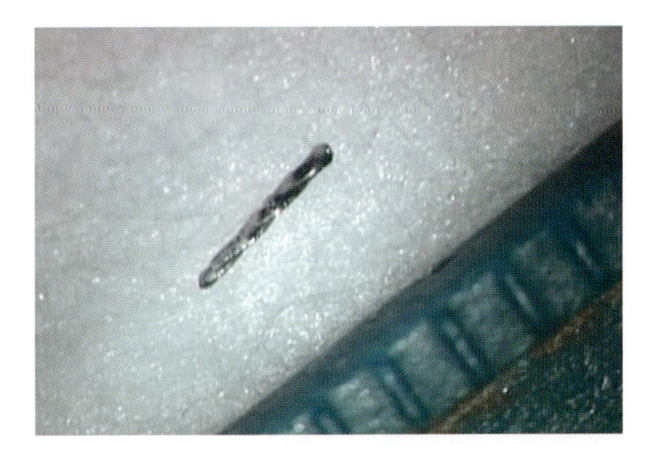

Section 5 根管内異物除去

根管充填前の根管内および根管充填後のエックス線写真.

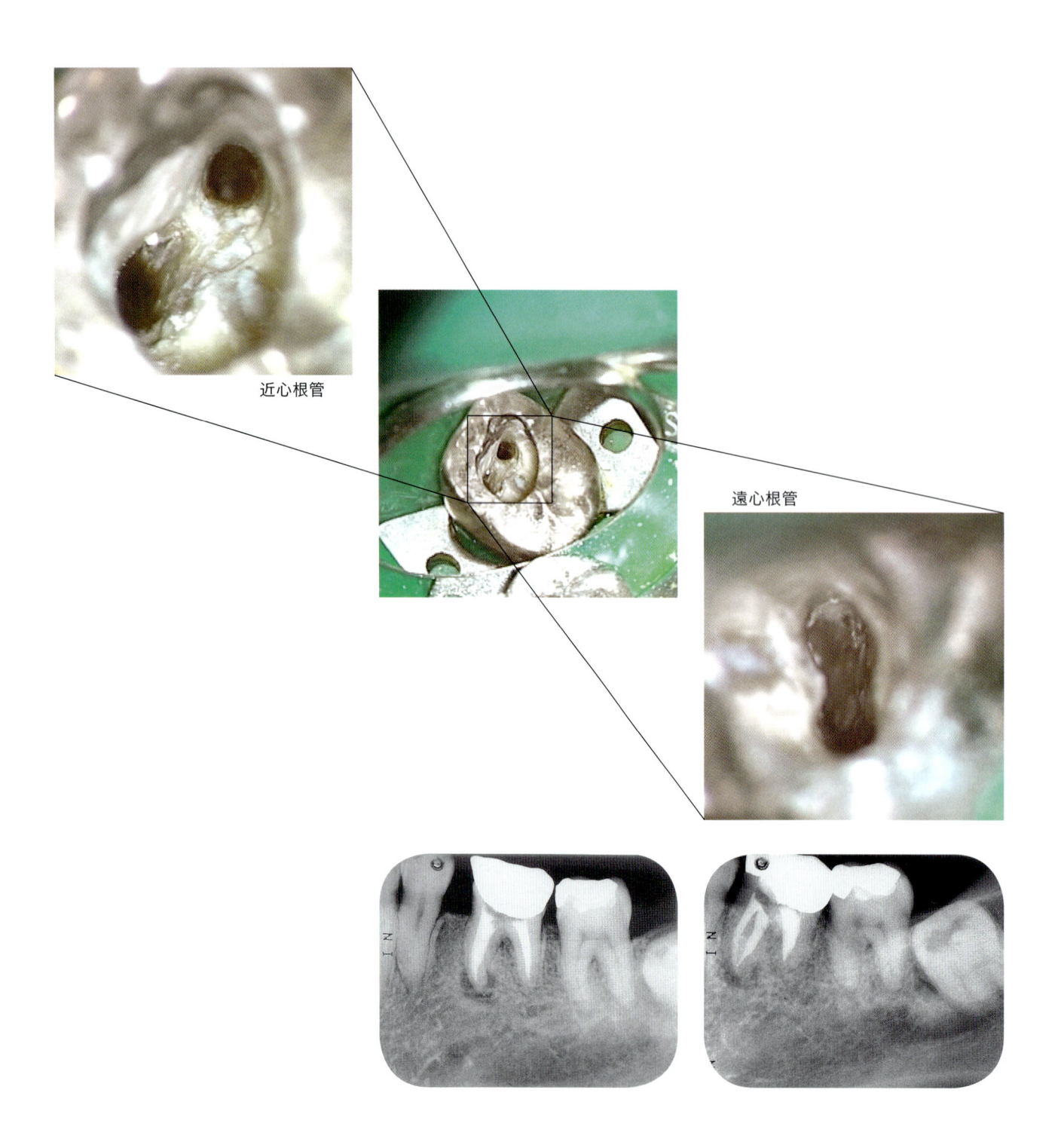

近心根管

遠心根管

[歯内療法専門医の目]

　本症例では破折ファイルの除去を行ったが，あくまでも根管内から細菌感染を除去することが根管治療の目的であり，根管内に充填されている歯科材料を除去するのは，治療のための手段にすぎないことを術前診査の時点で歯科医師がはっきりと伝えておくことが大切である．

24 破折器具の除去方法

　破折器具の除去は，破折片を明示することから始める．まずエックス線写真上で破折片の位置を確認する．複根歯に破折器具が存在する場合は，偏心投影法を行って破折器具がどの根管に存在するかを明らかにする．次に根管内をマイクロスコープで観察し，破折片の上部を平坦な面となるように形成して破折器具を確認する．この平面をプラットフォームといい，ゲイツグリデンドリルの先端を平坦に修正したものや超音波チップなどで形成する（図24-1）．

　プラットフォームを形成したら，超音波チップで破折片の頭部がでるように根管壁を掘り下げていく．その後，根管壁と破折片の間に「くさび」を打ち込むように超音波チップを挿入する．破折片の頭部に上方から超音波チップをあてると，破折片が根尖方向に移動してしまうため，破折片の側面にチップをあてるような注意が必要である．

　器具類は根管壁に時計回りにくい込んで破折していることが多いため，器具を緩ませる方向，つまり反時計周りに器具を回転させるように超音波チップをあてるのがよいといわれている．ただし，下顎大臼歯近心根など扁平な歯根では，破折器具の側方を削除しすぎると穿孔を生じる危険があるため，歯根の形態に応じて根管壁の削除量に配慮する必要がある．

　超音波チップの振動により，破折器具が根管内から飛び出すように除去されるが，複根歯では飛びでてきた破折器具が別の根管に落ちてしまう危険性があるため，綿球などで他の根管を封鎖しておくのがよい．破折器具が除去できたらエックス線写真を撮影して確認を行う．

　超音波チップによる除去以外の方法として，「投げ縄ツール」がある（図24-2）．寺内らの報告[1]によると，直径0.45mmのディスポーザブルチューブに0.08mmのニッケル-チタンワイヤーを通して先端

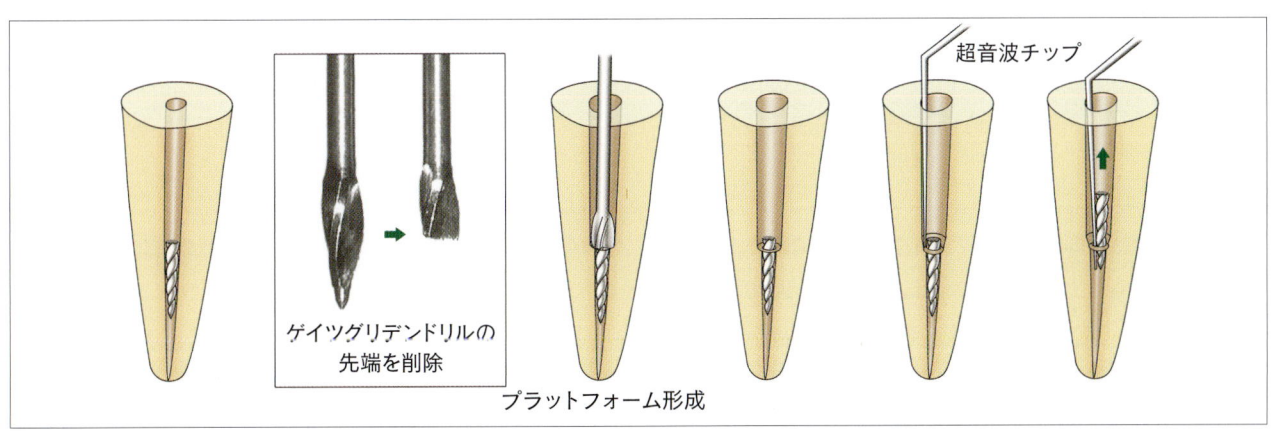

図24-1　破折器具除去の模式図．
　ゲイツグリデンドリルの先端を半分削除して平坦に修正したものでプラットフォームを形成する．ただし，先端の角で切削効率が高まるため，切削方向を誤ると根管壁穿孔を生じる危険があり，十分に注意して使用する．
　プラットフォームを形成したら根管壁と破折器具との間に「くさび」を打ち込むように，超音波チップを挿入して振動させることにより，破折器具を除去する．
　根管内が洗浄液で湿潤した状態では，破折器具の断面が光っているのか，液面が光っているのかを区別しにくい．観察時にはよく根管内を洗浄・乾燥することが重要である．実際の根管内では，破折器具を肉眼で観察することは，根管口部での破折以外は不可能に近い．マイクロスコープ下で処置を行う必要がある．

解説コラム

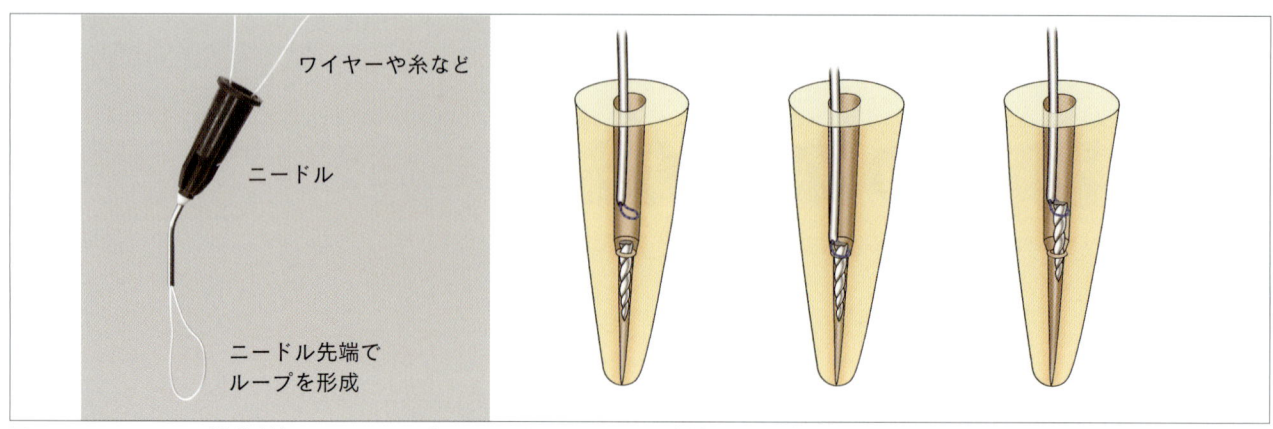

図24-2 ニードル（洗浄針）にワイヤーや糸などを通してニードル先端にループを形成する．根元の部分を引くと，先端のループが小さくなるので，ちょうど「投げ縄」のように破折器具を把持して除去する．ワイヤーであればある程度の力が加わっても切断されないため，破折器具が根管壁に食い込んでいても除去可能である．早い商品化が望まれる．

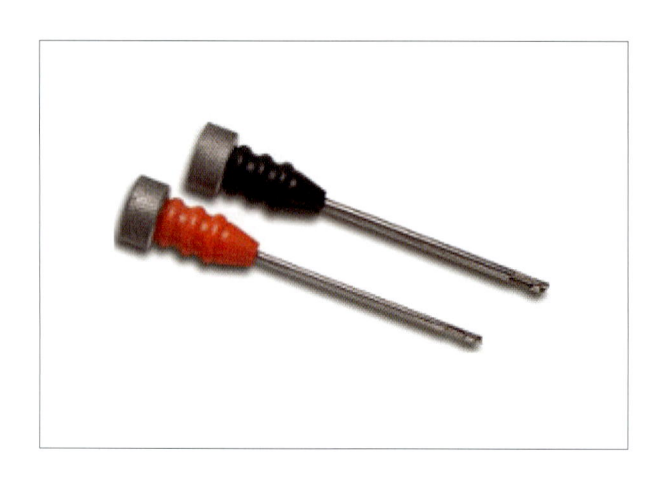

図24-3 破折器具除去器具"アイアールエス"（デンツプライ三金）．
　破折器具の頭部を覆う側孔のマイクロチューブと，破折器具をつかむスクリューウェッジのコンビネーションにより，除去することができる．

にループを作製し，投げ縄のように破折片の頭部を把持し牽引除去するものである．まだ製品として市販されていないため，症例16（114頁）では自作したものを使用した．根管内でルーズになっていたため除去できたが，根管にタイトに食い込んでいる場合には，縫合糸が切れてしまう可能性がある．

　その他の除去方法として，マセランキットなどの破折器具除去用器具を使用することもあるが，歯質切削量が大きく，マイクロスコープ下での観察が困難である．マイクロスコープ下で使用できるように，マセランキットを改良したような設計となっているアイアールエス（デンツプライ三金）も製品化されている．

　破折器具の除去を行う場合，超音波チップなどにより根管壁の穿孔を生じる可能性もあるため，除去が可能かどうかなどを判断する必要がある．

　また，湾曲根管の根尖側で器具が破折しており，マイクロスコープでも確認できないときは根管内から破折片を除去することは困難である（症例17，117頁参照）．根尖切除法術などの外科的歯内療法を選択することも考慮する．

1. Terauchi Y, et al.：Removal of Separated Files from Root Canals With a New File-removal System：Case Reports. J Endod. 32：789-797, 2006.

Section 5 **根管内異物除去**

症例16

急性症状のあった根管内に破折器具
穿孔を伴った症例

[来院までの治療経過＆問診]

患者：29歳，男性歯科医師
来院経過：6̄に自発痛が生じ，根管内に破折器具が認められるため，専門医での治療を希望し来院した．

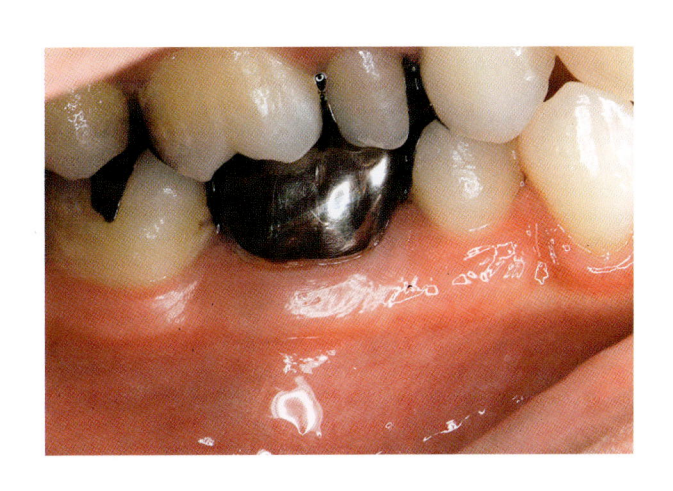

[診査・診断]

正放線投影　　　　　　偏遠心投影

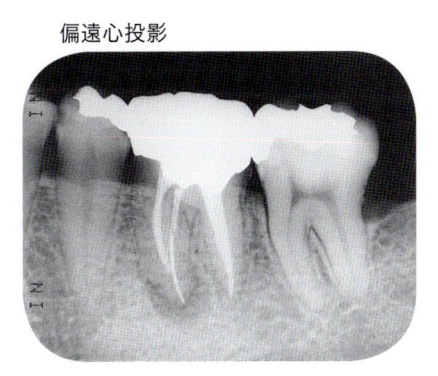

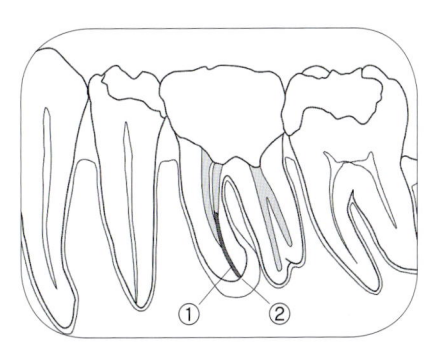

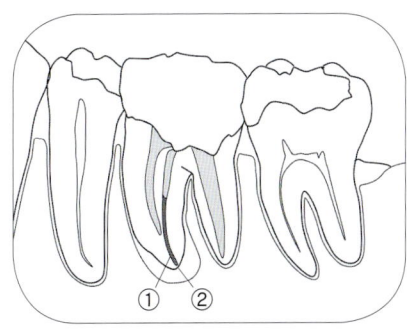

①破折器具様不透過像．
②根尖部不透過像．

Section 5 根管内異物除去

　エックス線写真では，近心根根尖に透過像が認められ，根管内には破折器具様の不透過像が認められた．

　患歯の治療方針として，歯冠側からの再根管治療，破折器具の除去を試みることとした．

[処置内容]

　近心根管内の根管充填材を除去し，破折器具を確認し，超音波チップを用いて，破折器具の除去を試みた．次亜塩素酸ナトリウムを入れ，根管内を洗浄したため自覚症状は速やかに消失した．しかし破折器具は根管内でルーズにはなるものの，全長が長いため，根管内で引っかかってしまいでてこなかった．

　4回ほど通院していただき，自作の投げ縄ツール(矢印)を用いて，何とか根管内から除去した．除去したファイルは約7 mmあり，破断面はちぎれたように鋭利になっていた．

除去中のエックス線写真

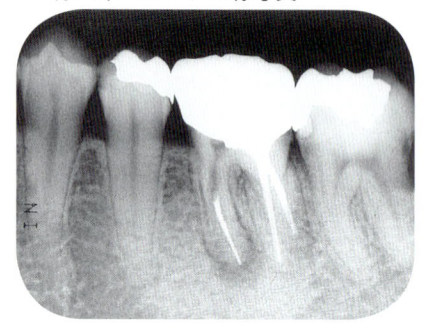

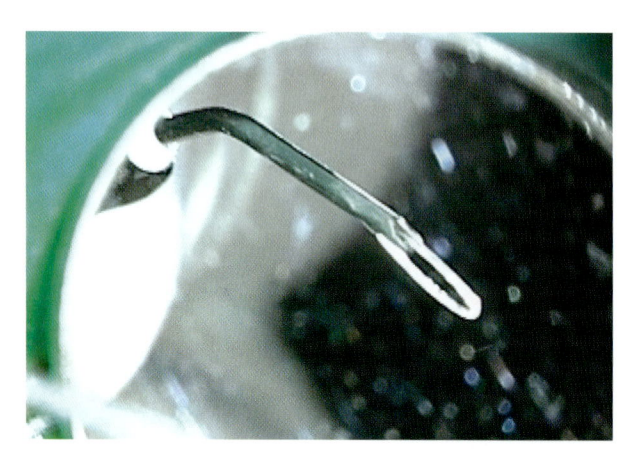

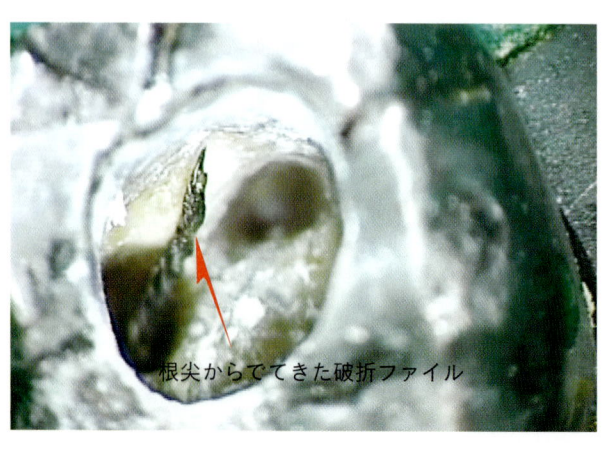

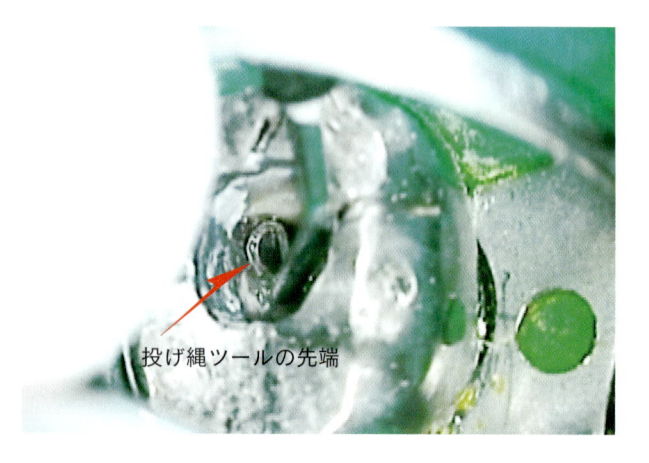

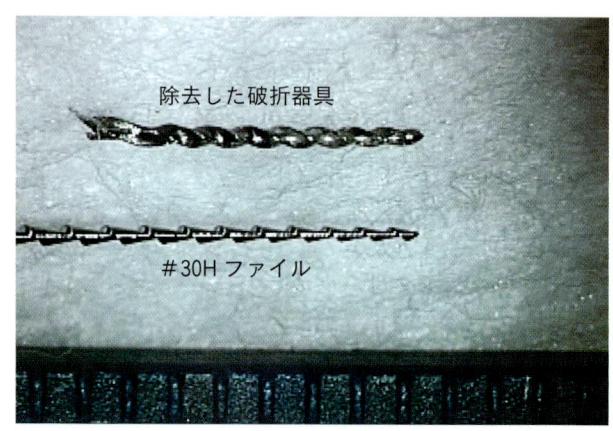

投げ縄ツールの先端

根尖からでてきた破折ファイル

除去した破折器具

#30H ファイル

急性症状のあった根管内に破折器具

破折器具除去後，根管内をマイクロスコープで精査すると，破折器具の断端があたっていた近心根管壁に穿孔が確認された(矢印)．

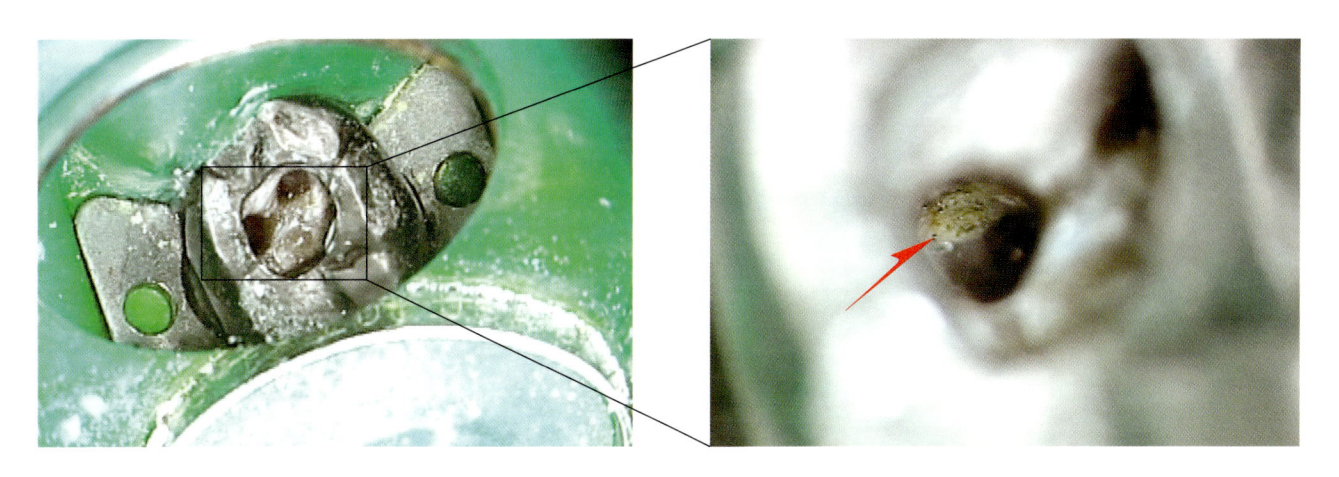

根管充填の際，まず穿孔部より根尖側をガッタパーチャとシーラーで根管充填し(矢印)，穿孔部より歯冠側はプロルートMTA(矢印)にて封鎖した．

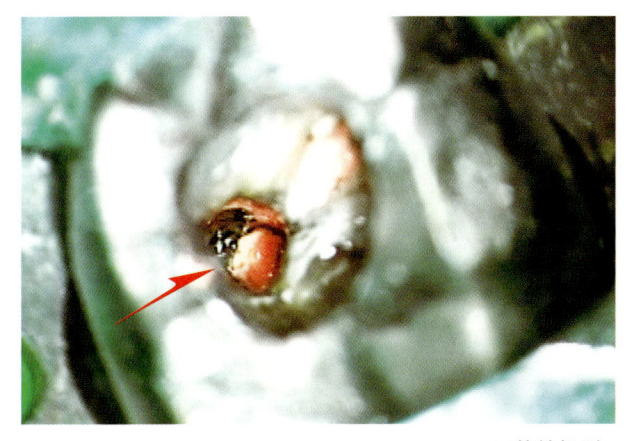

プロルートMTA

正放線投影　　　偏遠心投影

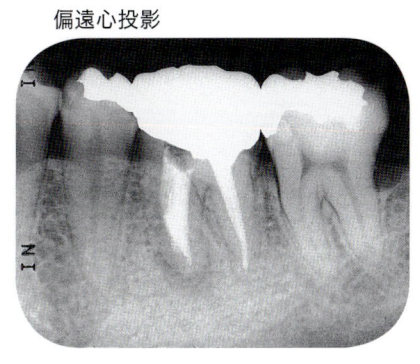

根管充填後のエックス線写真．

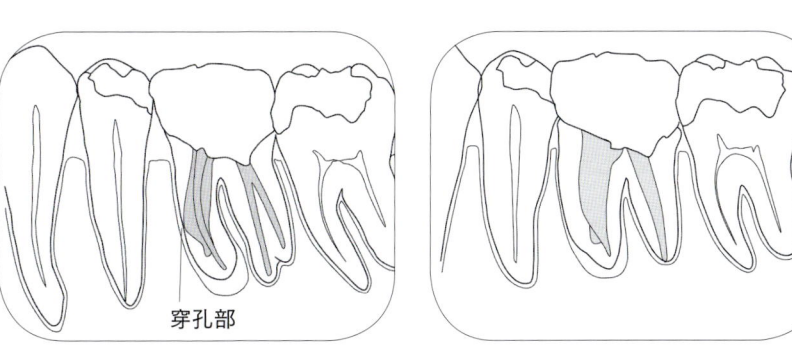

穿孔部

Section 5 根管内異物除去

[歯内療法専門医の目]

本症例では根管内から破折器具を除去するにあたり，鋭利な断端が根管壁にあたり，超音波振動のため穿孔を起こしてしまった．破折器具が長くて太いために，根管内で引っかかってしまい，ルーズになった後も根管内からでてこない状態であった．最後は自作の投げ縄ツールにて除去したが，もう少し早い段階でこのようなツールを使用すべきであったかと反省させられた症例である．

破折器具の除去に際しては，いろいろな器具と方法が報告されているが，一つの方法にこだわらず，さまざまな選択肢を持っていることが歯科医師に求められている．この投げ縄ツールも早く市販されることを願っている．

コーヒーブレイク

ガッタパーチャはとれない

再根管治療を行う際に，根管内に充填されている歯科材料を除去する必要がある．歯科材料は生体にやさしい材料であるが，その先にある感染源を除去するためには，いったん歯科材料を完全に除去したい．さて，現在最も使われている根管充填材はガッタパーチャであるが，溶解剤を使用すればすべて除去することが可能であろうか？　いや，側枝やイスムスに入ったガッタパーチャは除去するのが困難である．主根管のなかであっても，除去困難な場合がある．

いったん充填したガッタパーチャを除去するのは大変なのである．完全に除去できない場合も結構ある．その先に感染源があれば，当然その感染源も除去不能となる．再根管治療の成功率が抜髄より落ちるのも当然であろう．やはり，最初に根管治療をした歯科医師の責任が重いということである．抜髄時に唾液と一緒に細菌を根管内に入れてしまっていたら……

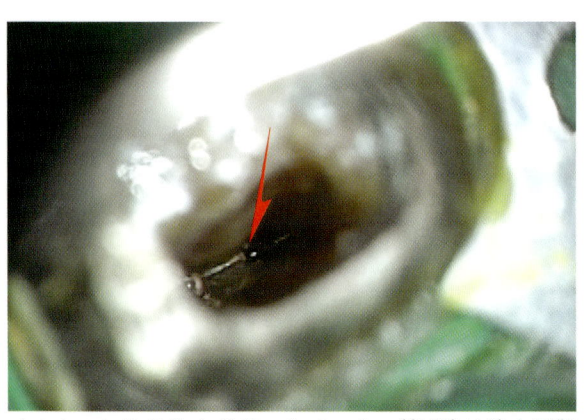

イスムスに入り込んだガッタパーチャ（矢印）は除去困難である．

Section 5 根管内異物除去

症例17

痛みが続く湾曲根管内に破折器具
根尖部の異物が除去不可能であった症例

[来院までの治療経過＆問診]

患者：30歳，女性
来院経過：5|の抜髄後から痛みが続き，別の歯科医院にて根管内に存在するファイルを指摘された．大学病院口腔外科にて意図的再植を勧められたが，専門医の意見を求めて来院した．

[診査・診断]

患者は咬合痛を訴えていたが，初診時の口腔内診査では，腫脹や発赤などの炎症所見は認められず，根尖相当部に若干の違和感が認められる程度であった．エックス線写真では，根尖に破折器具様の不透過像が認められた．
患歯の治療方針として，歯冠側からの再根管治療，破折器具の除去を試みることとした．

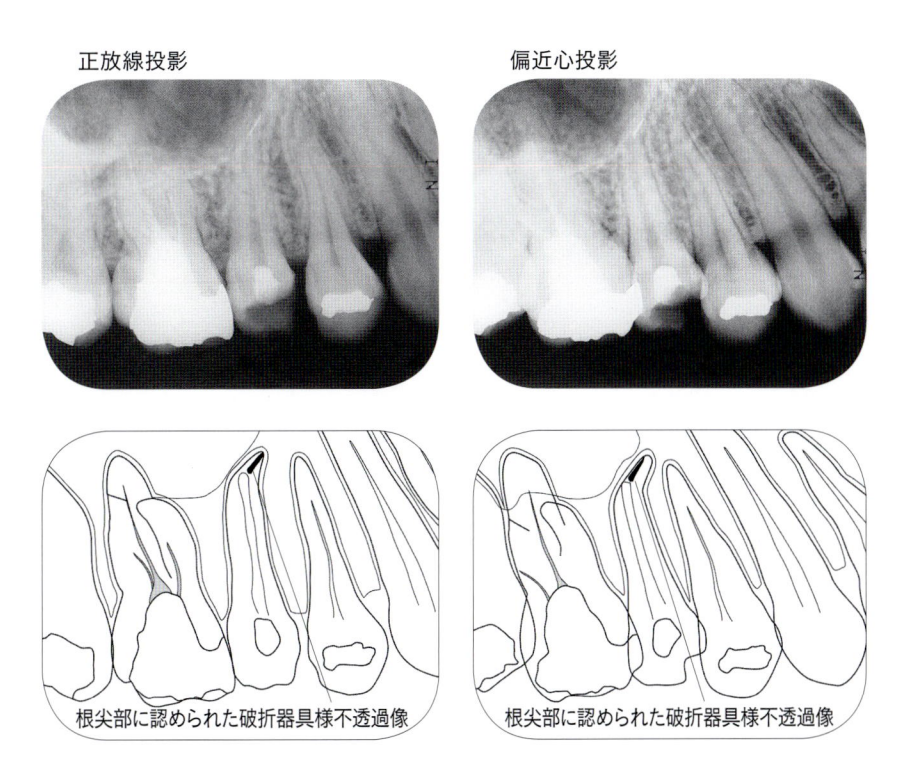

正放線投影　　　　　　偏近心投影

根尖部に認められた破折器具様不透過像　　根尖部に認められた破折器具様不透過像

Section 5 根管内異物除去

[処置内容]

根管内をマイクロスコープ下で精査したが，破折ファイルは根尖の強い湾曲の先に入っており，確認することができなかった．また湾曲付近で穿孔が認められた．

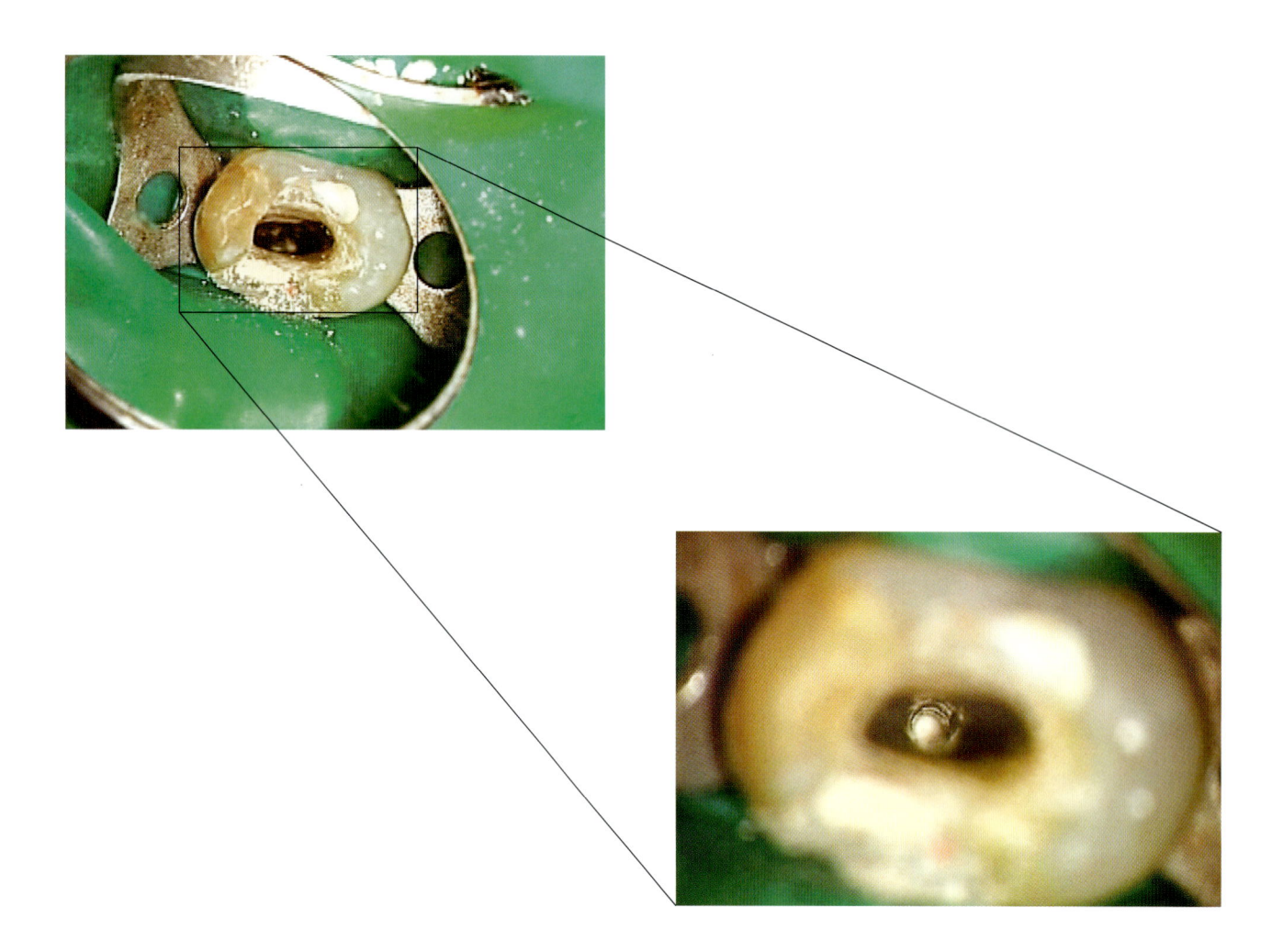

作業長までファイルを試適したエックス線写真．破折器具は，湾曲の先に入っている(矢印)．

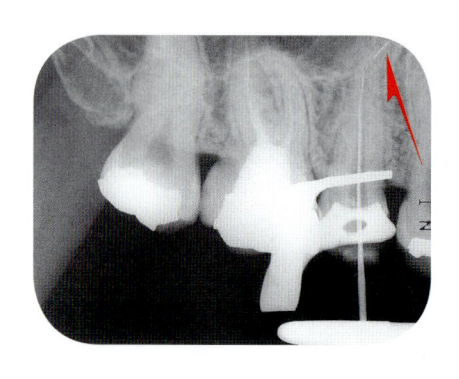

マイクロスコープ下で根管内を十分拡大・清掃し，根管充填を行った．根管充填前には，自発痛などの痛みはなく，排膿などの炎症所見も認められなかった．
　術後の経過は順調で，8か月後に痛みなどがないことを患者本人から口頭で確認している．

正放線投影　　　　　　　　偏近心投影

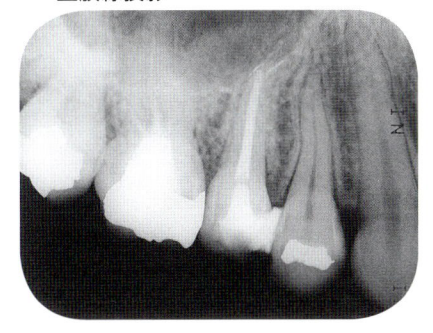

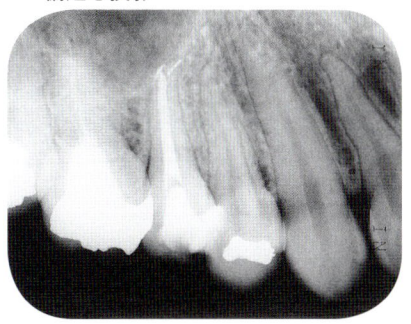

［歯内療法専門医の目］

　本症例では，マイクロスコープ下で破折器具を確認することができなかったため，無理に除去することをせず，根管内の感染源除去を行った．根管内異物が悪いのではなく，細菌感染が問題を起こしているのであり，本症例のように根管内に破折器具が存在した状態でも臨床的には問題を起こしていない．
　もし，このような症例で除去できないような感染源が根尖孔外などに存在し，腫脹などが再発した場合には，次の選択肢は外科的歯内療法(Microsurgery)となる．目的はあくまでも感染源の除去であり，その過程で根管内異物を除去することも可能となるであろう．
　本症例がもし外科的歯内療法の適応となるようであれば，歯内療法専門医の選択肢は根尖切除術(Microsurgery)である．上顎洞への穿孔が予想されるが，とくに問題はない(症例20，140頁参照)．意図的再植は，抜歯操作中に歯が破折してしまうとそのまま抜歯になってしまう．根尖切除術ができる症例では，意図的再植を行うことはない．

解説コラム

根管内破折器具が悪さをするのではない

　根管内に破折器具が存在していても何のトラブルもない場合もあれば，症例16(113頁)のように根尖性歯周炎を生じている場合もある．破折器具は必ず除去する必要があるのだろうか．

　現在の根管充填材の主流はガッタパーチャとシーラーであるが，以前はシルバーポイントなども使用されていた．根管治療に使用する小器具(ファイルやリーマー)は滅菌して使用するものであるため，**ファイルが根管内で破折し残存した場合でも，それ自体が根尖性歯周炎を引き起こすことはない**．根尖性歯周炎は細菌感染により生じる．したがって根管内から感染源がとり除かれた根管で，根管内で器具を破折させた場合，破折器具自体を一種の根管充填材と考え，破折片より上部を拡大・形成し根管充填を行えば，治療後の予後は良好であることが多い．

　しかし感染根管治療の症例で，破折器具よりも根尖側に感染が存在する場合，感染源を除去するためには破折器具の除去を行う必要がある．いいかえると，根管内破折器具のある根尖性歯周炎の症例において破折器具を除去するのは，感染源を除去するためであり，破折器具が根尖性歯周炎の原因となっているから除去するわけではない．つまり，根管内に破折器具があったとしても，再根管治療の必要がなければ，破折器具を除去する理由はない．根管治療が必要な場合には，根管充填材とともに破折器具の除去を試みればよい．根管に充填されている根管充填材と破折器具の大きな違いの一つは除去法や困難性にあるといえる．

　根管内に破折器具が残存しており，根尖性歯周炎を併発している症例に対して，患者にどのような説明をするのが適切であろうか．「前に治療した先生が歯のなかに治療器具を折り込んでしまったのが原因です」と歯科医師から説明を受けたという患者が稀にいるが，先述のとおり破折器具が原因となっているわけではないので，これは正しくない．破折器具が根管内に存在するために，感染根管治療が困難であるのは確かであるが，強固に装着されたポストコアを有する症例や緊密に充填された硬い根管充填材が除去できない症例，根管の狭窄や閉塞・湾曲などで根尖まで拡大できない症例などと，困難の程度には大きな違いはない．

　にもかかわらず器具破折が問題視される要因として，器具破折がある程度回避できる偶発症(事故)であり，またエックス線写真で確認しやすいことが考えられる．また，患者に端的に説明しやすく，納得させやすいからであろう(ただし，正しく納得させているわけではない)．

　器具破折防止のため，らせんのピッチの変化した器具は使用しない，根管の可及的直線化を考慮する，湾曲根管で無理なリーミング操作を行わない，などの手段を講じても，根管の湾曲の大きさに器具が「負けて」，根管内で破折してしまうこともある．

　器具破折を正当化しているわけではないが，術者が器具破折を起こしてしまった場合や，破折器具を有する患者への説明には注意する必要がある．また，器具が折れ込んだ原因を追求しなければ，同じ失敗を繰り返すだけであるため，折れ込みの事実を認識することも重要である．

26 ポスト除去

　根管治療を行うにあたり，患歯に装着されたメタルポストや既製ポストなどの除去が必要な場合がある．仮封冠をリムーバーで撤去する際に，合着されていたポストコアと一塊となって脱離することもある．これは合着用セメントの劣化などにより，脱離しやすい状態にあったためであり，通常ポストコアの除去は困難である．

　メタルポストを除去するのに，ポストコアリムーバー（図26-1）や，兼松式合丁（ポスト）除去鉗子（図26-2）などの鉗子，リトルジャイアント（図26-3）などの器具を使用することがある．これらを使用する前にはメタルポストに超音波振動を加えて，合着用セメントを破壊しておくと除去が容易となる．このとき，なるべくセメントの被着面積を減少させる

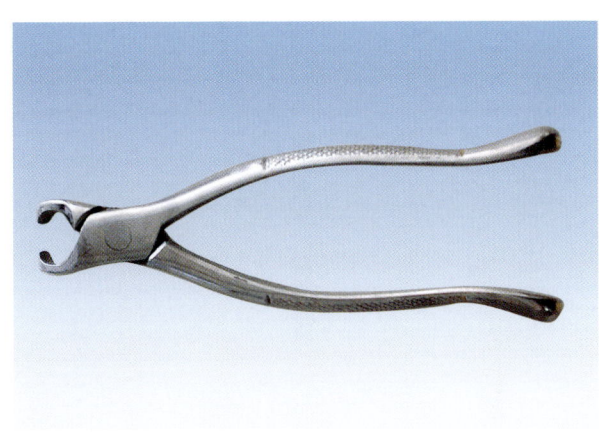

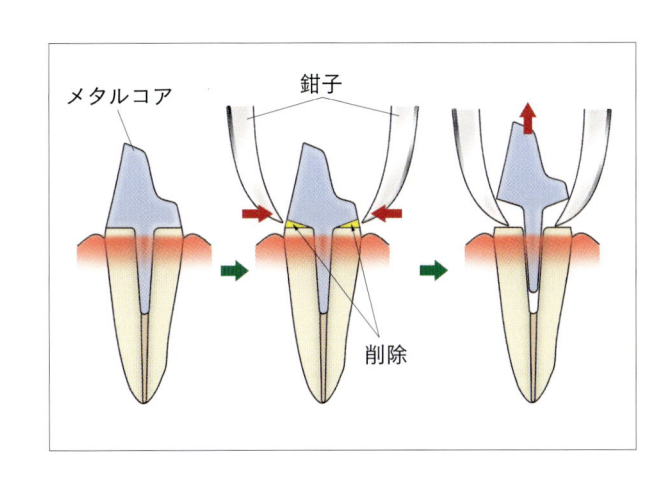

図26-1　ポストコアリムーバー．
　歯質とコア部の間に除去用バーで切れ込みを加え，そこに鉗子の先端を挿入して把持する．くさび効果を得ることができ，その力によりポストコアを除去する．

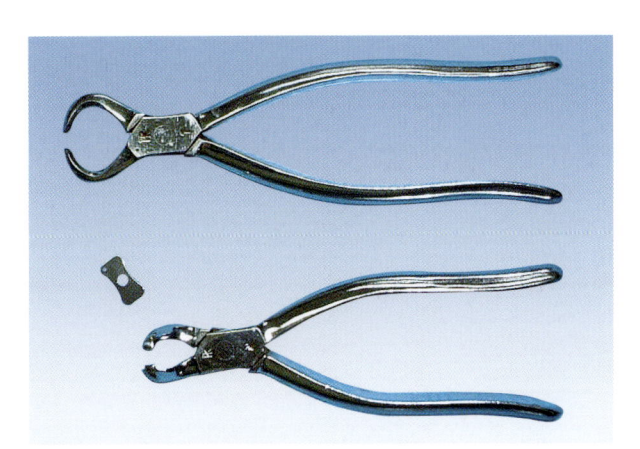

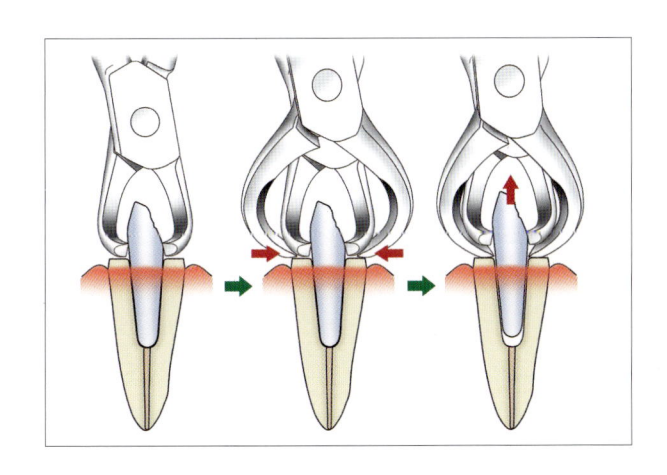

図26-2　兼松式合丁（ポスト）除去鉗子．
　兼松式鉗子もポストコアリムーバー同様，くさび効果によりポストを除去する．2種の鉗子を組み合わせて使用すると，くさび効果が高まる．どちらの器具も強引に使用して歯根破折を引き起こさないように注意する．応力が集中しないように根面補助板（写真中央の小さい金属製の板）などを使用するのもよい．

解説コラム

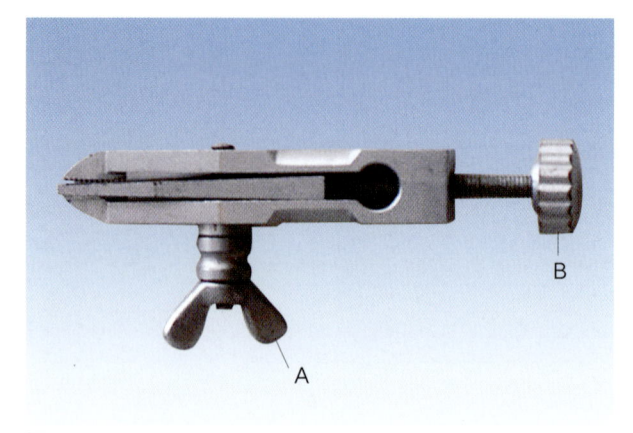

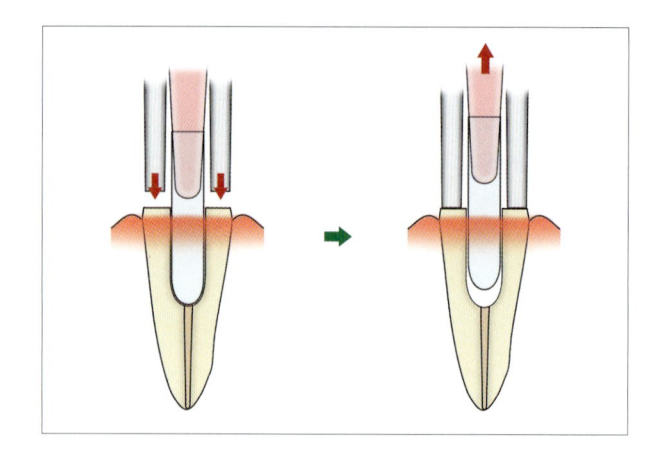

図26-3 リトルジャイアント．
　リトルジャイアントは，2つの嘴状構造物が組み合わされた形態をしている．本体横のネジ(A)を回すと，一方の嘴が閉じてきて物体を把持できる．この嘴でポストコアを強く把持する．その状態で本体上方のハンドル(B)を回すと，ポストコアを把持している嘴が持ち上がってくる．その時点で，もう一方の嘴が歯面を押すことにより，作用・反作用の力によってポストコアが引き抜かれる．この際，ポストの方向と引き抜く方向が一致していることが重要である．

ように根管以外の歯質との境界部をなるべく減少させておくとよい．また，無理な器具の使用により歯根破折の危険性があるため，とくに歯質が薄い場合には根面補助板などを使用するとよい．

　大臼歯で各根管に長いメタルポストが挿入されている場合，一塊として除去するのは困難であることが多く，コア部を分割して一根ずつ除去するのがよい（図26-4）．また，コア部をある程度残しておいた方が超音波振動を効率よく加えられる．ただし，超音波振動で破壊できるセメントは，グラスアイオノマーセメントのような無機セメントであり，近年の接着性レジンセメントは破壊が困難である．したがって，今後は除去が困難になることが予想される．

　これはレジンコアでもいえることである．以前のコア用レジンは物性や接着性に劣り，超音波振動により除去が可能であった．しかし近年のレジンコアでは接着力の向上により，除去が困難である．既製ポストがスクリューポストであれば，まずスクリューポストを逆回転させて除去した後，根管壁に接着しているコア用レジンを除去するのがよい．

　内側性のメタルコアでは，歯質を犠牲にしなければ，鉗子類を使用することは困難である．また，レジンコアや接着性レジンセメントで接着されたメタルポストの除去にも，鉗子類での除去は困難である．これらの場合は，ポスト自体を切削して除去しなければならない．金属の切削にはカーバイドバーなど

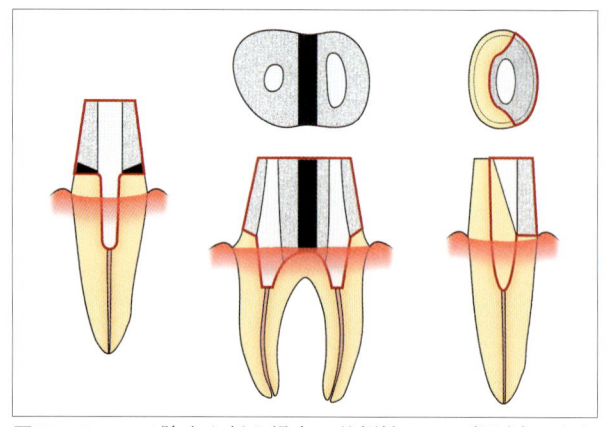

図26-4 コア除去を行う場合，外側性のコア（図左）であれば，あらかじめコアと歯質との被着面積を減少させ，かつくさび効果が得られるように歯質との境界部（黒部分）を切削し，コア部に超音波振動を加えてセメントを破壊させ，鉗子などで除去する．リトルジャイアントを使用するときはコア部を把持できるようにある程度細くなるように切削する．
　複根歯（図中央）では，コア中央部（黒部分）を切削してポストを1根ずつに分割すると除去が容易となる．この際，髄床底穿孔を生じさせないように注意する．とくに切削部にたまった水分に光が反射すると，メタルが残存しているように見えてしまうので，ある程度切削したらよく乾燥させて観察する．マイクロスコープなどの拡大装置がとくに有効となる．あるいは，ポスト部の立ち上がりを残存させるように，周囲を切削（灰部分）すると観察が容易となる．
　内側性のコア（図右）では，なるべく歯質は削除しないように，コア辺縁を削除（灰部分）して超音波振動を加える．ただし，内側性のコアは鉗子などでの除去が困難であり，ポスト部の大部分をカーバイドバーで削りとることが多い．

ポスト除去

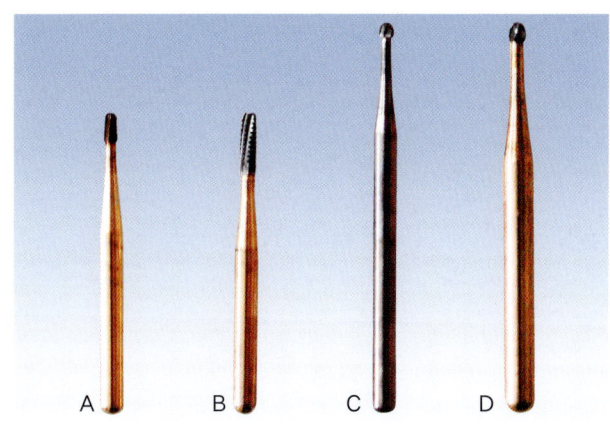

図26-5 高速切削(FG)用カーバイドバー(S. S. White／茂久田). 通常の除去用カーバイドバー(A, B：GWシリーズ)ではシャンクが短いため, ポスト先端などの深い部分には届かない. サージカル用のカーバイドバー(C：FGSLシリーズ, D：GWSLシリーズ)は, 通常のバーよりもシャンクが長い(25mm)ため, ポスト先端付近まで到達可能である.

を使用する.

　筆者らは, メタルポストの削除に外科用カーバイドバー(サージカルバー)などを使用している(図26-5). これはシャンクが長いため, 比較的根管の深部までバーが到達する. ただし, バーで削除すると根管壁の穿孔を生じる危険が高いため, マイクロスコープ下で選択的にメタル部分のみ除去する配慮などが必要である. もし, ポストコア除去が困難でありそうだと判断した場合は, 外科的歯内治療も考慮すべきである.

[ポスト除去症例1]

　|5_にメタルコアが装着されている. 頬舌側の歯質が残存しており, 近遠心面軸面および咬合面にメタルコアがみられる. セメントの被着面積を減少させるように, メタルコア辺縁部を除去用カーバイドバーにて切削し, 超音波チップで超音波振動をメタルコアに加えたが, 動揺がみられなかった.

　そのため, マイクロスコープ下でシャンクが長いサージカル用カーバイドバーを用いて, メタルポストを選択的に削除した. すべて削除する前にセメントおよび根管充填材が一部露出したため, わずかに残存しているメタルに細い超音波チップを当てて, 超音波振動を加えると容易に除去できた.

　ポスト除去後の根管には, レジンセメントと思われるセメントが残存していたため, ダイヤモンド付きの超音波チップにて除去した.

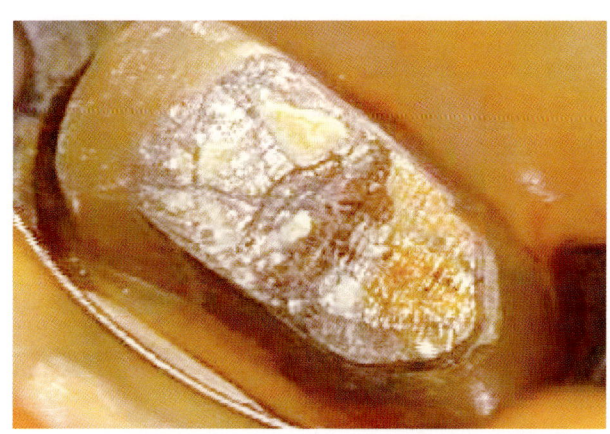

1-1　コア除去前.

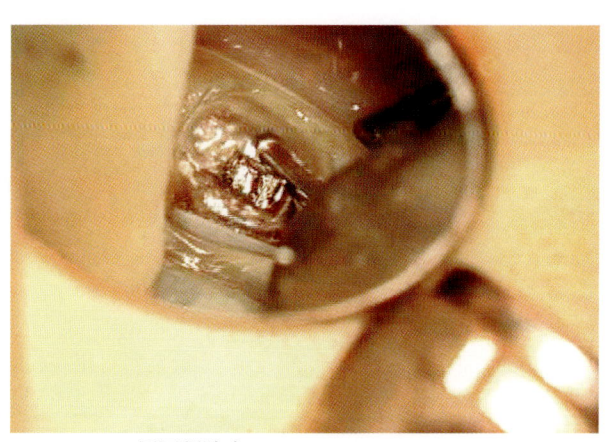

1-2　コア周囲削除中.

解説コラム

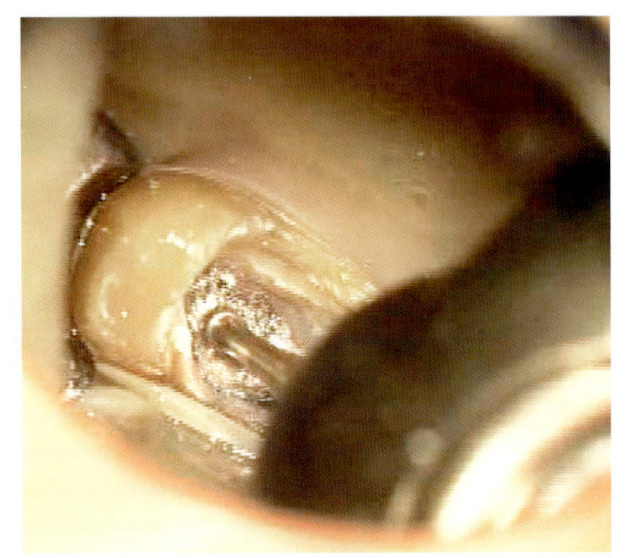

1-3 ポスト部の削除中.

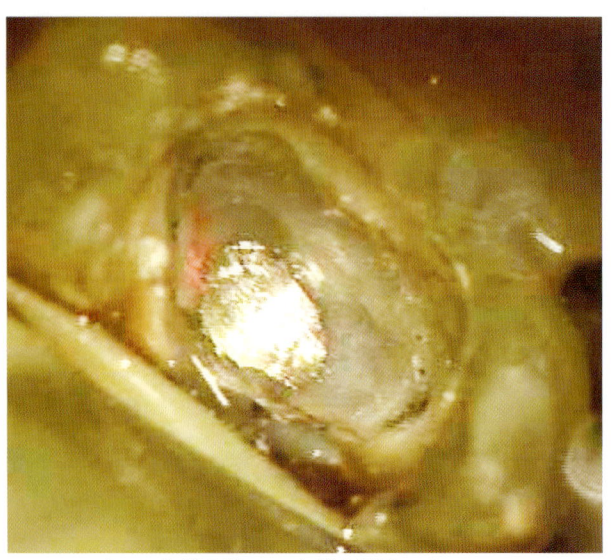

1-4 ポスト先端を残して上部を削除した.

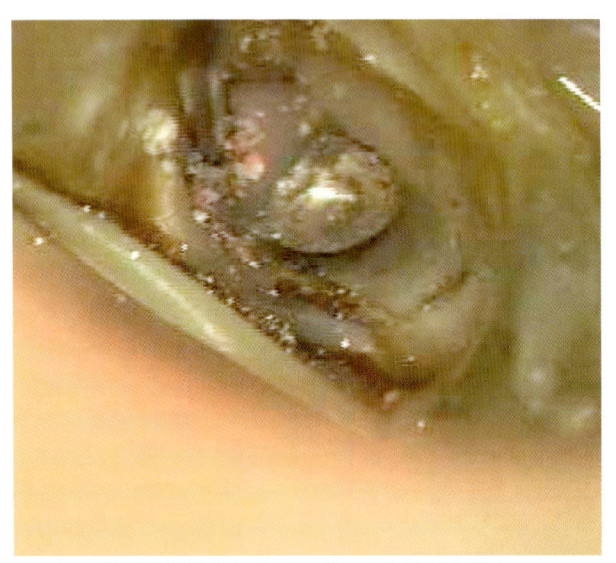

1-5 超音波振動を加えて，ポスト先端部を除去.

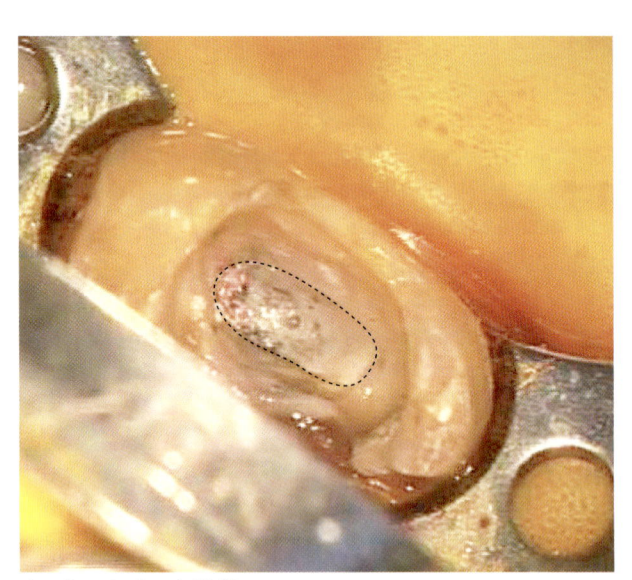

1-6 セメント残存.

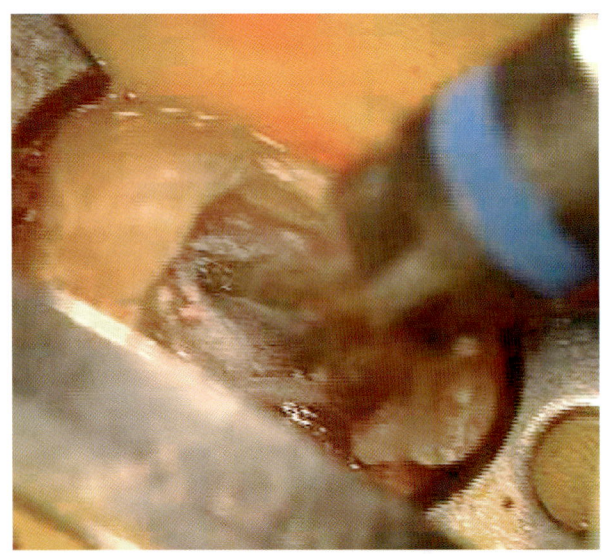

1-7 ダイヤモンド付超音波チップにてセメント削除中.

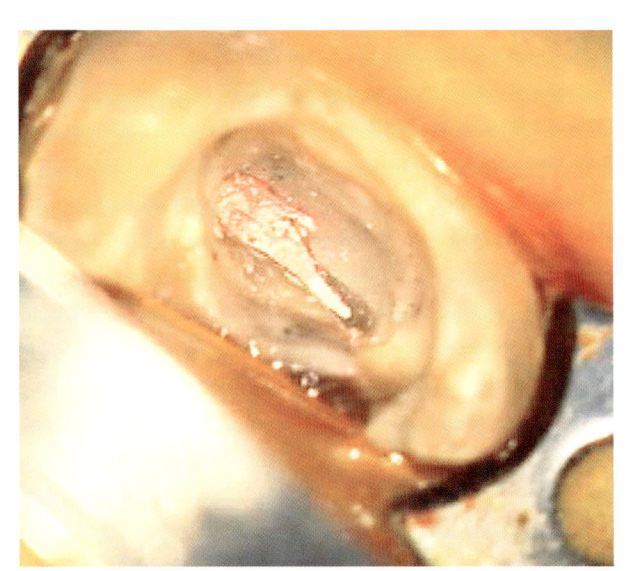

1-8 セメント削除後.

[ポスト除去症例2]

|5 に内側性のメタルコアが装着されており，メタルコア辺縁部を除去用カーバイドバーにて切削したところ，グラスアイオノマーセメントと思われる厚いセメントラインが確認できた．

セメント層に細い超音波チップを直接当てて削除し，またポスト先端付近のセメントを破壊するように，太い超音波チップで超音波振動をメタルコアに加えた．メタルコアが根管から脱離し動揺したのを確認したので，ピンセットにて除去した．

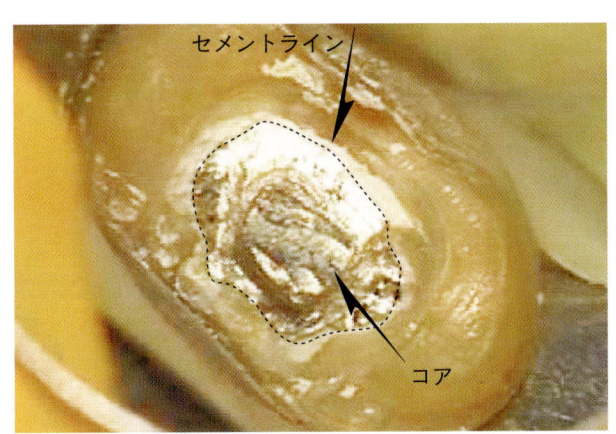

2-1　コア周囲削除途中．セメントラインが確認できる．

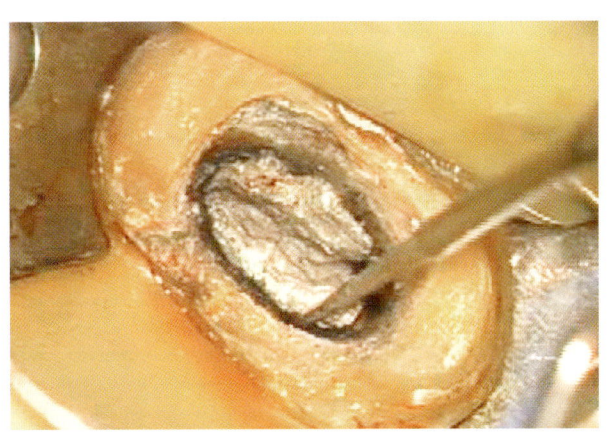

2-2　セメント層に細い超音波チップを直接当てて削除．

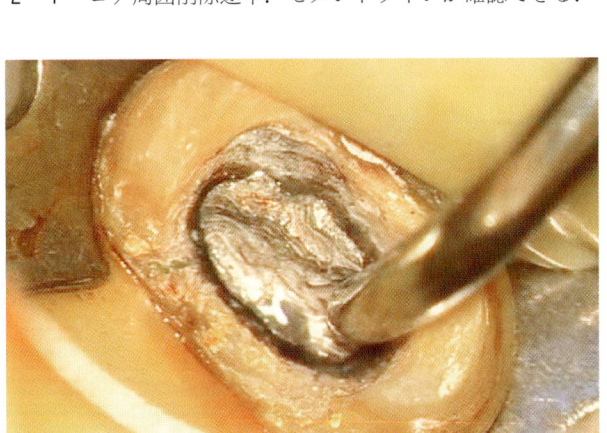

2-3　ポストの合着セメントを破壊するように，太い超音波チップで超音波振動をメタルコアに加えた．

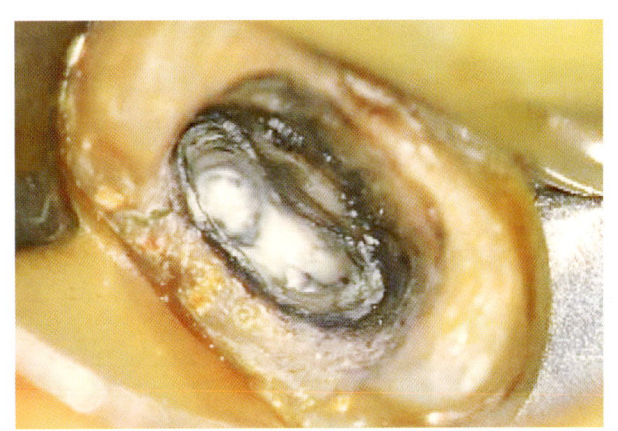

2-4　コア除去後．

Section 6

外科的歯内療法

症例18	3度目の根尖切除術を行うか……	128
症例19	再根管治療か，外科的歯内療法か	133
症例20	上顎洞底に接する歯根の根尖病変 上顎洞への穿孔を伴う外科的歯内療法	140
症例21	上顎第二大臼歯の口蓋側腫脹が消えない 根管治療でよくならず，意図的再植へ	143
解説コラム27	外科的歯内療法になる歯の感染パターン	148
解説コラム28	マイクロサージェリーの切開線	149
解説コラム29	逆根管充填材料	151

Section 6 外科的歯内療法

症例18

3度目の根尖切除術を行うか……

［来院までの治療経過＆問診］

患者：43歳，男性

来院経過：15年前に 2| の根尖切除術を受け，臨床上大きな問題はなく経過していた．紹介元歯科医院を受診した際に，根尖相当部に腫脹を認め，口腔外科出身の先生によって再根尖切除術が行われた．しばらくは落ち着いていたように思われたが，6か月後の検診時に再発の所見が認められ，3度目の根尖切除術を行う価値があるか，専門医の意見を伺いたいという希望で来院された．

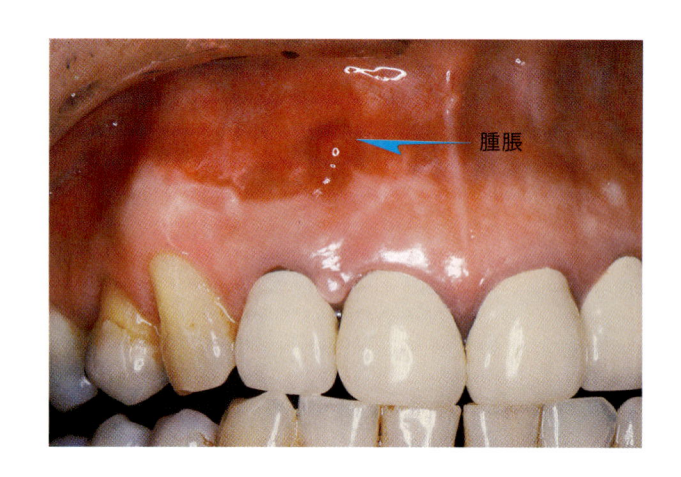

腫脹

［診査・診断］

口腔内所見としては，唇側に腫脹（矢印）が認められた．エックス線写真では 2| と 1| の根尖に透過像が認められた．頰側に認められる腫脹の原因と思われる 2| は15年前に1回目の根尖切除術を行っている歯であり，ポストもしっかり入っていることから，根尖切除術の適応と判断した．

3度目の手術であることを考慮し，成功率は若干落ちてしまうこと，歯根破折が起きていた場合には抜歯となる可能性もあることなどを説明し，患者の同意を得て，マイクロスコープ下で根尖切除術を行うこととした．

正放線投影　　　　　　　　偏遠心投影

根尖部透過像　　　　　　　根尖部透過像

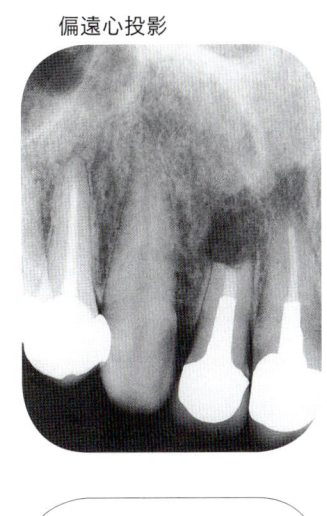

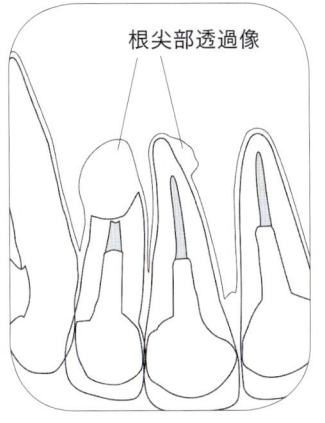

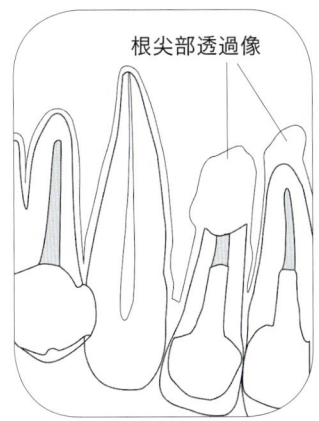

[処置内容]

眼科用メスを用いて，歯間乳頭部を保存するように歯肉溝切開をし，粘膜を剥離し，炎症の部位を確認した．

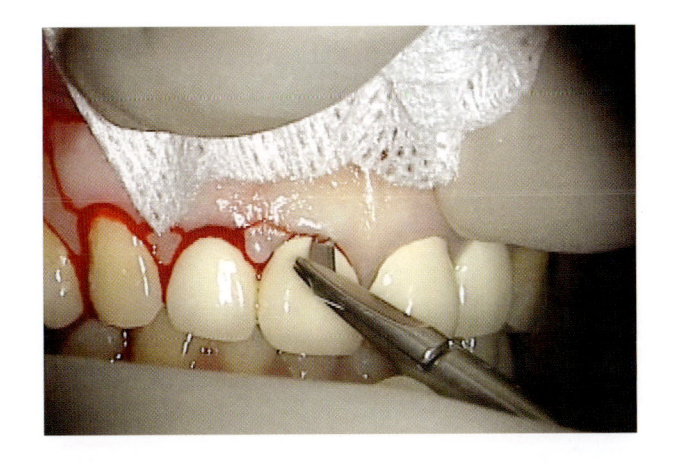

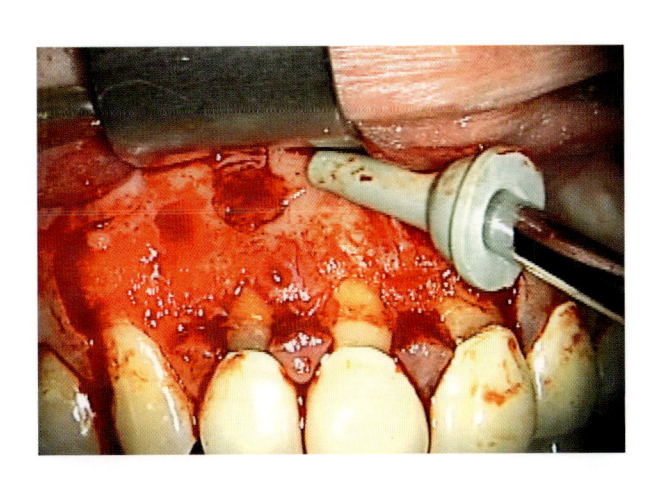

根尖を切断し，超音波レトロチップにて逆根管充填用窩洞を形成し，幅4mmのマイクロミラーにて窩洞内を精査した．

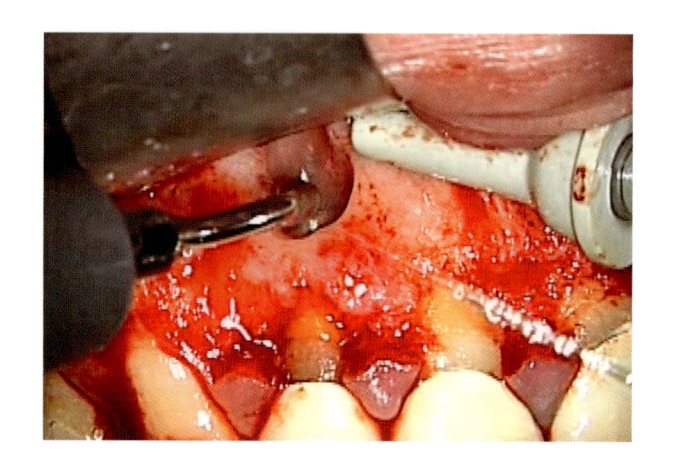

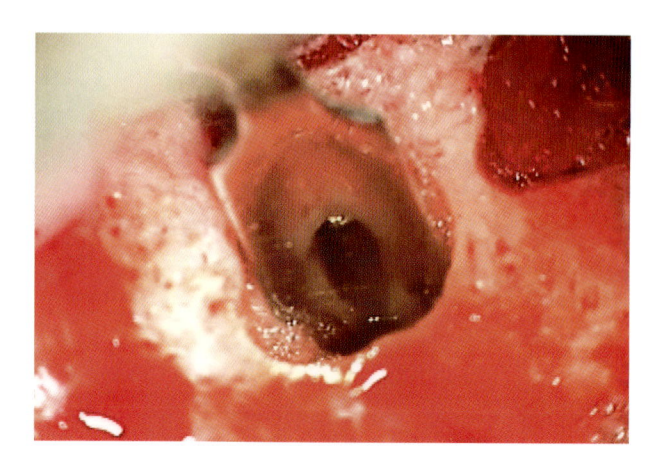

SuperEBAにて逆根管充填をし，マイクロミラーにて 2| の逆根管充填の状態を観察した．

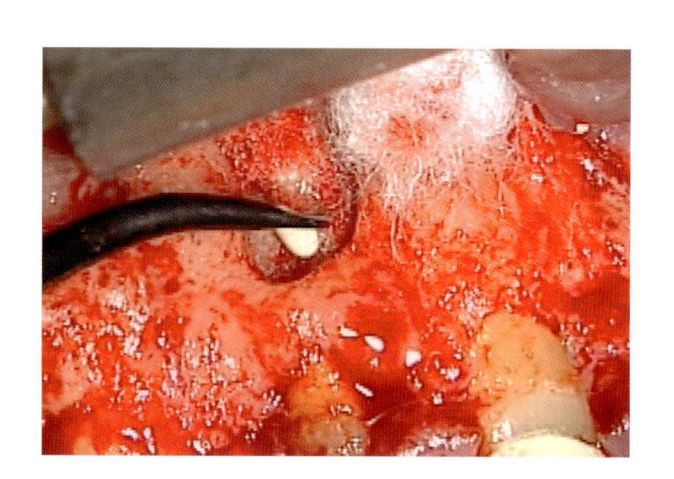

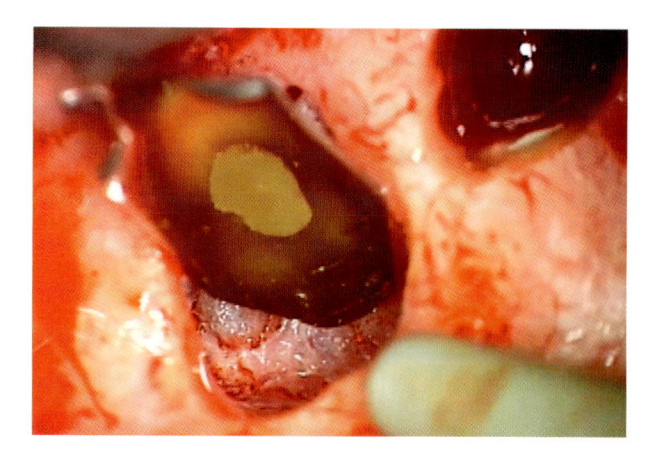

1|の逆根管充填の状態もマイクロミラーにて観察し，8-0縫合糸にて縫合した．

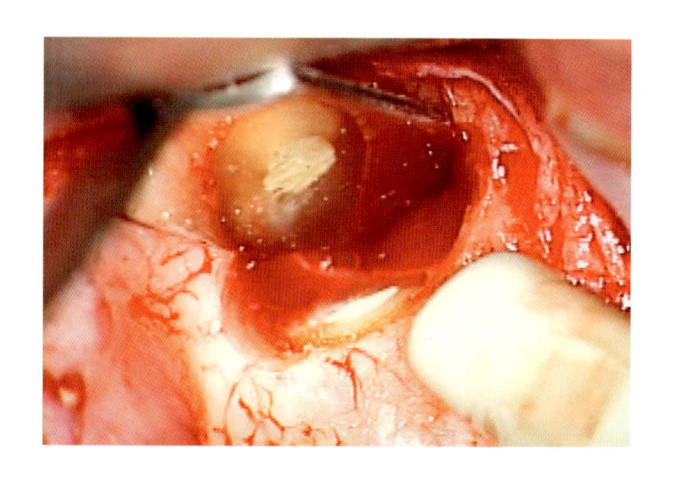

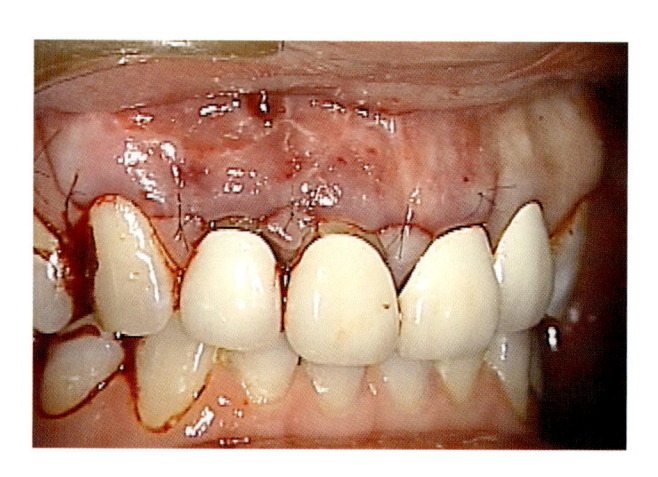

根尖切除術直後のエックス線写真.

正放線投影　　　　　　　　　　　　偏遠心投影

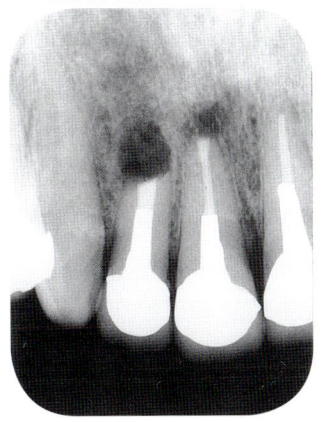

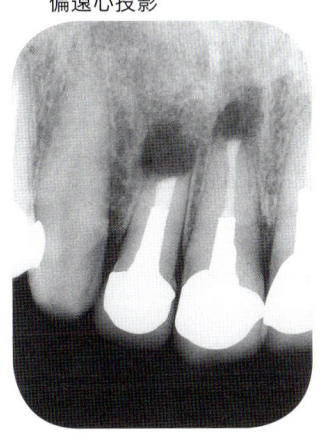

根尖切除術 3 か月後のエックス線写真および口腔内写真.

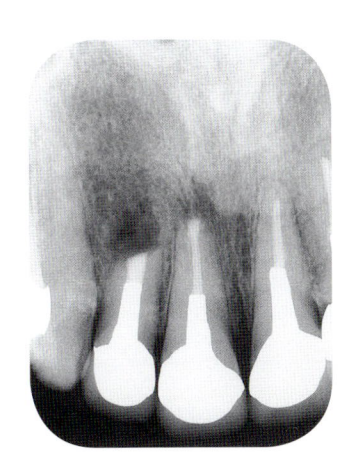

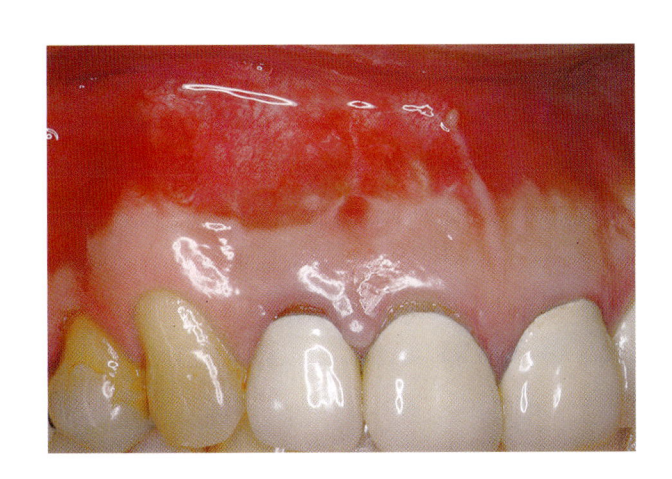

根尖切除術 6 か月後のエックス線写真.

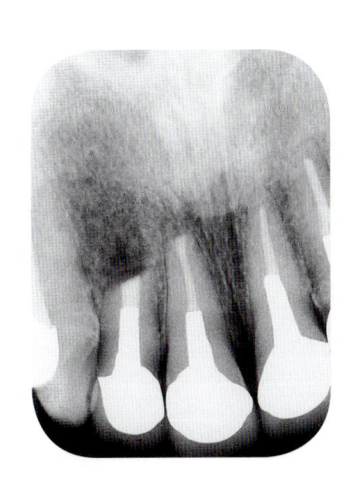

Section 6 外科的歯内療法

根尖切除術1年3か月後のエックス線写真および口腔内写真．
術前に認められた頬側の腫脹は消失し，臨床上経過は良好である．

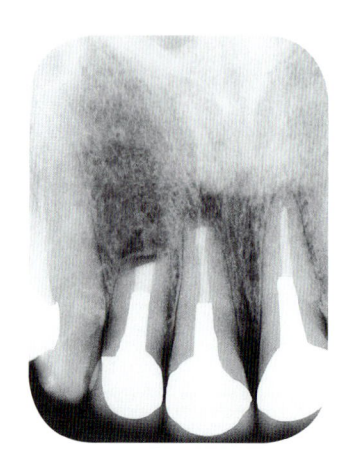

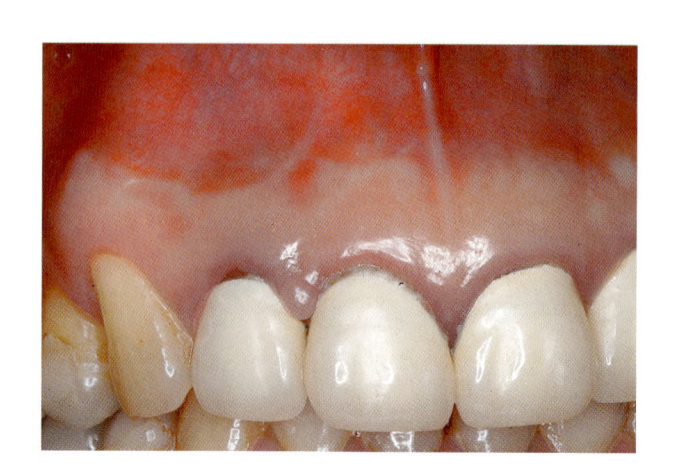

[歯内療法専門医の目]

　マイクロスコープを用いた根尖切除術の成功率は，90％を超えるという報告があり，肉眼で行った処置に比べて明らかに成功率は上昇する．肉眼では見えなかった漏洩部分や側枝などをみることができるだけでなく，超音波レトロチップやマイクロインスツルメントを用いて，根管に追従する逆根管充填用窩洞を形成することができるようになったことも，成功率上昇の理由と考えられている．

　本症例では，3度目の根尖切除術ということもあり，患者も再手術を受けるか迷っていたが，マイクロスコープ下での処置は初めてであることから，再手術に同意された．通法どおりの手術処置を行い，再発の原因と思われるような歯根破折などの所見は認められなかったが，根尖孔外および根管内に残留していた感染源を的確に除去できたことが今回の成功につながったと考えられる．

　逆根管充填材料としては，SuperEBAを使用してきたが，最近やっと日本でもプロルートMTAが手に入るようになった．プロルートMTAの表面には，セメント質が接して形成されるという報告もあり，歯根膜が再生される可能性をもった材料である．操作性に難があるため，慣れないうちは使いにくいが，逆根管充填や穿孔部封鎖など骨組織に近接する部位には推奨されている材料である．

　本症例の切開は，3度目の根尖切除術であったため，歯根が短く歯根破折の可能性も完全に否定できなかったため，審美的に有利なOchsenbein-Luebke切開法を選択できなかった．少しでも術後の歯肉退縮によるブラックトライアングルの形成を防ぐために，歯間乳頭部を保存するように行った．極薄の眼科用メスと8-0もしくは9-0という極細の縫合糸をマイクロスコープ下で使用することによって可能となった切開法である．

Section **6** 外科的歯内療法

症例19

再根管治療か，外科的歯内療法か

［来院までの治療経過＆問診］

患者：39歳，男性
来院経過：2⏌の腫脹を訴え，紹介で来院した．2⏌の治療はかなり昔に行っており，治療時期の記憶も定かではなかった．4か月前にも同様の腫脹を起こしており，根本的な治療が必要であると考え，歯内療法専門医の治療を望んで来院した．

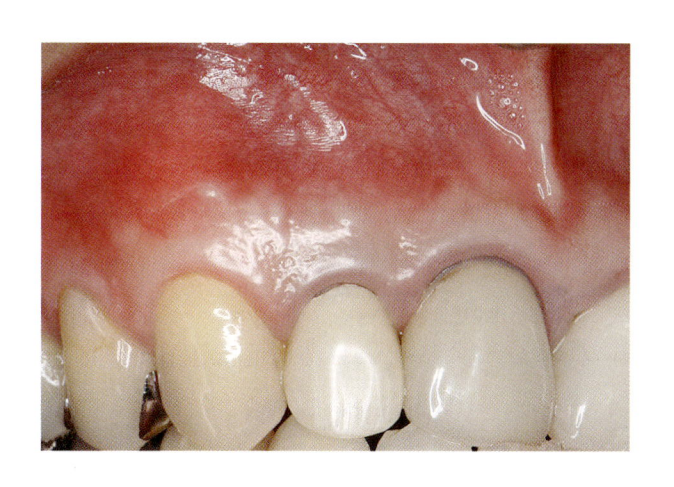

［診査・診断］

　口腔内には腫脹が認められ，エックス線写真では歯根の近心側に透過像が認められた．透過像が根尖を中心に広がっていないことから，側枝の感染，歯根破折，ポストの穿孔などを疑った．偏心投影のエックス線写真でもポストの逸脱は認められず，側枝の感染もしくは歯根破折が疑われた．
　患歯の治療方針として，根尖切除術(Microsurgery)も考えたが，側枝の開口位置が口蓋側の場合に処置が難しく，歯根がとても短くなってしまう可能性があること，補綴物の作製時期が不明でかなり古いものであること，根管充填が緊密に行われていないことなどから，まず補綴物を除去し，再根管治療を行うことを第一選択とした．しかし，経過が長く腫脹もあることなどから根尖孔外の感染も疑われることを考慮し，再根管治療で治らない場合には，根尖切除術の適応となることも説明し，同意を得た．

Section 6 外科的歯内療法

初診時に患歯周囲に腫脹を認めたため，抗菌剤の投与を行ったが，翌日「腫れは大きくなってきている」と再び来院したため，切開排膿による応急処置を行った．

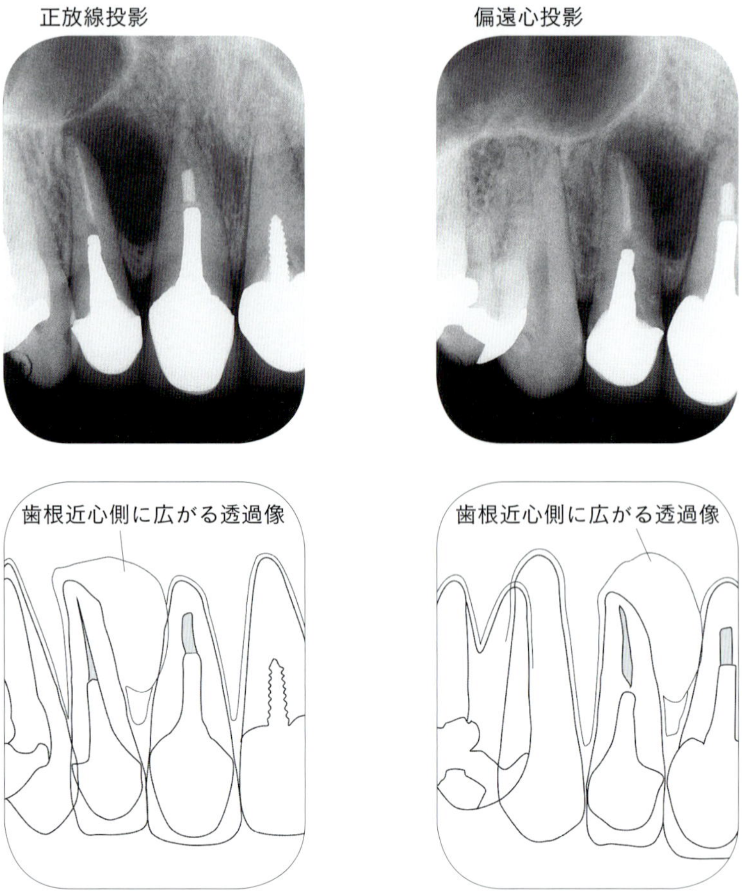

正放線投影　　　　　　　　偏遠心投影

歯根近心側に広がる透過像　　歯根近心側に広がる透過像

[処置内容]

補綴物を除去し，通法にしたがい根管治療を行った．3回ほど通院していただき，根管内を十分に清掃した．根管充填前の根管内には貼薬した水酸化カルシウム剤がそのまま残っており(矢印)，排膿などの炎症所見も全く認められなかったため，ガッタパーチャとシーラーにて根管充填を行った．

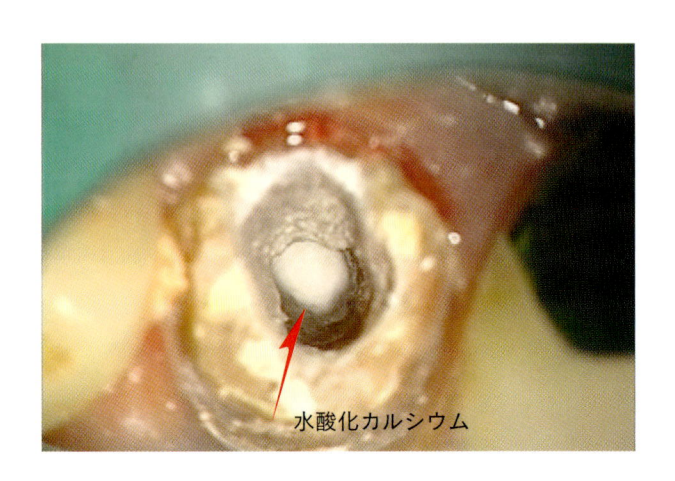

水酸化カルシウム

再根管治療か，外科的歯内療法か

根管充填前後の根管内．

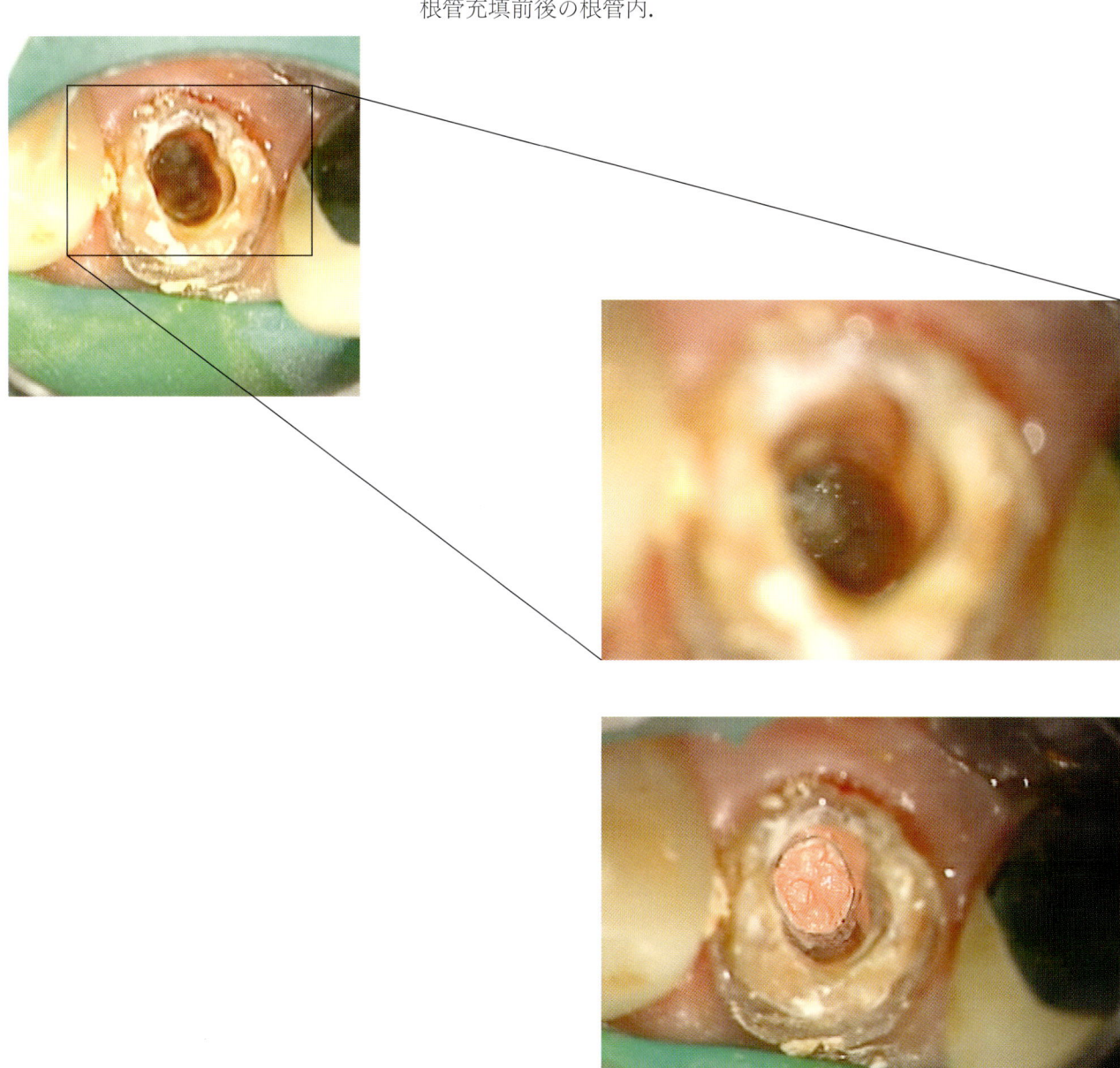

根管充填直後のエックス線写真．

正放線投影　　　　　偏遠心投影

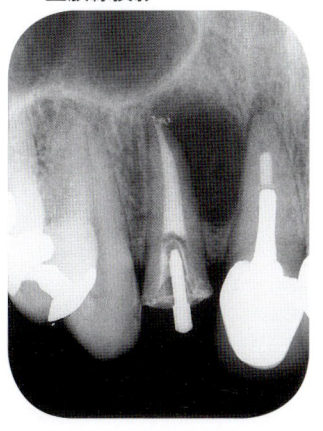

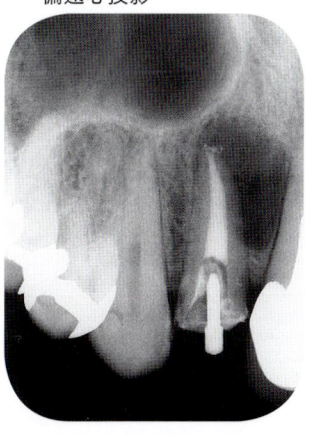

Section 6 外科的歯内療法

根管充填4日後より腫脹が再発し，来院した．根管内からの処置はすべて行ったが，残念ながら根管内から除去できない細菌が根尖孔外などに存在すると考えられるため，術前に説明していたように根尖切除術(Microsurgery)の適応となることをお話し，同意を得た．

紹介元の主治医にも連絡し，根尖切除術前にしっかり築造してもらい，プロビジョナルレストレーションの調整をお願いした．

根尖切除術前のエックス線写真

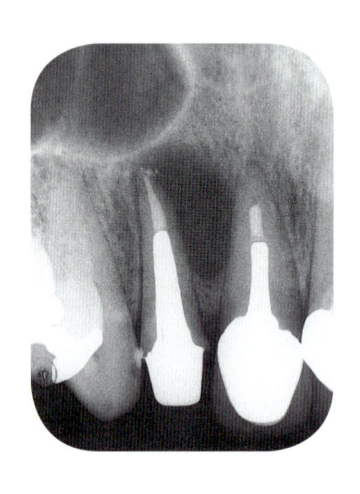

眼科用メスにて切開し，粘膜を剥離，病変部の位置を探針にて確認した．

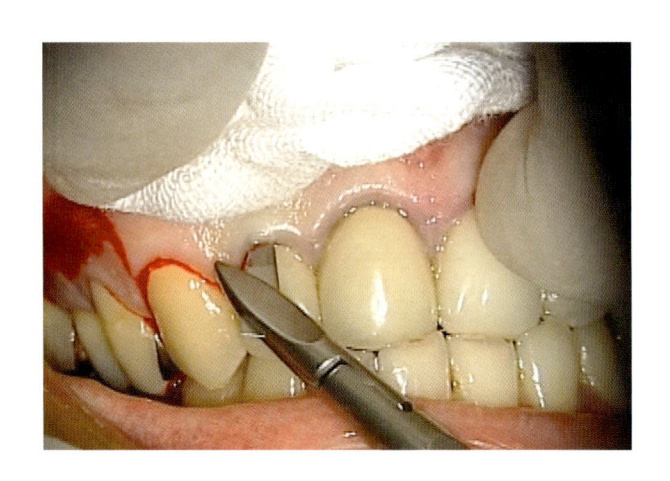

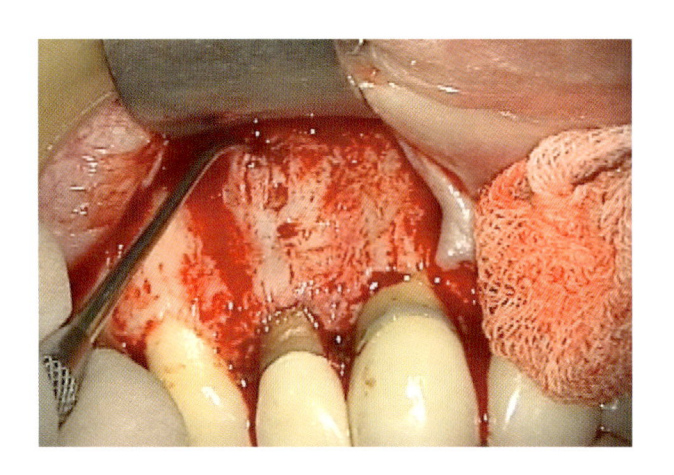

肉芽組織を徹底的に除去し，根尖を切除した．

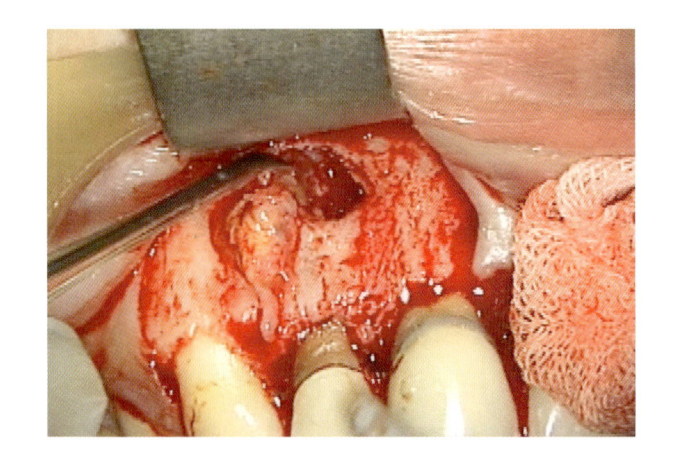

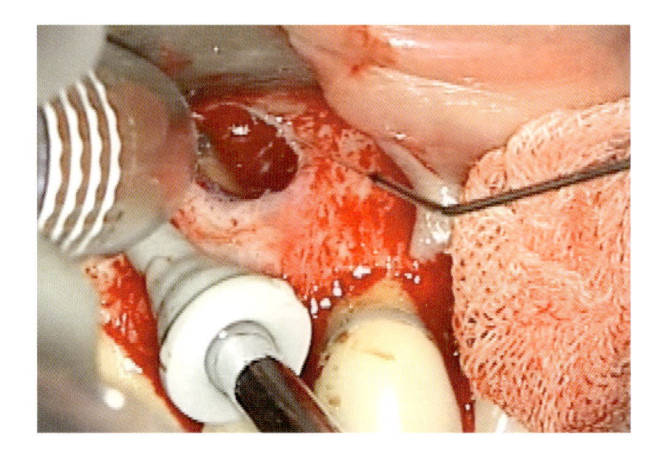

切断面および歯根側をマイクロミラーにて精査したが，側枝などの存在は認められなかった．

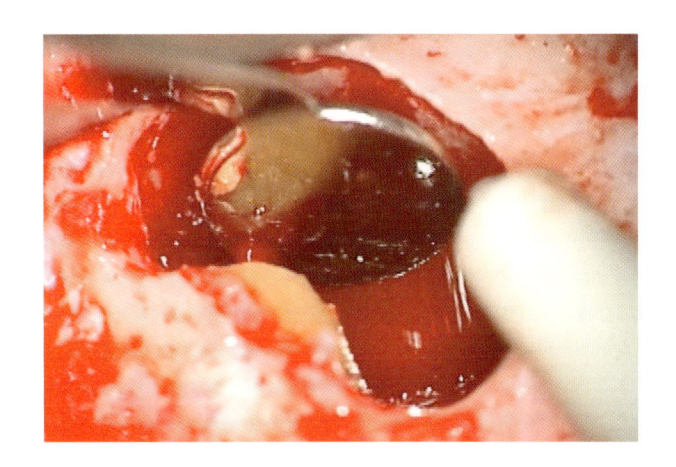

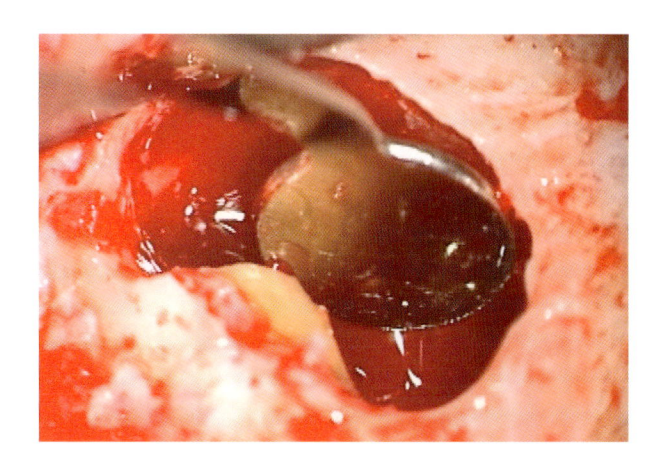

超音波レトロチップにて，逆根管充填用窩洞を形成し，SuperEBAにて逆根管充填を行った．

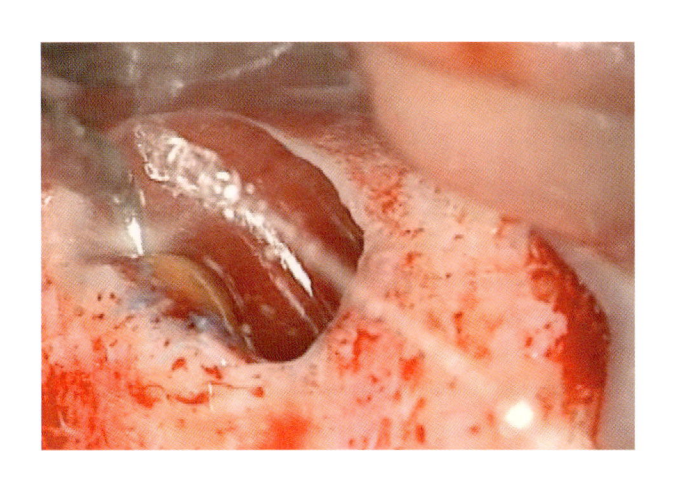

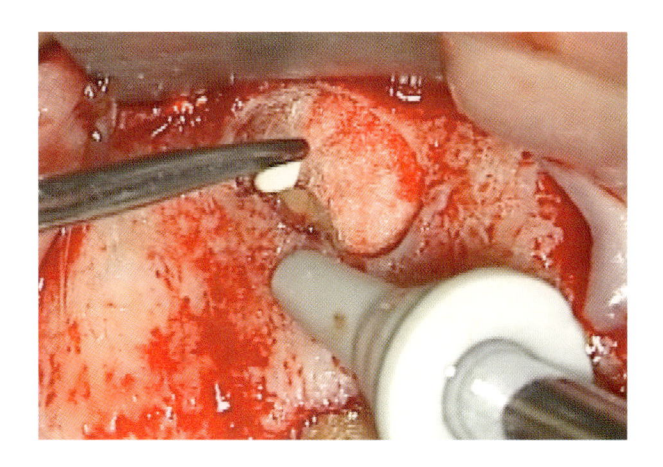

根尖切断面および歯根側をマイクロミラーにて精査し，歯根破折や側枝などの見落としがないことを確認した．

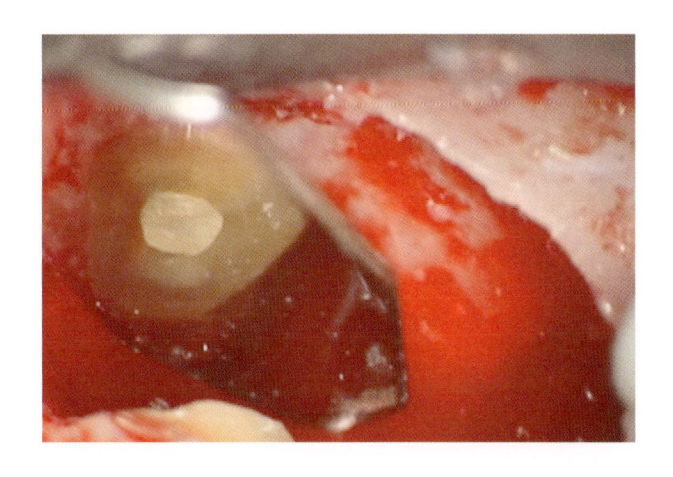

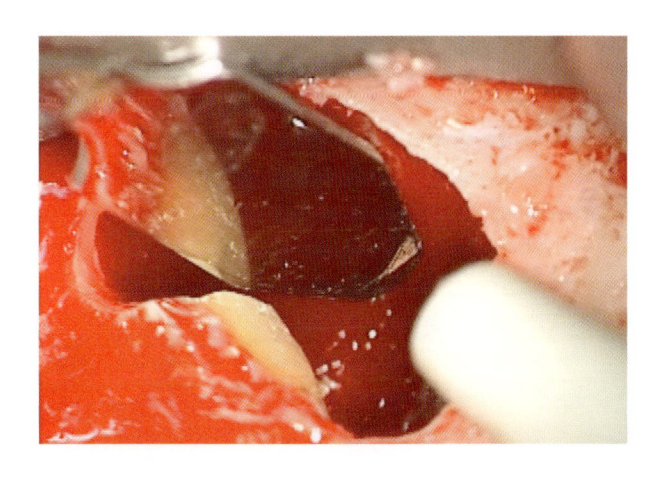

Section 6 外科的歯内療法

7‐0縫合糸にて縫合し，根尖切除術(Microsurgery)を終了した．
根尖切除術直後のエックス線写真．

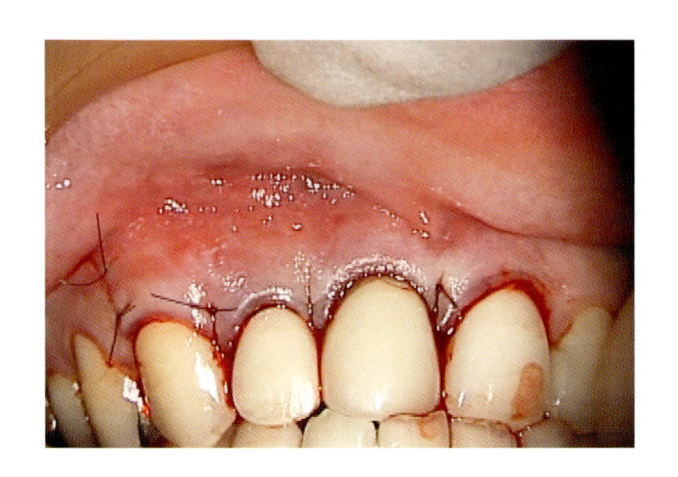

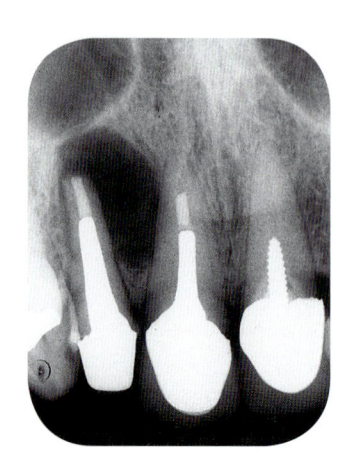

根尖切除術3か月後のエックス線写真と口腔内写真．

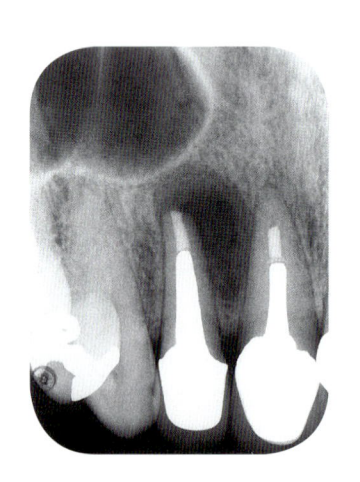

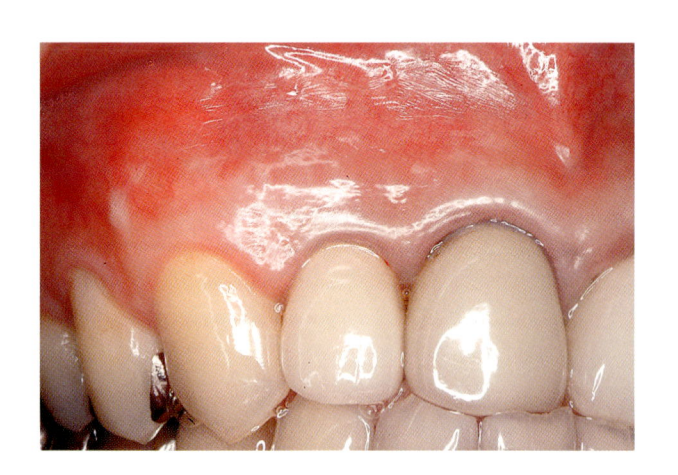

根尖切除術1年8か月後のエックス線写真と口腔内写真．術後の経過は順調である．

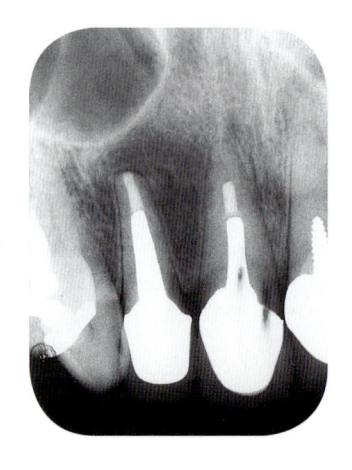

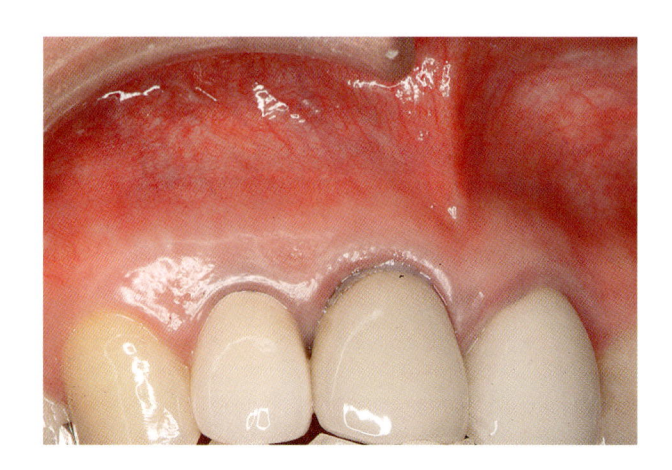

［歯内療法専門医の目］

　本症例では，術前の診査から，根管治療がしっかり行われていない可能性があり，また補綴物が古く，歯冠側からの漏洩も危惧されたため，第一選択として再根管治療を行った．マイクロスコープを用いた外科的歯内療法（Microsurgery）の成功率は肉眼で行うより遙かに高くなっているが，根管内に感染源が残っている状態では治癒しない．

　外科的歯内療法は，通常の根管治療の代替法ではなく，通常の根管治療をしっかり行い，根管内が十分清掃されているにも拘わらず，再発してくるような症例に対する選択肢であると考えている．

Section 6 外科的歯内療法

症例20

上顎洞底に接する歯根の根尖病変
上顎洞への穿孔を伴う外科的歯内療法

[来院までの治療経過＆問診]

患者：39歳，女性
来院経過：3週ほど前から 6| のあたりがしくしくすると訴え，他院から紹介で来院した．患歯は15年前にむし歯の治療を受けた後，とくに症状もなく経過していた．

[診査・診断]

口腔内には明らかな腫脹は認められず，歯周ポケットも正常の範囲であった． 6| の近心頬側根管根尖相当部に圧痛が認められ，エックス線写真でも，近心頬側根管根尖に透過像がみられ，慢性根尖性歯周炎と診断した．患歯に高価な適合のよい補綴物が装着されており，除去による身体的・経済的負担を考慮し，治療方針は根尖切除術(Microsurgery)と判断した．上顎洞に根尖病変が近接しているため，上顎洞穿孔の可能性があること，穿孔したとしても感染源となる異物を上顎洞内に押し込まなければ，何も問題はないことなどを説明し，根尖切除術を行うことで合意を得た．

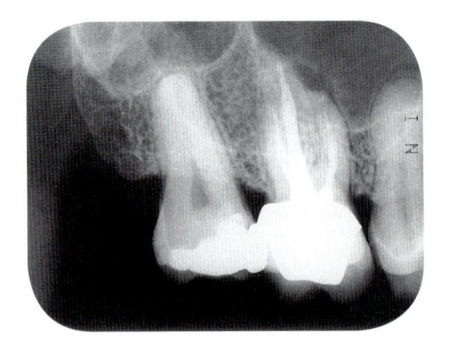

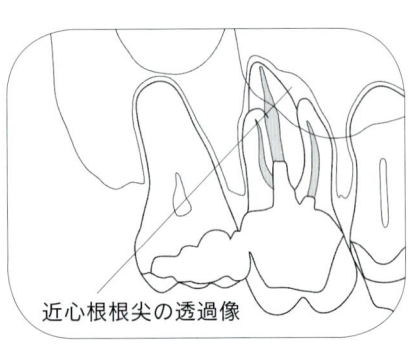

近心根根尖の透過像

[処置内容]

粘膜を剥離し，頬側の皮質骨を削除．近心頬側根根尖に存在する肉芽組織を掻爬したところ，上顎洞への穿孔が確認された．

上顎洞内に感染源が埋入しないように綿球(矢印)をシルクの糸できつくしばり，穿孔部に栓をした．

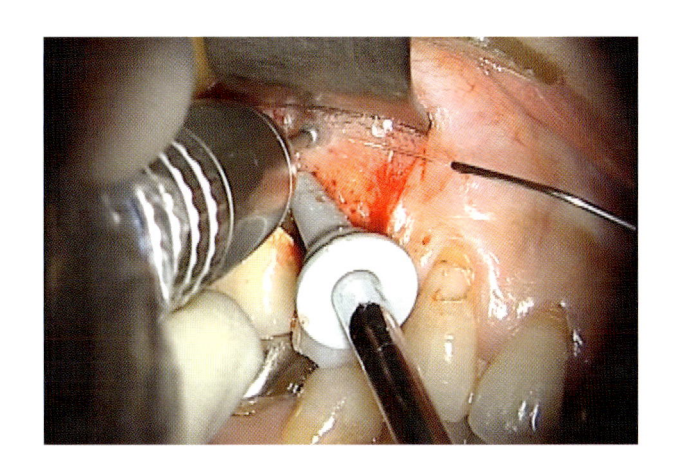

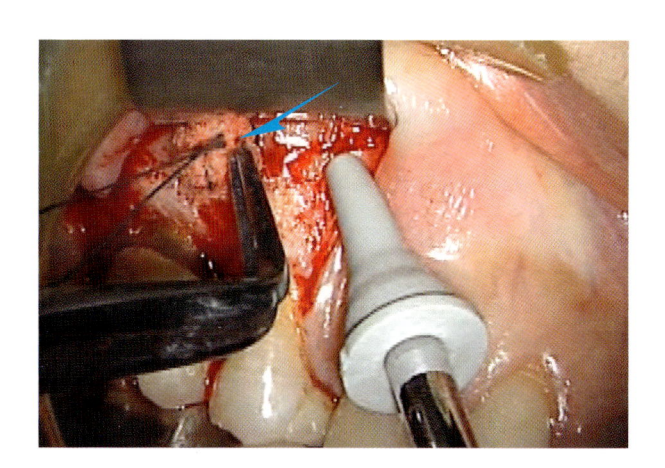

根尖切除後，超音波レトロチップにて逆根管充填用窩洞を形成した．Super EBAにて逆根管充填を行い，マイクロミラーにて切断面を確認した．

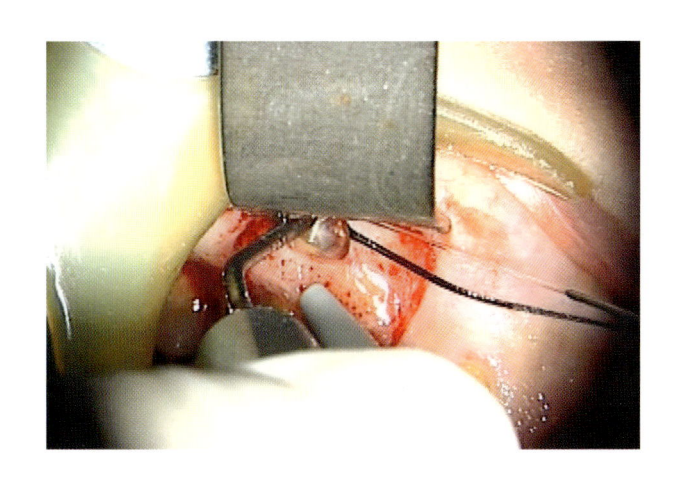

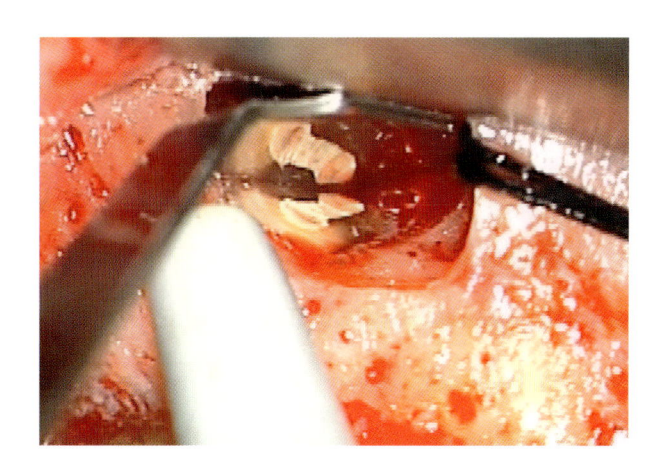

シルクの糸を引っ張り，上顎洞の穿孔部に栓をしていた綿球を除去した．6-0にて縫合し，根尖切除術(Microsurgery)を終了した．

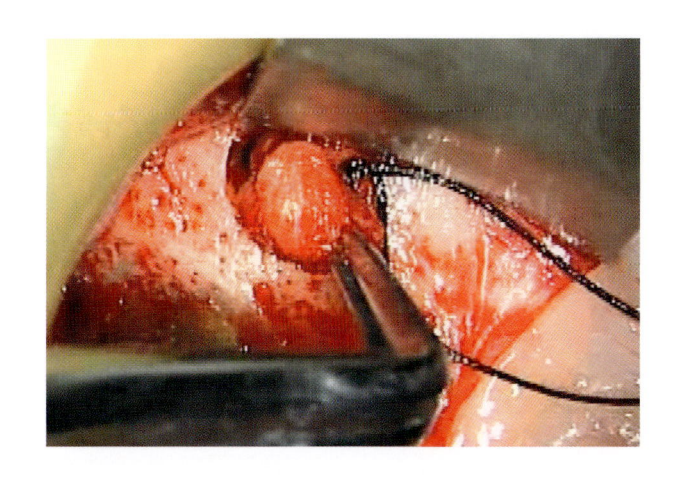

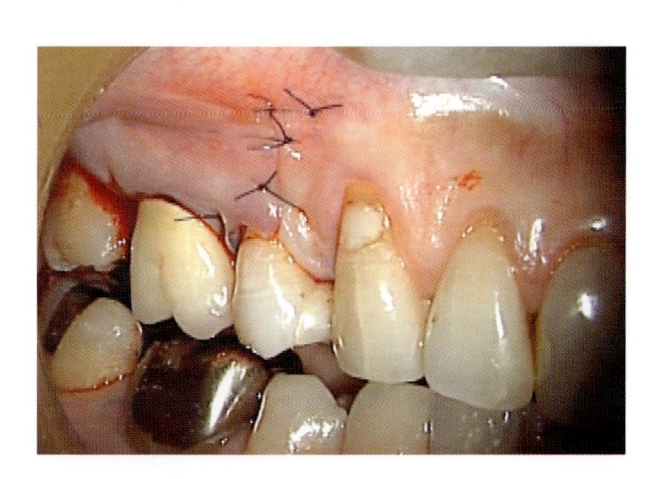

Section 6 外科的歯内療法

根尖切除術直後のエックス線写真.

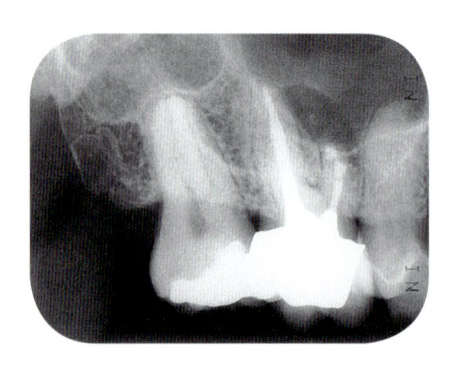

根尖切除術4年5か月後のエックス線写真と口腔内写真. 術後の経過は順調である.

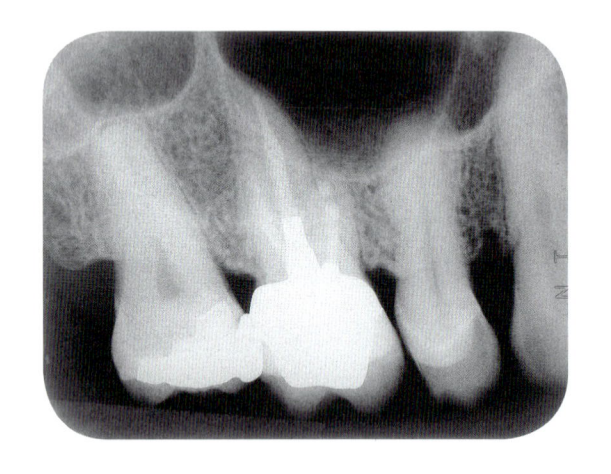

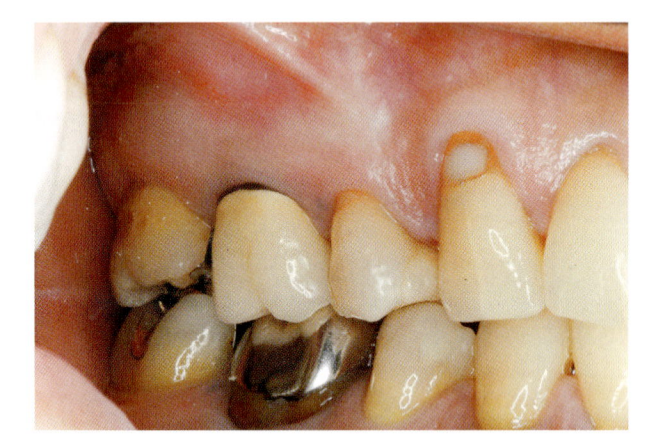

[歯内療法専門医の目]

　本症例では，術中に上顎洞への穿孔が確認された．上顎洞に穿孔したとしても，感染源となる異物(切除した根尖や逆根管充填材料など)を迷入させたりしなければ，問題は生じない．異物を迷入させないように細心の注意を払う必要があるが，綿球にて栓をすることにより，異物迷入のリスクを回避することが可能となる．ただし，綿球自体を上顎洞内に入れてしまうと大変なことになるので，糸できつくしばり，糸をひっぱれば必ず除去できるようにしておく必要がある．重要なテクニックの一つである．このテクニックを使えば，上顎洞に飛び出した根尖の手術も何ら問題はない．

Section 6 外科的歯内療法

症例21

上顎第二大臼歯の口蓋側腫脹が消えない
根管治療でよくならず，意図的再植へ

[来院までの治療経過＆問診]

患者：53歳，女性
来院経過：7┘の根管治療を受けていたが，口蓋側にあるフィステルからの排膿が改善せず，紹介で来院した．

[診査・診断]

口腔内所見としては，口蓋側に腫脹と排膿が認められ，エックス線写真では7┘根尖に透過像が認められた．

慢性根尖性歯周炎と診断した上で，現在，根管治療中であることから，患歯の治療方針として，再根管治療を行うことを第一選択とした．

正放線投影　　　偏遠心投影

根尖部透過像　　　根尖部透過像

Section 6 外科的歯内療法

[処置内容]

通法どおり根管治療を行い，根管内は十分に清掃したが，口蓋根管からの排膿は改善せず（矢印），口蓋側の腫脹も一進一退を繰り返す状態であった．

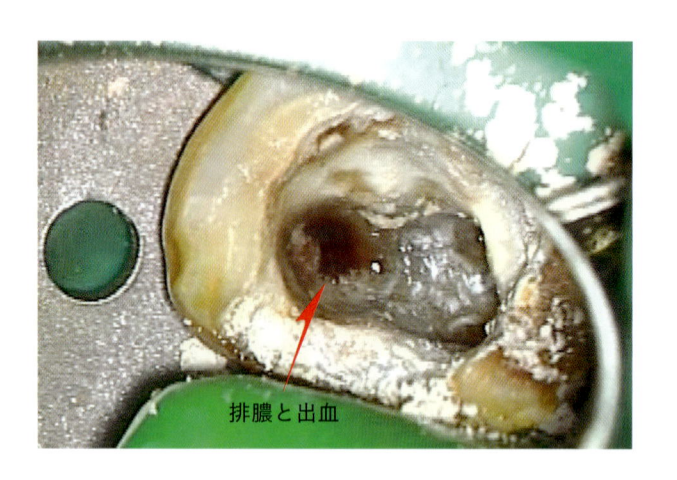

排膿と出血

4回ほど通院していただいた後，このまま根管治療を続けても状態は改善せず，感染源は根尖孔外に存在する可能性があるため，意図的再植が次の選択肢となることを説明し，同意を得た．根管充填を行い，紹介元の歯科医院にて築造処置をしていただき，意図的再植を行うことにした．

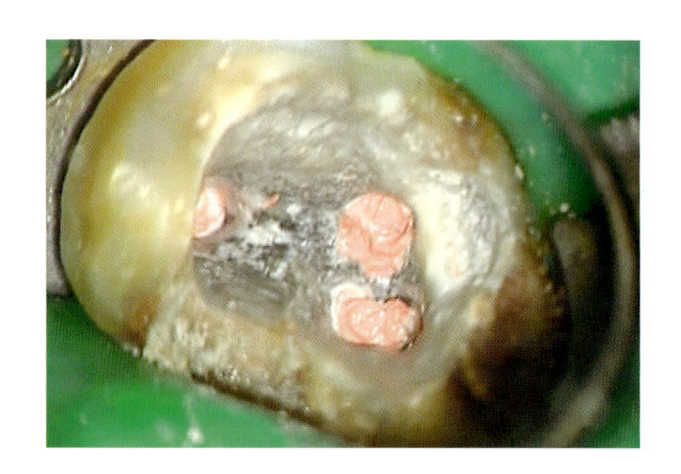

根管充填後のエックス線写真．

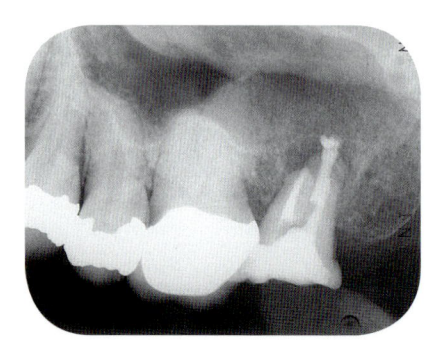

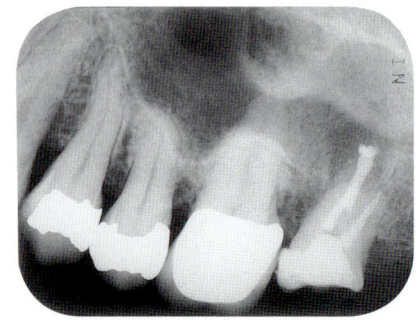

意図的再植前の口腔内．口蓋側には腫脹が認められた（矢印）．
抜去した患歯の根尖．根管充填材が根尖孔から溢出していた．

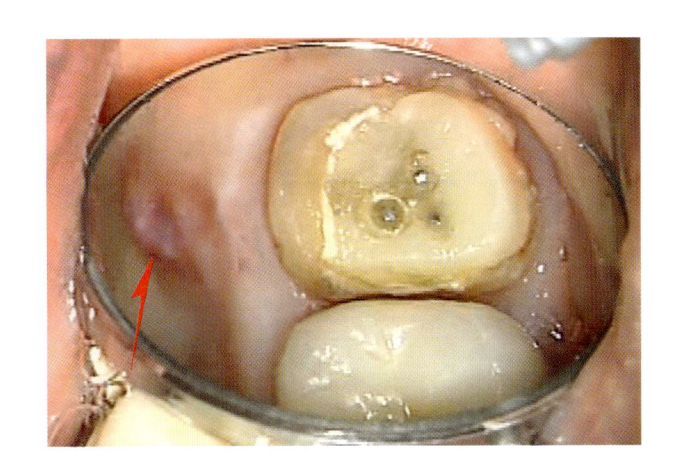

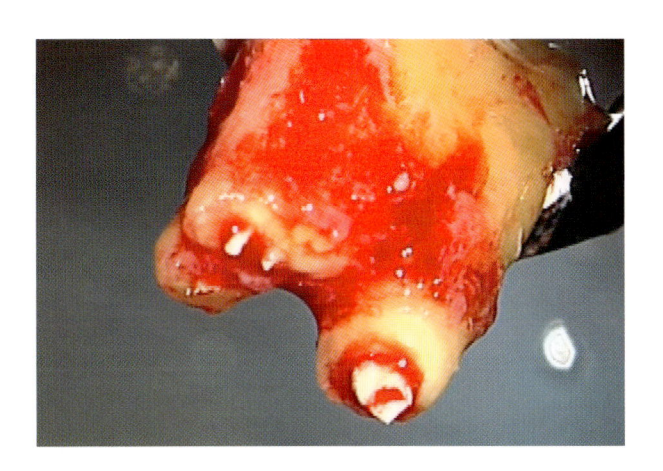

根尖を切断し，マイクロスコープ下で根切断面を精査した．

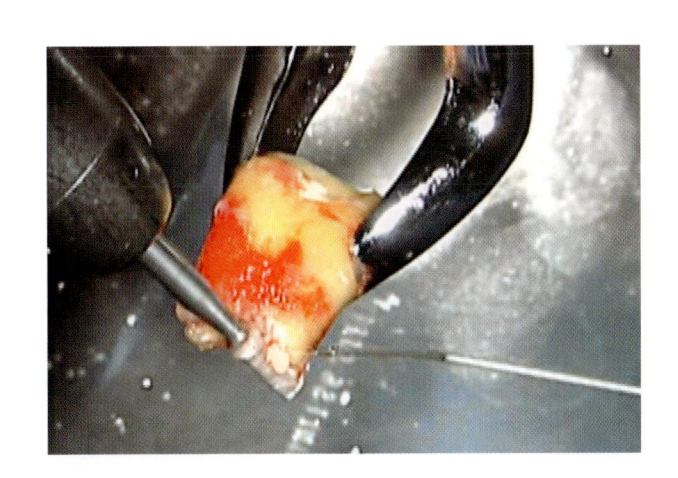

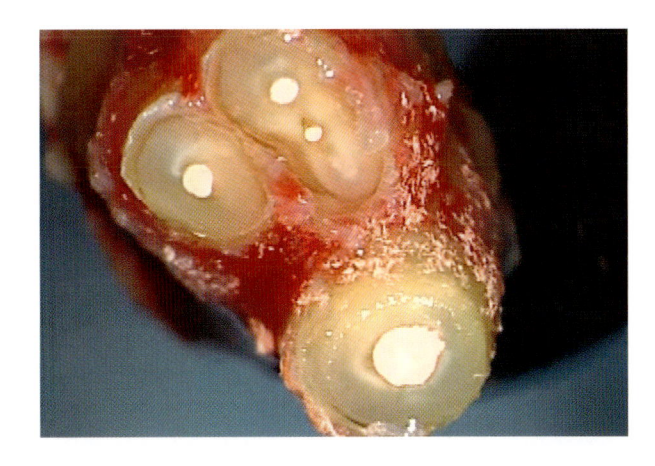

超音波レトロチップにて逆根管充填用窩洞を形成し，SuperEBAにて逆根管充填を行った．

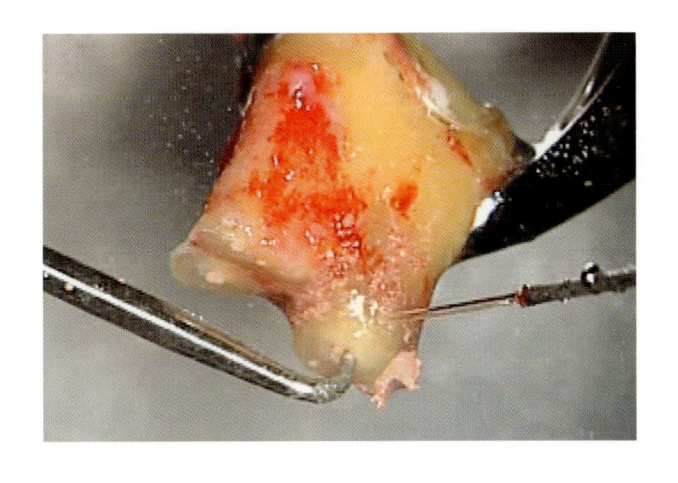

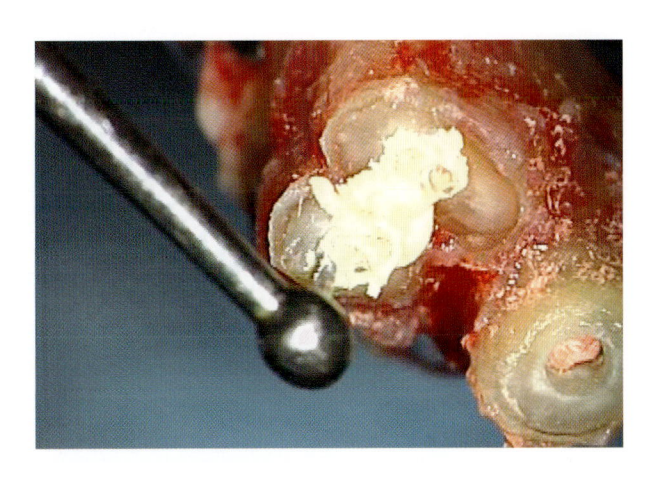

Section 6 外科的歯内療法

逆根管充填の状態をマイクロスコープ下にて精査した．
抜歯窩より根尖孔外に存在していた肉芽組織を徹底的に掻爬した．

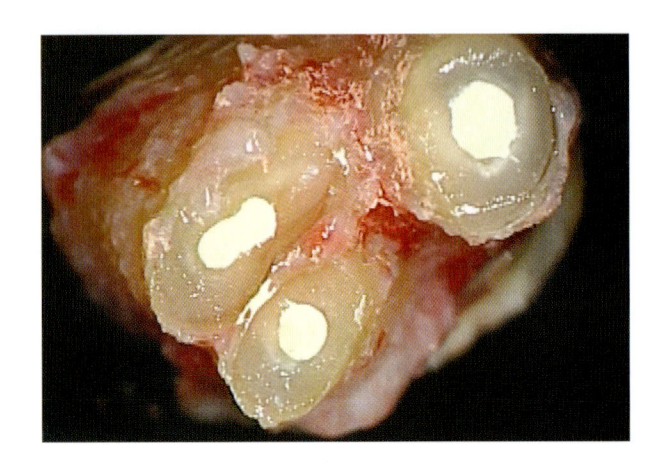

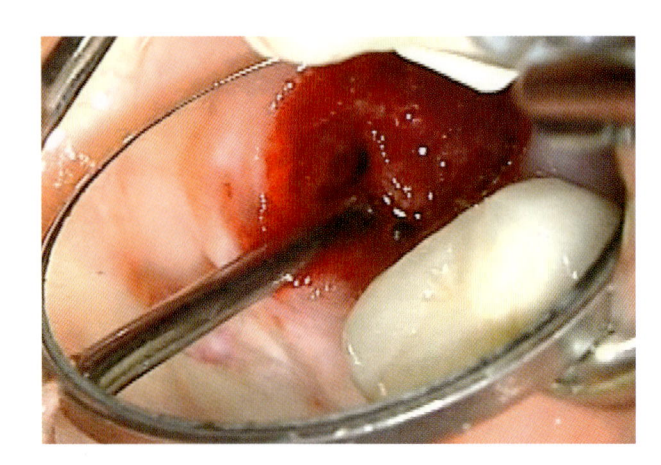

抜歯窩に再植．再植処置であるため，抜歯窩と歯根の形態が適合しており，固定は必要なく，20分ぐらいワッテをしっかり噛んでいてもらうだけで十分である．

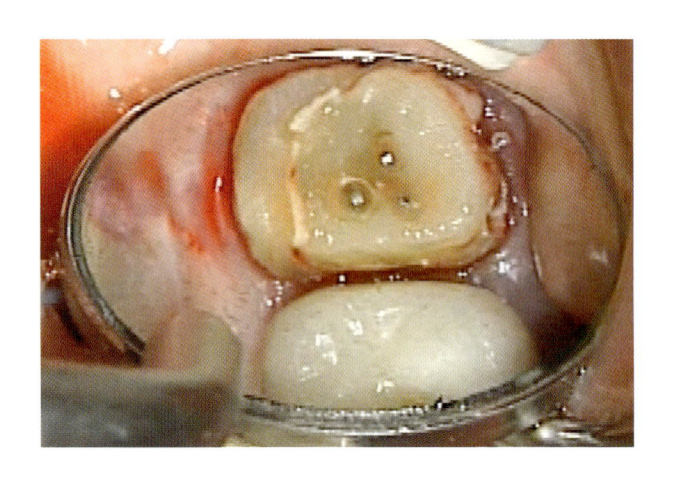

意図的再植直後のエックス線写真．

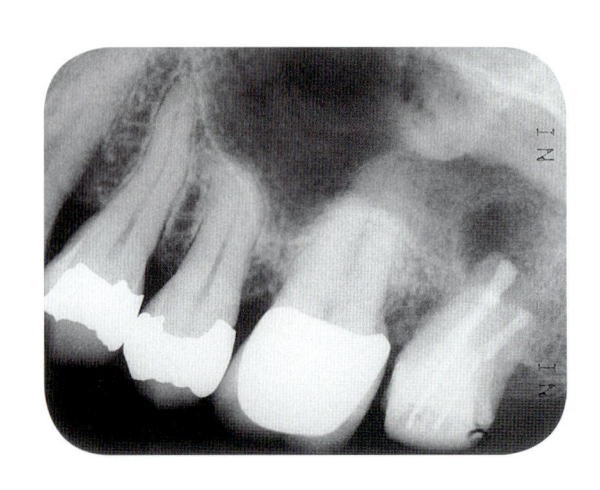

意図的再植3か月後のエックス線写真.

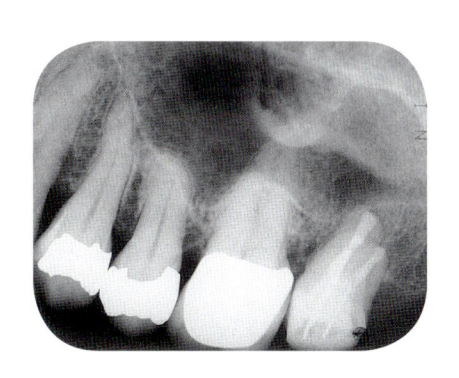

意図的再植7か月後の口腔内写真とエックス線写真．根尖には再生した骨組織が認められ，透過像は消失している．

術前に認められた口蓋の腫脹は瘢痕化しているが，排膿などの炎症所見は認められず，経過は良好である．

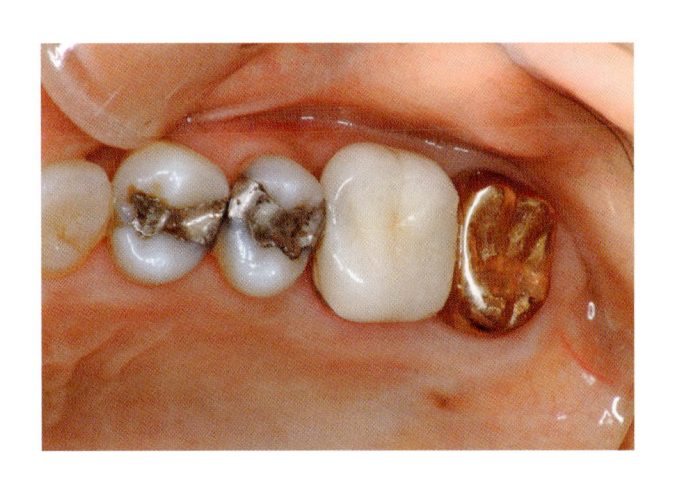

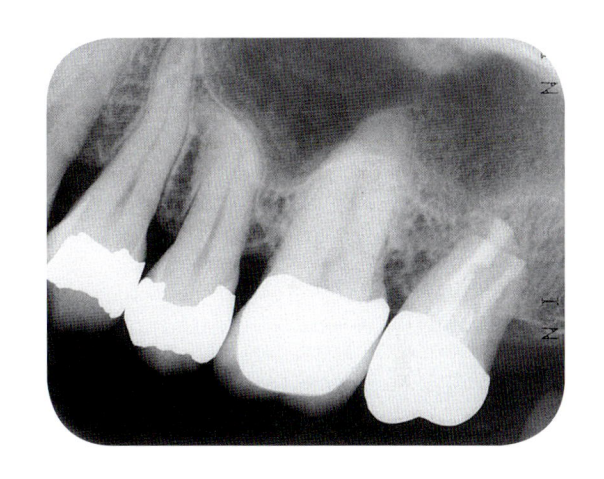

[歯内療法専門医の目]

本症例は根管治療中での依頼であったため，まず根管治療を第一選択と考えたが，口蓋根管孔は広くあいた状態であり，根管内を十分に清掃しても術前から認められた腫脹は改善しなかった．細菌感染は根尖孔外に存在すると考えられ，根管治療を続けても改善する見込みはないと判断し，意図的再植を行うこととした．

意図的再植は処置中に抜歯操作が入るため，築造までしっかり行っておく必要がある．歯根膜細胞の活性を失わないように口腔外では乾燥しないように十分な量の生理食塩液中に浸しておくようにする．また，口腔外での時間は最小限とするように心がけ，10分以内に再植するようにする．

本症例では，根尖孔外の肉芽組織が抜歯した歯根についてこなかったため，抜歯窩の掻爬をせざるを得なかった．また，その掻爬にかなりの時間を要してしまったため，口腔外での処置時間は24分にもなってしまった．経過がとても良好であったのは幸いである．

解説コラム

27

外科的歯内療法になる歯の感染パターン

　歯内療法専門医であっても，通常の根管治療の成功率は100%にはならない．根管内にいったん感染した細菌は，通常の根管治療ですべて除去できるわけではない．複雑な根管系には，側枝やイスムス，根尖分岐などファイルが届かない部分が多く存在する．これらの部分は次亜塩素酸ナトリウムなどで，化学的に洗浄するしかないのであるが，残念ながら複雑な根管系に入ってしまった細菌感染をすべて除去するのは困難である．

　除去できない細菌の量が生体の防御反応を上回ると，病変は再び腫脹したり，エックス線透過像の増大などが認められるようになる．このような症例では，外科的歯内療法を選択することになる．

では，外科的歯内療法をしなければならなくなる歯のどこに細菌感染が存在するのであろうか．3つのパターンが考えられる（図27-1）．

①側枝や根尖分岐など，根管内の副根管に細菌感染が及ぶと，通常の根管治療では取り除けないことがある．

②病変内に根尖が長期間さらされていると，セメント質にも感染が及ぶと考えられる．

③細菌の種類により，根尖孔外の病変内に細菌塊を形成することがある．

　このような感染では，歯を残すために次の選択肢として外科的歯内療法を選択せざるを得ない．

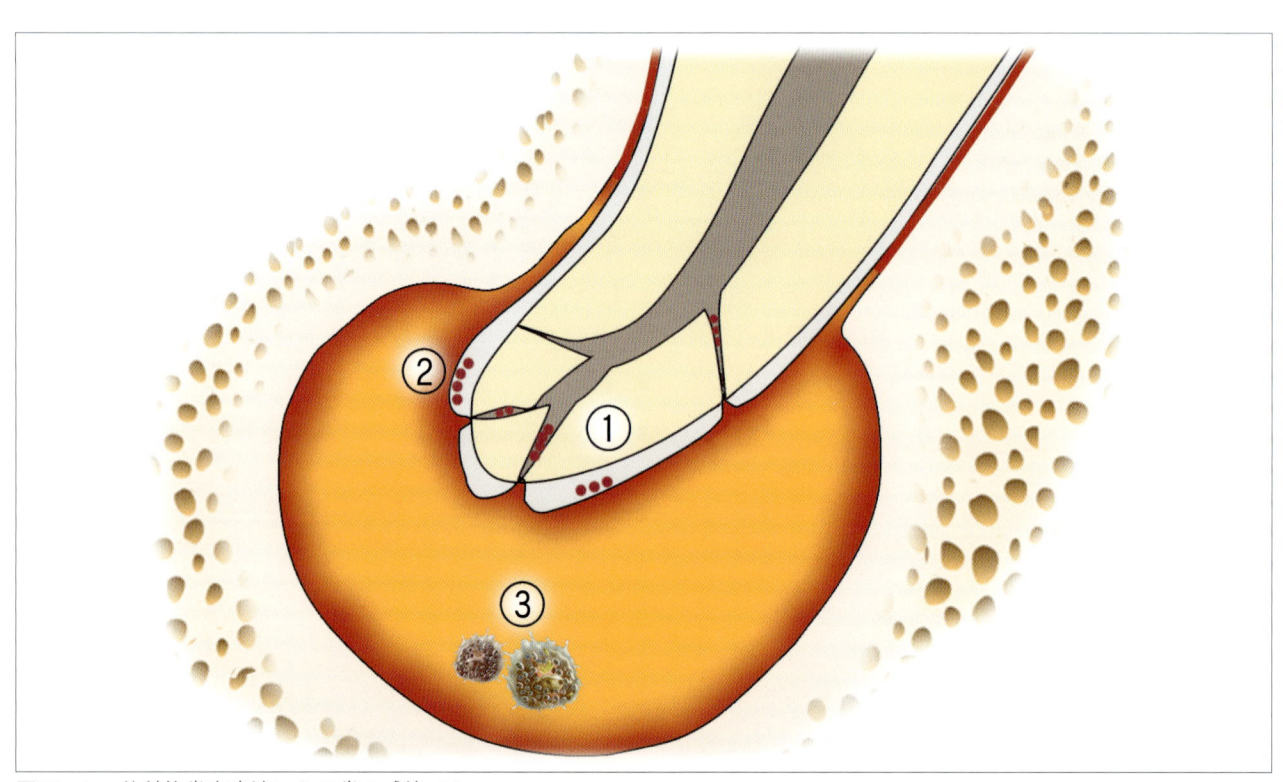

図27-1　外科的歯内療法になる歯の感染パターン．

28 マイクロサージェリーの切開線

　マイクロスコープを用いた根尖切除術では，術後の腫脹はほとんど認められない．これは骨組織に与える侵襲が最小限ですむことによるものである．肉眼で行っていた根尖切除術では，小さな病変でも健全な骨を大きく削除しなければ，根尖にアプローチすることが不可能であった．マイクロサージェリーの場合は，拡大視野で特殊なインスツルメントを使用することにより，健全な骨をほとんど削除することなく適切な処置が可能となっている．

　では，マイクロサージェリーの場合は，どのような切開を行うのであろうか．肉眼で行っていた根尖切除術では，侵襲を最小限に見せる（？）ために，小さな弧状切開などが行われていた．しかし，弧状切開では十分な視野が確保できず，結果的に処置が不十分になってしまう．現在行っている切開線は，歯肉溝切開（図28-1）とOchsenbein-Luebke切開（図28-2）の2つである．病変の大きな症例や臼歯部の症例では歯肉溝切開を選択し，病変が小さく術後に補綴物のマージン露出などの審美的な問題を引き起こすような症例ではOchsenbein-Luebke切開を選択する．どちらの切開線も患歯の両隣在歯まで切開し，少なくとも1つは縦切開を行う．

　切開の大きさという意味では，従来の弧状切開の方が小さく感じるが，十分な視野が得られない状態では，マイクロスコープを使用しても感染源の見落としなどを起こしかねない．切開線は必要最小限で，十分な視野を確保できるように設定するのが原則である．

　最近では，眼科用の薄いメス（図28-3）と8-0や9-0の縫合糸を使用することにより，歯間乳頭部を保存した切開線の設定も可能となっている（図28-4）．この切開線では，乳頭部を剥離しないため，術後のブラックトライアングル形成による審美的な問題を回避することができる．術後は切開したことがほとんどわからない状態になる（図28-5）．

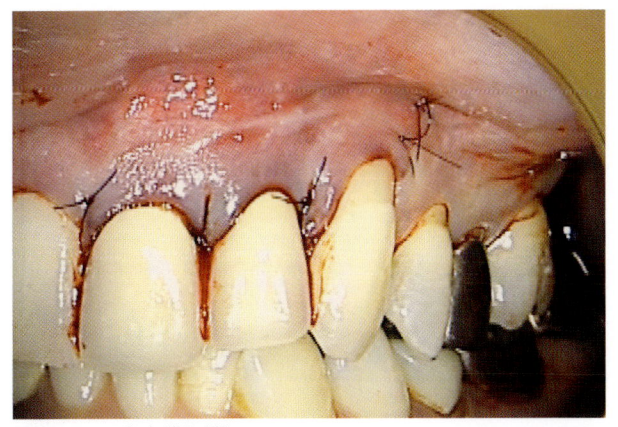

図28-1　歯肉溝切開．

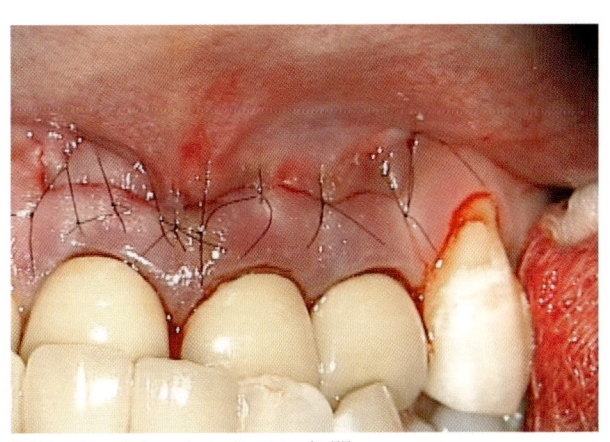

図28-2　Ochsenbein-Luebke切開．

解説コラム

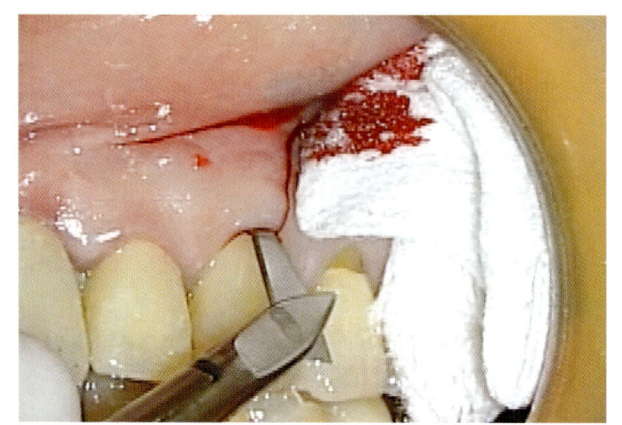

図28-3　眼科用メスを用いた切開．

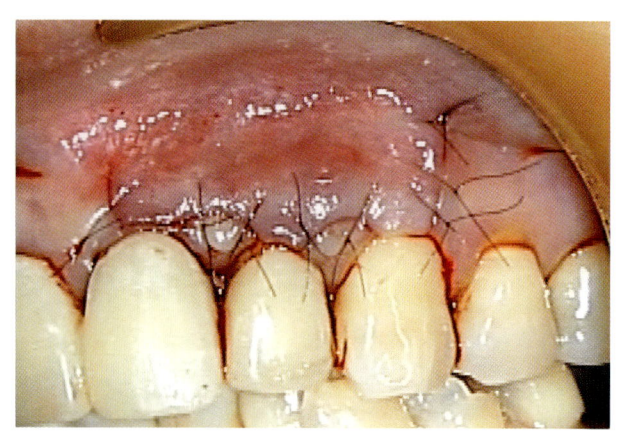

図28-4　歯間乳頭部を保存した切開．歯肉溝切開の変法である．

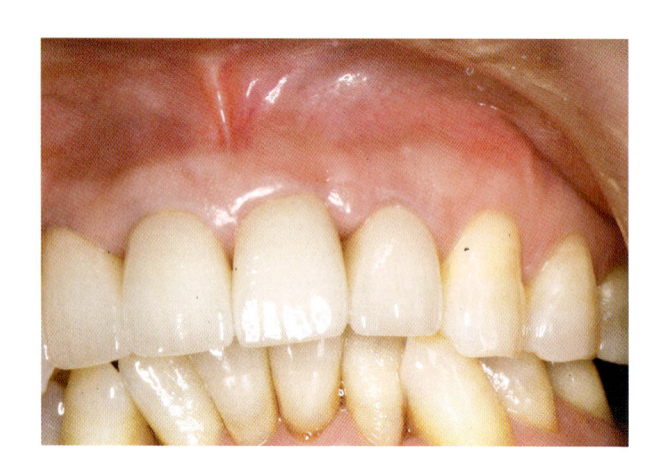

図28-5　術後10か月の口腔内．切開線はほとんどわからず，歯肉ラインの変化も認められない．

29 逆根管充填材料

　逆根管充填の目的は，根尖部の感染源を根管系から取り除き，緊密に封鎖することである．そのために必要なことは，根管に追従する適切な逆根管充填用窩洞を形成すること，適切な逆根管充填材料を選択すること，そして緊密な逆根管充填を行うことである．

　選択する逆根管充填材料の具備すべき条件として，生体為害性のないこと，封鎖性に優れていること，生体内で溶解しないこと，操作性がよいこと，生体内のような湿潤下でも崩壊しないこと，エックス線造影性があることなどがあげられる．これらの条件をすべて満たす理想的な材料は残念ながら存在しない．かつてはアマルガムやゴールドが使われていたが，生体為害性があること，処置が難しいこと，封鎖性がないことなどから現在では使われていない．

　現在われわれが使っている逆根管充填材はSuperEBAセメント（図29-1）もしくはプロルートMTA（図29-2）である．SuperEBAセメントは，アルミニウムを配合することにより，生体環境下でも溶解しにくくした酸化亜鉛ユージノールセメントである．ある程度の封鎖性があり，操作性もよいので，多くの症例で使用し，良好な成績を収めてきた．

　米国Loma Linda大学で開発されたプロルートMTAは逆根管充填材や穿孔部封鎖材として，現在最もよい材料であると考えられている．生体適合性に優れ，封鎖性もよく，エックス線造影性もある．プロルートMTAに隣接してセメント質が形成されるという報告もあり，セメント質が形成されるのであれば，健全な歯根膜の再生もあり得るのではないかと考えている．

　唯一問題となるのが，その操作性である．砂のような材料であり，練った材料を逆根管充填用窩洞内に緊密に詰めるのが難しい．この操作性の難点を克服するために，世界の歯内療法専門医がさまざまな器具を考案している．実際の臨床で使用する際には，

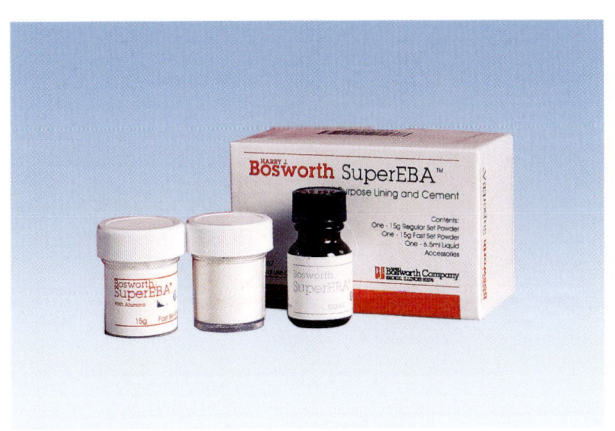

図29-1　SuperEBAセメント（茂久田）．

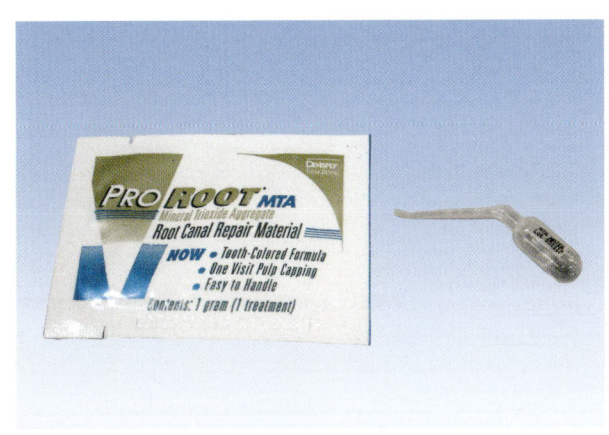

図29-2　プロルートMTA（デンツプライ三金）．

解説コラム

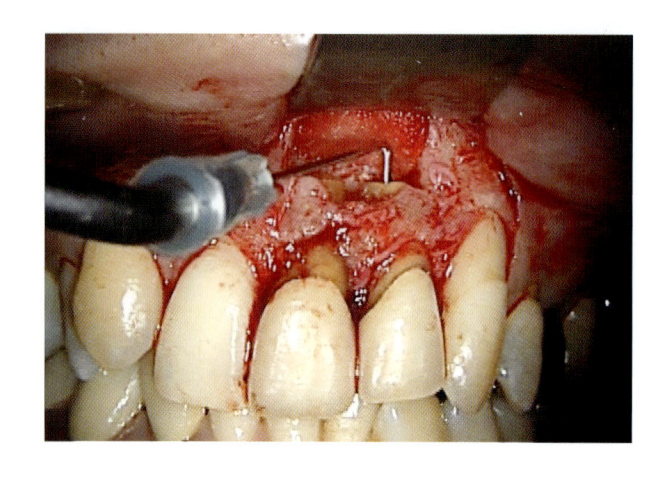

図29-3 逆根管充填用窩洞内を乾燥．スリーウェイシリンジの先に先端を屈曲させた洗浄針を装着している．

　これらの器具を活用し，適切に充填するテクニックが必要となる．また国内での適応症は覆髄に限られている(106頁参照)．

　どの材料を使用するにしても，逆根管充填用窩洞内が汚染されていたり，血液で濡れている状態では封鎖性のよい緊密な充填は不可能である．以前はペーパーポイントなどで逆根管充填用窩洞内を乾燥させていたが，十分な乾燥状態を得るのは困難であった．そこで，われわれ歯内療法専門医が現在使用しているのは，スリーウェイシリンジの先に洗浄用のニードルを装着し，エアーで窩洞内を乾燥させるという方法である(図29-3)．この方法を採用するようになり，封鎖性のよい緊密な逆根管充填が可能となった．

■使用器材一覧

分類／器材	メーカー
口腔内ミラー	
ダイレクトミラー 4P 12枚入	YDM
ラバーダム	
クランプ #32（前歯小臼歯用）	Hu-Friedy
クランプ #33（大臼歯用）	Hu-Friedy
クランプ #206（前歯小臼歯用）	デンテック
クランプ #14（大臼歯用）	デンテック
YS型クランプ鉗子	YDM
ヤングフレーム 大人用	YDM
プラスチックフレーム（開閉式）	roeko
Wedgejets 細(yellow), 極細(blue)	Hygenic
ポスト除去	
FGサージカルバー（FG-4SL, FG-2SL, FG-1SL）／5本	SSWhite
FG GWサージカルレングスバー（GW-6SL, GW-4SL, GW-2SL）／5本	SSWhite
兼松式合丁(ポスト)除去鉗子	木村鉗子製作所
ポストコアリムーバー	YDM
リトルジャイアント	山添デンタル
根管口探索・拡大	
MIステンレスバー 28mm, 34mm #2, #6	マニー
超音波エンド／ダイヤファイル	マニー
ゲーツドリル #1～4	マニー
電気的根管長測定器	
デンタポート ルートZXモジュール	モリタ
デンタポート トライオート ルートZXモジュール	モリタ
根管拡大・形成	
RCプレップ	Premier

分類／器材	メーカー
根管洗浄	
クリーンウォッシング ニードル用シリンジ 3ML	デンツプライ三金（ニプロ）
ニプロブラント針 27G	ニプロ
テルモ ノンベベル針 27G	テルモ
スメアクリーン 100ML	日本歯科薬品
根管充填	
エンドゲージ	Dentsply-Maillefer
ナビフレックス NTD11T(細), NT4SP(太)	ブラッセラー
オブチュラII	モリタ
S-コンデンサー アソート 3本組	モリタ
システムB	ヨシダ
キャナスルN	昭和薬品
ニシカキャナルシーラー	日本歯科薬品
仮封	
キャビトンEX	ジーシー
穿孔部封鎖	
プロルートMTA	デンツプライ三金
カルシウムサルフェート	Class Implant 社[*]/Italy
破折器具除去	
超音波用エンドファイル	マニー
エナックチップ SCポイント4	オサダ
逆根管充填材	
スーパーEBAセメント	Bosworth
プロルートMTA	デンツプライ三金
根尖切除術用器具	
超音波レトロチップ	オサダ

[*] FAX 06-5220890

索引

[あ]

あかない根管　54, 60
あかない根管の理由　62
アピカルシートの形成　42

[い]

EDTA製剤　64
Internal Matrix Technique　14, 57
Internal Matrix Techniqueの術式　105
逸脱した根管形成　13
医療用カルシウムサルフェート　57

[え]

エックス線写真が教えてくれる　12
エックス線読影　16

[お]

温度診　19

[か]

外部吸収　32
化学的洗浄　59
隔壁作製　85
ガッタパーチャはとれない　116
冠の上から髄腔開拡　13

[き]

逆根管充填材料　151
急性痛　78
頬側への穿孔　15

[く]

クラウンダウン法　52

[け]

外科的歯内療法になる歯の感染パターン　148

[こ]

根管拡大・形成　52
根管形成・拡大　47
根管口の拡大の目的　50
根管口の拡大法　51
根管口の探索　48
根管充填　33
根管上部の拡大(コロナルフレアー)　47
根管洗浄の目的と方法の進化　64
根管貼薬の目的と方法の進化　66
根管治療後のリハビリ　78
根管治療のゴール　47
根管治療の手順　46
根管内は生体の内　79
根管内破折器具　120
根管の開放療法　67
根管閉塞の診断法　63

[さ]

細菌感染の残存　26
再治療の根管　63

[し]

次亜塩素酸ナトリウム　59
歯根吸収様透過像が認められる　27
歯根側方に透過像　12
歯根破折を疑う診査所見　21
歯髄診の種類と意味　19
上顎洞への穿孔　140
心因性疼痛　89

[す]

髄腔開拡・根管口の確認　46
水酸化カルシウム貼薬法　66
水酸化カルシウムの特徴　66
垂直性歯根破折　21
垂直性歯根破折(VRF)を疑う所見　22
垂直性歯根破折の確認法　22
垂直性歯根破折の典型像　22
水平性歯根破折　21
ステップバック法　52
スミヤー層の除去　64

[せ]

石灰変性　54
切削診　20
穿孔　13
穿孔の原因とその予防法　101
穿孔部処置の3原則　104
穿孔部封鎖　92
穿孔部封鎖の比較　106

[そ]

側方加圧法　33

[た]

大臼歯髄床底のロードマップ　48

[ち]

智歯の根管治療　68
治療した歯が数年たってから再発　36
治療プランのためのデシジョンツリー　9

[て]

電気診　19
デンタルエックス線撮影法　17

[と]

透照診　21

[な]

内部吸収　31

[に]

2根管性と穿孔の区別　16
2根管性の下顎第一小臼歯　36
二等分法と平行法　17

[は]

virgin canal　62
破折器具の除去方法　111
バブルテスト　49

[ふ]

ファイル先端1〜2mmにプレカーブ　62
ファイルの規格　53
フレアーアップ　87

[へ]

偏心投影　17

[ほ]

ポスト除去　121
補綴物の切削　13
本来の根管　13

[ま]

マイクロサージェリーの切開線　149
慢性痛　78

[み]

見落とされた近心頬側根管　39

[も]

問診の重要性　78

[よ]

4根管性の第二大臼歯　70

[ら]

ラバーダムスパイラル　81
ラバーダム装着に対する患者の希望　81
ラバーダム防湿の方法　82
ラバーダム防湿の目的　80

[れ]

レジン隔壁　73

[ろ]

ロック式のシリンジ　65

[著者]

澤田　則宏（さわだ　のりひろ）

1988年	東京医科歯科大学歯学部卒業
1992年	東京医科歯科大学大学院修了，歯学博士
1992年	東京医科歯科大学歯学部附属病院　医員
1995年	東京医科歯科大学歯科保存学第三講座　文部教官
1996年	米国ペンシルベニア大学マイクロサージェリーコース修了
1997年	米国ペンシルベニア大学歯内療法学講座　留学
2000年	東京医科歯科大学大学院医歯学総合研究科口腔機能再構築学系摂食機能保存学講座歯髄生物学分野　文部教官
2002年	東京都新宿区四谷にて歯内療法専門医(Endodontist)として開業 東京医科歯科大学大学院医歯学総合研究科口腔機能再構築学系摂食機能保存学講座歯髄生物学分野　非常勤講師

〈主な著書〉

『現代の根管治療の診断科学』クインテッセンス出版，1999年（共著）
『New エンドドンティックス』医歯薬出版，1999年（共著）
『エンドドンティックス21』永末書店，2000年（共著）
『エンドサージェリーのエッセンス／アトラス・外科的歯内療法』クインテッセンス出版，2003年（共著）
『マイクロスコープによる歯内療法／MI時代の歯内療法』クインテッセンス出版，2005年（共著）
『今日の歯科事情を考える』クインテッセンス出版，2007年（共著）

吉川　剛正（よしかわ　ごうせい）

1997年	東京医科歯科大学歯学部卒業
1998年	米国ペンシルベニア大学マイクロエンド＆マイクロサージェリーコース終了
2001年	東京医科歯科大学大学院修了，歯学博士
2001年	東京医科歯科大学歯学部附属病院　医員
2003年	澤田デンタルオフィス　副院長
2006年	けやき歯科桜台診療所　副院長 歯内療法専門医(Endodontist)として勤務
2006年	東京医科歯科大学大学院医歯学総合研究科口腔機能再構築学系摂食機能保存学講座歯髄生物学分野　非常勤講師

〈主な著書〉

『YEAR BOOK 今日の治療指針'01』クインテッセンス出版，2001年（共著）
『YEAR BOOK 今日の治療指針'02』クインテッセンス出版，2001年（共著）
『エンドサージェリーのエッセンス／アトラス・外科的歯内療法』クインテッセンス出版，2003年（共著）
『健康な心と身体は口腔から／発ヨコハマ2004』医歯薬出版，2005年（共著）

誰でも治せる歯内療法／歯内療法専門医が1から明かすテクニック

2007年11月10日　第1版第1刷発行
2016年6月1日　第1版第7刷発行

著　者　澤田則宏／吉川剛正

発行人　北峯康充

発行所　クインテッセンス出版株式会社
　　　　東京都文京区本郷3丁目2番6号　〒113-0033
　　　　クイントハウスビル　電話(03)5842-2270(代表)
　　　　　　　　　　　　　　　　　(03)5842-2272(営業部)
　　　　　　　　　　　　　　　　　(03)5842-2279(編集部)
　　　　web page address　http://www.quint-j.co.jp/

印刷・製本　サン美術印刷株式会社

©2007　クインテッセンス出版株式会社　　　　禁無断転載・複写
Printed in Japan　　　　　　　　　　　　　落丁本・乱丁本はお取り替えします
ISBN978-4-87417-986-4　C3047　　　　　　定価はカバーに表示してあります